点穴疗法治百病

DIANXUE LIAOFA ZHI BAIBING

第 6 版

程爵棠　程功文　**编　著**

河南科学技术出版社

·郑州·

内容提要

本书在第5版的基础上修订而成，分上、下两篇。上篇介绍了点穴疗法的历史、作用原理与功用、治疗范围、经络与穴位、指法、功法、操作方法及其优点与注意事项等；下篇介绍了内科、儿科、妇产科、伤外科、眼科、耳鼻咽喉科等150多种常见病和健美、强身的点穴配方治疗经验。本书是作者长期临床实践和四代家传师授经验的总结，并参考了大量文献资料，内容丰富，方法简明，实用性强，可供基层医务人员及城乡家庭自疗者阅读参考。

图书在版编目（CIP）数据

点穴疗法治百病/程爵棠，程功文编著. —6版. —郑州：河南科学技术出版社，2021.4
ISBN 978-7-5725-0332-0

Ⅰ.①点… Ⅱ.①程… ②程… Ⅲ.①穴位按压疗法
Ⅳ.①R244.1

中国版本图书馆 CIP 数据核字（2021）第 039683 号

出版发行：河南科学技术出版社
　　　　　北京名医世纪文化传媒有限公司
　　　　　地址：北京市丰台区万丰路 316 号万开基地 B 座 1-115　邮编：100161
　　　　　电话：010-63863186　010-63863168
策划编辑：杨磊石
文字编辑：杨　竞
责任审读：周晓洲
责任校对：龚利霞
封面设计：龙　岩
版式设计：崔刚工作室
责任印刷：苟小红
印　　刷：河南省环发印务有限公司
经　　销：全国新华书店、医学书店、网店
开　　本：850 mm×1168 mm　1/32　　**印张**：10.5　　**字数**：267 千字
版　　次：2021 年 4 月第 6 版　　　　2021 年 4 月第 1 次印刷
定　　价：39.00 元

如发现印、装质量问题，影响阅读，请与出版社联系并调换

第6版前言

点穴疗法是民间常用而有效的非药物外治疗法,深受广大群众的欢迎。本书自1999年初版以来,已经4次修订再版,因内容实用、操作简便、疗效确切而受到读者的厚爱,已多次印刷,同时也接到一些读者来信或电话,既给予了鼓励、赞扬,也提出了一些改进意见与建议,希望修订再版。为此,我们在保持前5版特色的基础上,根据读者的建议,对本书进行了再次修订。此次修订,主要是改正了原书中的疏误,精简了文字,充实了内涵,并删除了少数不易操作、疗效欠佳或为辅助疗法的配穴方54首,新增经临床验证疗效确切的新配方11首,新增疾病3种,使全书涉及疾病达150余种。另外,在编排方面也做了改进,本版与第5版比较,内容更加精练丰富、更加实用。

在本书修订过程中,承蒙程美红、张大英、张大亮、陈常珍、李勇等协助,做了大量的资料收集整理与校对工作,谨表谢意。由于笔者学识有限,若有不妥之处,敬请读者批评指正。

程爵棠

2020年10月

第 1 版前言

点穴疗法为我国民间疗法中的精华之一,是两千余年来民间防病治病的经验总结,为人类健康事业做出了重要贡献,深受广大群众欢迎,因此总结和推广点穴疗法具有重要的意义。

点穴疗法操作简便,易学易懂,不受条件限制,随时随地可用,不花钱能治好病,而且见效快,疗效高,安全可靠。因此,它能够长期在民间广泛流传和应用,并越来越受到医界同仁的关注和重视。通过不断医疗实践,使其适用范围不断扩大,疗效越来越高。笔者自幼受家传影响,特别是 20 世纪 60 年代有幸在农村工作多年,面对条件艰苦、缺医少药的情况,运用民间疗法,收效颇著,又积累了许多经验。此后在临床中,尤其是工休或旅游时,常单用或配用点穴疗法及其他民间疗法治疗疾病,不仅方便了患者就诊,减轻患者的经济负担,而且取得了明显的临床效果。目前,有关点穴疗法的著作甚少,为了发展、提高、推广应用,使点穴疗法发扬光大,笔者根据 40 多年来临床实践,并广泛收集古今有关文献资料,总结四代家传秘本——《外治汇要》和师授经验,几经易稿,编写了《点穴疗法治百病》一书。

全书分上、下两篇。上篇主要介绍点穴疗法的历史、作用原理与功用、适用范围、经络与常用穴位、指法、功法、操作方法、优点与注意事项等。下篇重点介绍了内科、儿科、妇产科、伤外科、眼科、耳鼻咽喉科等 140 多种常见病和健美、强身的 640 多首配方临床治疗经验。每一病分概述、病因、症状、疗法等;每一疗法介绍若干个穴位配方(刺激部位),每一穴位配方包括治法、主治、附记等内容。附记中主要是资料来源、配用疗法、治疗经验及注意事项等。应用时若能上、下篇互参,根据具体情况灵活选用,融会贯通,定可收到预想的效果。

由于笔者学识浅薄,经验不足,错误之处,恳请同仁和读者不吝指教。

程爵棠

1998 年 8 月于景德镇

目 录

上篇 概 论

下篇　疾病的点穴疗法

上篇 概　论

　　点穴疗法是一种在患者体表一定部位或相应的穴位上,运用手指的指力,选择相应的点穴手法,点压刺激,达到防病治病的一种治疗方法,又因用指代针刺激穴位,故又称"指针疗法",或称"指压疗法"。此疗法若与气功结合起来,即气功师将气运到手指上,用手法操作治病,则称为"气功点穴疗法",或称"气功指针疗法"。

　　中医学认为,点穴疗法是以中医针灸学理论为基础,以经络学说为依据的一种治疗方法。点穴疗法具有以下特点:一是在手法操作上,主要是以手指为主,要求指力强、功力深、刺激面积小,因此,在同等作用力下,点穴的手法刺激强度大;二是从手法作用的时间分析,点穴的时间虽短,但针感持续时间长;三是点穴疗法的治疗范围广,能治的病种甚多,凡内科、儿科、妇科、伤外科、眼科和耳鼻咽喉科诸多疾病均可用点穴疗法治疗,由于手法以点穴为主,所以治疗的效果比普通按摩疗法的疗效高、见效快;四是比其他针刺法好学易懂,病人痛苦少,而且可避免病源性交叉感染,容易推广,尤其对那些惧怕针刺的患者,应用点穴更易接受;五是与其他药物疗法比较,无毒性及不良反应。由此说明,点穴疗法是一种简便有效的疗法。因为它具有不用药物、不用器械、不花钱、不受条件限制和无疼痛、无出血、无毒性及不良反应、无病源性交叉感染、无耐药性、患者乐于接受、便于群众掌握与使用的优点,因此,长期在民间流传与应用,是一种值得研究和大力推广的防治疾病的方法。

一、点穴疗法的源流与展望

点穴疗法，与其他民间疗法一样，内容十分丰富，是中医学的重要组成部分。它来源于民间，运用于民间，是我国劳动人民长期同疾病的斗争中发现、发展并逐步完善的简便有效的防治疾病的经验总结。因此，它能长期在民间广泛流传和使用，深受广大群众和患者的欢迎。

点穴疗法历史悠久，源远流长。《百病中医民间疗法》云："在原始社会，由于科学知识缺乏，生产力落后，生活十分艰苦。与此同时，各种疾病流行猖獗，又不时被毒蛇猛兽所伤，或时气侵袭、受伤或患病，限于无医无药，为了自身的生存与健康，不得不在搏斗中利用割（割治）、击（棒击）、刺（刺血）、点（指针）、捏（捏治）、刮（刮痧）、摩（按摩）和自采百草口服、外治等进行防病治病。如在采食和生产中，发现被物刺伤和割破，反而治好了其他伤痛之疾；用手掌或手指点击某些部位上而产生了效应；或只好用泥土、树叶、草茎等捣烂涂敷伤口或内服等。久而久之，人们便发现一些行之有效的简单外用药品和相应的外治方法，这便是民间疗法的起源。"说明点穴疗法也是伴随其他民间疗法的产生和形成，而逐步发展起来的一种民间疗法。

随着社会生产力的发展，防治疾病的医疗方法也得到了进一步的充实和发展，而且医疗方法多样化，点穴疗法便是其中的一种。早在晋代成书的《肘后备急方》就有指尖掐在"水沟（人中）穴"救治昏迷不醒的病人的经验记载。加之阴阳、五行、脏腑、经络学说的形成，逐渐确立了中医民间疗法的医疗体系，尤其是经络学说的形成和发展，针灸疗法的创立，更加奠定了点穴疗法的理论基础，所以说点穴疗法的发展，与中医其他疗法一样，源远流长，绝非一人一时之发明。溯自我国石器时代，源于砭石，伴随针术治病经验的汇集，派生于针术而始成为后来独立的点穴疗法。故《针灸大成》就指出点穴疗法乃"以手代针之神术也。"

古代医家在临床应用汤剂治病的同时,有的医家也配用点穴疗法,如《肘后备急方》等医籍中就有不少点穴疗法治病经验的记载,更能提高汤剂临床治疗效果。早在 2000 多年前成书的经典著作《黄帝内经》,集中医学理论经验之大成,内容丰富,涉及范围广泛。该书所载疗病诸法中,而十之八九为针术治疗,而《灵枢》九卷,则偏重针及经络与刺激部位(穴位)。点穴同属针术范畴,只是以指代针,故点穴疗法与针灸疗法同属一源,亦是以经络学说为基础的。但《内经》的成书年代是在集当时之先哲的经验或传述整理而成,故点穴疗法必在《内经》成书之前,亦是由砭石改进而成可无疑义。其间又不知经过几多岁月,若干先贤之不断改进而成,又经若干岁月始入《内经》之记录,并指明点按人体特定部位具有"按之气血散,故按之痛止"的作用的理论而流传至今,并经一再演变而成为一种以指代针的医疗方法。所以说,点穴疗法是一种先于针术又始于针术的一种医疗方法。点穴疗法在历代劳动人民中长期广泛流传和使用并沿用至今,成为人民群众自我防治疾病的方法,特别在边远穷苦山区更为普遍。

中华人民共和国成立后,遵照毛泽东主席"中国医药学是一个伟大的宝库,应当努力挖掘,加以提高"的指示,特别是改革开放以来,中医事业得到了大力发展,属外治法中的民间疗法的点穴疗法,亦不断得到改进与提高,如在临床应用时与气功配合,与圆头针配合等,使点穴疗法应用范围不断扩大,疗效也得到不断提高。

随着医学科学技术发展,有着数千年历史的点穴疗法,将显示越来越广阔的前景。"良医不废外治"。我们深信,点穴疗法在挖掘、整理和提高过程中,通过医界同仁和民间的共同努力,结合和借鉴现代科学技术,必将得到更大的发展与推广普及,并能更好地为人民的卫生保健事业服务,造福于人民。

二、点穴疗法的作用原理与功用

点穴疗法与针灸疗法一样,亦是以中医经络学说理论为基础的,它是针灸疗法中一种最简便的治病方法。

(一)作用原理

点穴疗法的治病原理与针灸相同,刺激部位也与针灸基本一致。所不同的是针术刺入皮内,点穴点压皮上,但所达到的刺激效应则是基本一致的。运用点穴手法,可以引起患者的局部和全身反应,从而调整机体功能、疏通经络、活血化瘀、平衡阴阳、消除病理因素,达到治疗的目的。正如《百病中医民间疗法》所说:"指针疗法与针刺疗法的作用原理基本一致,亦是以中医经络学说为指导,以针灸取穴原则为依据,以指代针,通过点压相应穴位能产生与针刺相同的刺激效果,以达到调和气血、疏通经络、补虚泻实、散邪解积、驱邪祛病的治疗目的。"

(二)功用

点穴疗法的作用(功用)是多方面的。根据古今医家经验和笔者40多年来临床体会,归纳起来主要有以下功用。

1. 散邪解表,调和营卫 中医学认为外邪袭表,营卫失和,因而发病。而以指点压在相应部位或穴位上,运用相应的点穴手法,产生的良性刺激,使局部毛细血管充血、扩张;又因刺激而致神经反射作用,开泄汗腺,达到发汗、驱除外邪,使外入之病邪仍从外而解,从而达到散邪解表、调和营卫之功效。

2. 平衡阴阳,调节功能 中医学认为:"阴阳失调,百病丛生。"说明一切疾病是由于阴阳失调、脏腑功能紊乱所引起的。"阴胜则阳病,阳胜则阴病。阳胜则热,阴胜则寒"。点穴疗法具有平衡阴阳的作用,即具有调节某些器官功能的作用,使之达到"阴平阳秘,精神乃治",因而能够治好病。

3. 行气活血,散瘀消积 寒则气凝,气滞则血瘀;气郁则痰生,痰郁则气滞。由于寒、痰、气、血互为因果,从而形成气滞痰瘀壅滞之病理变化,或壅、或阻、或积,因而变生种种病变。而点穴的良性刺激及神经的反射作用,能振奋经气,促进血液循环的加速,使人体气血畅通。气行则血行,气行则痰消,从而达到行气活血、散瘀消积、治愈疾病的目的。

4. 疏通经络,消肿止痛 邪阻经络,形伤则肿,气伤则痛;不通则痛,壅阻则肿,而点穴疗法,通过点压局部的相应穴位可振奋经气,疏通经络,加强血液和淋巴液的流通,使之邪祛正复,气血畅通,提高患部的新陈代谢。通则不痛,可达到疏通经络、消肿止痛的作用。

5. 活血化瘀,软坚散结 由于痰瘀气互结,壅遏局部,凝而成积,变生诸疾,如痰核、骨刺等。而以指点、压、击局部(患部)和相应穴位,所产生的良性刺激及神经反射作用,能振奋经气,疏通经络,促进血液循环,因而能达到活血化瘀,软坚散结之功。瘀散气行,其结自消。

6. 健脾和胃,消食导滞 中医学认为,饮食内伤,百病丛生。由于脾胃受伤,而导致运化功能障碍,升降失常,因而致生种种病变,故又有"脾胃为百病之源"之说。而点穴通过点压脾胃脏腑经脉之有关穴位,或辅之其他相应经穴,能健脾和胃,消食导滞,使之脾胃功能能正常发挥。

7. 宣通气血,理气止痛 中医学认为,气血运行于全身,健康者气血畅通,周流不息,有了疾病时,则气血失和,壅滞不通。通则不痛,不通则痛。因此其治疗原则是疏通气血,舒筋活络。而点穴疗法,则能使局部血管扩张,组织充血,加强血液循环,因而有疏通气血和经络的作用,从而达到理气止痛之目的。

8. 理筋正骨,整形复位 由于外伤闪挫跌扭伤筋,关节脱臼,肿胀疼痛,活动受限。而点穴通过分筋、顺筋、点压按揉等操作手法,能使偏者顺,离者复,关节脱位者及肌腱滑脱者复位,使神经、肌纤维、韧带微细错位者理正,因而可达到理筋正骨,整形复位之作用。

9. 疏通狭窄,剥离粘连　患者因局部瘀血、机化,而产生的硬结、粘连,引起患部长期疼痛和关节活动障碍,如肩周炎等。用点穴手法可使粘连的组织分离,有止痛和恢复关节活动功能的作用。

10. 缓解痉挛,减轻疼痛　点穴疗法可以有效缓解局部的血管痉挛和反射的肌肉痉挛,并能使周围神经的高度兴奋降低,从而减轻患者的疼痛。

11. 开闭通窍,醒神复苏　凡遇危急病人神志不清,人事不省,若不急救,则导致危候。而点穴疗法,在人体某一部位或穴位,以掐法操作手法,多可转危为安,醒神复苏。如指掐"人中穴",救治昏迷患者,多可立见其功。由此证明,点穴具有开闭通窍,醒神复苏之效,点穴是临床救急之良法。

12. 滑利关节,恢复功能　凡关节功能活动障碍,屈伸不利,疼痛的患者,用点穴并辅以活动关节手法,可以收到滑利关节、恢复功能的作用。

13. 增强免疫,强身健体　由于点穴疗法有增强血液循环,调节脏腑功能,促进机体代谢旺盛,恢复机体阴阳的相对平衡,提高机体的整体素质和抗病力,从而能增强自身免疫功能,达到强身健体之效用。

14. 美容美发,减肥复春　爱美之心人皆有之。由于颜面色斑、雀斑、皱纹、脱发、白发而影响人的容貌美;肥胖、腹大、腿瘦易影响人体的线条美。用点穴疗法,有调和气血、平衡阴阳、增强血液循环、促进新陈代谢的作用。故而能达到美容美发,减肥复春之功效,能使人保持青春,延缓衰老。

以上所述14种功能作用,仅是大概而言。点穴疗法的功用是多方面的,而且较为复杂。如所取部位或穴位不同,点穴手法之异,刺激强度不同,因而功用也不同,同一穴位,用不同的点穴手法,或同一点穴手法作用于不同的部位或穴位上,功用也不同;在同一情况下,也是多种功用的共同体现。因此,临床应用时应当视具体病情,选择不同的部位和操作手法。

三、点穴疗法的适应证和禁忌证

点穴疗法不是万能的,与其他疗法一样,自有它的适应证和禁忌证,不能不加以区别和选择。盲目应用,不仅达不到预期治疗目的,反而适得其反,这是首先必须加以说明的。

(一)适应证

点穴疗法的适用范围广泛,不仅能治疗慢性疾病,也可治疗急性疾病;不仅可防治疾病,还用来美容保健。凡内科、儿科、妇科、伤外科、眼科和耳鼻咽喉科等各科,临床140多种常见多发病和部分疑难病症及美容保健等,都有较好的疗效(具体详见"下篇")。

(二)禁忌证和禁用部位

凡高热、恶性肿瘤、脓毒血症、精神病、结核病和部分急性传染病、危重病等患者,都不宜用点穴疗法治疗。

又人体上有些部位,如颈前区、上臂内侧、腋窝下、胸部侧面、乳房周围区、腰部侧面、皮肤上有疮疖溃疡部位,小儿头部的囟门区,伤口出血处,骨折未愈处及大腿内侧等敏感区等部位,均列为禁用部位,不宜进行点穴疗法。

四、常用穴位的功用与主治

穴位是脏腑、经络之气通于体表、肌肉、筋骨之外的地方(皮部)。通过点穴疗法施术于穴位皮部,可以激发经络运行气血的功能,达到扶正祛邪,疏通经络,调整脏腑,调和气血,平衡阴阳,治愈疾病,维持健康的目的。但随其施术手法、穴位不同,会有不同的治疗效果。因此,选准穴位尤为重要。

点穴疗法同属针灸范畴,应用点穴或同时配合其他疗法治疗,涉及穴位很多,为了便于记忆,现将常用十四经穴和经外奇穴的部位、功用与主治,简述如下。

(一)手太阴肺经

本经经穴起于中府,终于少商,左右共22穴(图1)。其循行起于中焦,下络大肠,上归肺脏。其歌曰:手太阴肺十一穴,中府云门天府诀,侠白尺泽孔最存,列缺经渠太渊清,鱼际拇指白肉际,少商甲角如韭叶。现将各穴分述如下。

中府(募穴) 位于前正中线旁开6寸,云门穴下约1寸,第1肋间隙外侧(图1)。功用:调理肺气,养阴清热。主治:喉痹,哮喘、咳嗽、支气管炎、肺炎、肺结核,胸痛、胸闷烦满,腹胀,肩背酸痛等。

云门 位于前正中线旁开6寸,锁骨外下方凹陷中(图1)。功用:调理肺气。主治:咳嗽、哮喘,胸痛烦满,肩臂酸痛、麻木,咽喉肿痛等。

天府 位于上臂内侧,腋前纹头下3寸筋骨间,垂臂与乳头平齐(图1)。功用:调理肺气,清热凉血。主治:咳嗽、哮喘、吐血、鼻出血,甲状腺肿、喉肿,精神疾病,肩臂痛等。

侠白 位于天府穴下1寸筋骨间(图1)。功用:调理肺气。主治:胸痛、胸闷、气短,心悸、心痛,咳嗽,干呕,上臂内侧痛等。

尺泽(五输穴) 位于肘横纹中,肱二头肌桡侧(图1)。功用:调理肺气,清热和中。主治:潮热,咳嗽、咯血,气喘、哮喘,鼻出血,咽喉肿痛,腹痛,胸胁胀满,吐泻,小儿惊风,上肢瘫痪,肘臂痛,乳痈等。

孔最(郄穴) 位于尺泽穴下5寸,太渊穴上7寸,桡骨掌面正

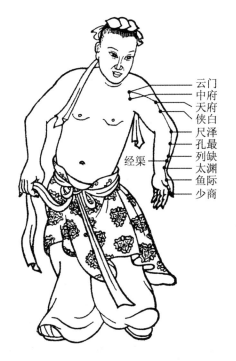

云门
中府
天府
侠白
尺泽
孔最
列缺
经渠
太渊
鱼际
少商

图1　手太阴肺经

中处(图1)。主治:咳嗽、气喘、咯血,肺炎,咽喉肿痛,肘臂挛痛,痔,身热无汗,手指、肘关节炎等。

列缺(络穴、八脉交会穴)　位于桡骨茎突上方,腕横纹上1.5寸凹陷中(图1)。功用:调理肺气,疏通经络。主治:头痛、咳喘、咽喉肿痛,口眼㖞斜,牙痛,三叉神经痛,项强,面瘫,半身不遂,手腕无力、腕痛、腕部腱鞘炎,上肢瘫痪等。

经渠(五输穴)　位于太渊穴后1寸,桡动脉桡侧凹陷中(图1)。功用:调理肺气。主治:咳嗽、哮喘,咽喉肿痛,腕痛无力,食管痉挛,呕吐、呃逆,小儿急性支气管炎,桡侧神经痛等。

太渊(五输穴、原穴、八会穴)　位于手腕掌面桡侧横纹上,桡动脉桡侧凹陷中(图1)。功用:调理肺气,止咳化痰。主治:胸满、咳嗽、哮喘,肺痨咯血,无脉症,前臂神经痛、肋间神经痛,结膜炎、角膜炎,流感等。

鱼际(五输穴) 位于拇指掌关节后内侧,太渊穴前1寸赤白肉际凹陷中(图1)。功用:调理肺气,清热利咽。主治:咳嗽、咯血,发热、头痛,肺炎、扁桃体炎、肺结核,咽喉肿痛,乳房肿痛,眩晕,心悸,癔症,指痉挛等。

少商(五输穴) 位于拇指内侧(桡侧)指甲角外约1分处(图1)。功用:清肺利咽,清热醒神。主治:中风、中暑,昏迷休克,癫狂,癔症,感冒,扁桃体炎,鼻出血,咽喉肿痛,食管狭窄,呃逆,慢性肠炎,垂舌,唇焦,手指痉挛等。

(二)手阳明大肠经

本经起于商阳,终于迎香,左右共40穴(图2)。循行起于商阳,终于肺,归于大肠。其歌曰:二十大肠起商阳,二间三间合谷藏,阳溪偏历温溜济,下廉上廉三里长,曲池肘髎五里近,臂臑肩髃巨骨当,天鼎扶突禾髎接,鼻旁五分号迎香。现将各穴分述如下。

商阳(五输穴) 位于示指内侧(桡侧)指甲角外约1分处(图2)。功用:清热醒神,疏泻阳明。主治:脑中风,昏迷,耳聋、目赤,咽喉肿痛、牙痛、腹痛、腮腺肿痛,吐泻,热病无汗,扁桃体炎,桡神经麻痹、疼痛,青光眼,口腔炎。

二间(五输穴) 位于第2掌指关节前,(桡侧)横及头赤白分肉间凹陷中(图2)。功用:清阳明热,消肿利咽。主治:鼻出血,口眼㖞斜,咽喉腮腺肿痛,食积,牙痛,肩背神经痛。

三间(五输穴) 位于示指内侧(桡侧)第2掌指关节后,赤白分肉间凹陷中(图2)。功用:清热止痛,疏经利节,消肿利咽。主治:咽喉肿痛、牙龈肿痛,手背红肿,手指拘挛,上肢瘫痪,肩背神经痛,眼睑痒痛,耳鸣,腹泻。

合谷(原穴) 位于手背第1、2掌骨(拇示指间)之中点,约于

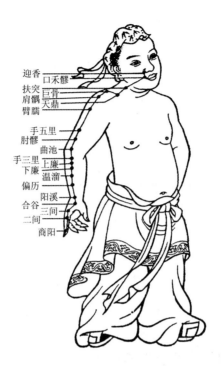

迎香
口禾髎
扶突
巨骨
肩髃
天鼎
臂臑

手五里
肘髎
曲池
手三里
上廉
下廉
温溜
偏历
阳溪
合谷
三间
二间
商阳

图2　手阳明大肠经

第2掌骨中心处(图2)。功用:清泻阳明,疏风镇痛,通经开窍,通降肠胃。主治:头痛、目赤肿痛、鼻病、牙病、咽喉肿痛,牙关紧闭,口眼㖞斜,热病无汗、多汗,经闭,滞产,腹痛、便秘,小儿惊风,瘾疹,痄腮,指挛、臂痛。

　　阳溪(五输穴)　位于手腕上侧腕横纹两筋间凹陷中。翘起拇指凹陷更明显(图2)。功用:清泻阳明,疏筋利节。主治:头痛,耳聋、耳鸣,目痛生翳,咽喉肿痛、牙痛,食管痉挛,腕部腱鞘炎,臂痛、腕痛,无力,半身不遂,癫症。

　　偏历(络穴)　位于阳溪穴上3寸,桡侧骨外侧凹陷中(图2)。功用:疏经活络,清肺利水道。主治:耳鸣、耳聋,牙痛,口眼㖞斜,扁桃体炎,面神经麻痹,腕部腱鞘炎,上肢酸痛,瘫痪等。

温溜(郄穴)　位于虎口向上,阳溪穴上 5 寸与曲池穴之间,桡骨外侧凹陷中(图 2)。功用:清泻阳明,疏经活络。主治:头痛、面肿,扁桃体炎、口腔炎,上肢酸痛,瘫痪,癫狂等。

下廉　位于在曲池穴下 4 寸筋肉之间(图 2)。功用:疏经活络。主治:消化不良,腹痛、腹胀,下腹痉挛,上肢酸痛、麻痹、瘫痪,半身不遂,支气管炎,胸膜炎,乳腺炎,尿血等。

上廉　位于曲池穴下 3 寸筋骨之间(图 2)。功用:疏经活络。主治:胸满,腹痛、腹胀,半身不遂、瘫痪,上肢酸痛等。

手三里　位于曲池穴下 2 寸筋肉之间(图 2)。功用:清泻阳明,疏风活血。主治:牙痛颊肿,颌痛,痄腮,瘰疬,胃脘痛,腹痛、腹泻,腰背痛,肘臂神经麻痹,半身不遂,面神经麻痹,上肢麻痹、酸痛、瘫痪,高血压,乳腺炎等。

曲池(五输穴)　位于肘窝横纹头(桡侧)筋骨间凹陷中(图 2)。功用:调理肠胃,行气活血,疏筋利节。主治:咽喉肿痛、牙痛、手臂肿痛,肘痛无力,上肢酸痛、麻痹,中风,癫狂,高血压,瘰疬,瘾疹,丹毒,腹痛吐泻,流感,肺炎,哮喘及热病等。

肘髎　位于曲池穴外上方 1 寸,肱骨边缘凹陷中(图 2)。功用:疏筋利节。主治:臂肘酸痛、麻痹、痉挛,上肢瘫痪等。

手五里　位于曲池穴上 3 寸,筋骨间凹陷中(图 2)。功用:行气散瘀。主治:瘰疬,瘿气,肺炎,咳嗽,咯血,肘臂酸痛、四肢麻痹,嗜睡等。

臂臑(八会穴)　位于曲池穴上 7 寸,三角肌下端凹陷中(图 2)。功用:疏经散风。主治:肩臂痛、颈项强痛,目疾,癫痫,瘰疬,瘿气,上肢瘫痪等。

肩髃(交会穴)　位于肩头前面正中凹陷中(图 2)。功用:理气化痰,疏筋利节。主治:肩臂酸痛,手臂拘挛,颈项强痛,肩周炎,半身不遂,麻痹、瘫痪,瘿气、瘰疬,三角肌风湿痛,高血压,风热瘾疹等。

巨骨(交会穴) 位于肩头上,锁骨肩峰与肩胛冈之间的凹陷中(图2)。功用:宽胸理气,疏筋利节。主治:胸中满闷,瘰疬、瘿气,半身不遂,屈肘困难,颈项强痛、肩臂酸痛,甲状腺肿,牙痛等。

天鼎 位于颈侧部扶突穴下1寸,胸锁乳突肌后缘处(图2)。功用:理气化痰,清利咽膈。主治:瘰疬、瘿气,咽喉肿痛,气梗,舌麻痹,胸背胀痛等。

扶突 位于颈侧部喉结旁3寸,胸锁乳突肌后缘处(图2)。功用:理气化痰,清利咽膈。主治:咳嗽、哮喘,咽喉肿痛,瘰疬、瘿气,唾液过多,胸锁乳突肌或舌骨肌麻痹等。

口禾髎 位于鼻翼直下,人中穴旁0.5寸处(图2)。功用:散风清热。主治:鼻塞、流涕,鼻炎、鼻息肉,嗅觉不灵,出血,昏厥,口噤不开,口眼㖞斜,咬肌痉挛,耳下腺炎等。

迎香(交会穴) 位于鼻唇沟上端,鼻侧凹陷中(图2)。功用:清热散风,通利鼻窍。主治:口眼㖞斜,面痒痛,水肿,鼻病,嗅觉失灵等。

(三)足阳明胃经

本经起于承泣,终于厉兑,左右共90穴(图3)。循行起于承泣,入里归胃、络脾。其歌曰:四十五穴足阳明,承泣四白巨髎经,头维下关颊车穴,地仓大迎对人迎,水突气舍连缺盆,气户库房屋翳屯,膺窗乳中接乳根,不容承满与梁门,关门太乙滑肉门,天枢外陵大巨存,水道归来气冲次,髀关伏兔走阴市,梁丘犊鼻足三里,上巨虚连条口行,下巨虚跳上丰隆,解溪冲阳陷谷中,内庭穴在二趾缝,次趾甲角厉兑停。现将各穴分述如下。

承泣(交会穴) 正视,瞳孔直下7分,下眼眶上缘凹陷中(图3)。功用:清头明目,疏风活络。主治:目赤肿痛,青光眼,近视,流泪(泪囊炎),口眼㖞斜,视神经萎缩,角膜炎,眼肌痉挛,头痛、眩晕等。

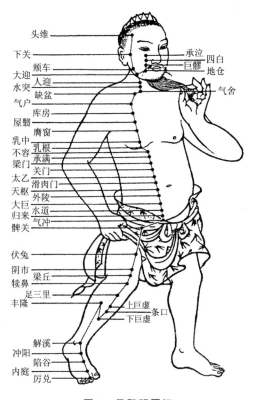

图 3　足阳明胃经

四白　正视,瞳孔直下 1 寸,眶下孔凹陷中(图 3)。功用:清头明目,疏风活络。主治:头痛、眩晕,面肌痉挛,口眼㖞斜,牙痛,失声,目翳、目痛、目痒、夜盲、青盲,鼻炎,三叉神经痛。

巨髎(交会穴)　正视,瞳孔直下与鼻翼下缘平齐(图 3)。功用:清热散风,疏风镇痛。主治:目翳,口眼㖞斜,眼睑眴动,角膜炎,青光眼,近视,鼻炎,鼻出血,鼻塞,牙痛、唇颊肿痛,面瘫,三叉神经痛等。

地仓(交会穴)　在平口角旁开 0.4 寸,直对瞳孔(图 3)。功用:清热散风,疏经镇痛。主治:流涎,牙痛、颊肿,口眼㖞斜,失声,眼肌痉挛,面神经痛,三叉神经痛,惊风等。

颊车　位于下颌角前上方一横指凹陷中,咀嚼咬肌隆起处(图3)。功用:祛风清热,通利牙关,疏经止痛。主治:颜面神经痛、麻痹,牙关紧闭,牙痛,腮腺炎,中风,舌强不语,颈项强痛,颊肿,下颌关节炎,失声,流涎,扁桃体炎,三叉神经痛,惊风,口腔炎等。

下关(交会穴)　位于颧骨与下颌切迹之间的凹陷中,合口有孔,张口即闭(图3)。功用:清热止痛,通利牙关,疏风开窍。主治:耳聋、耳鸣、耳痛,牙痛、牙龈肿痛,习惯性颞下颌关节脱臼,口眼㖞斜,口噤不开,眩晕,三叉神经痛,下颌关节炎等。

头维(交会穴)　位于额角发际直上 0.5 寸,咬牙时有一块肌肉凸起处(图3)。功用:疏风止痛,清头明目。主治:偏正头痛,眩晕、目痛、视物不清,口眼㖞斜,面肿,眼跳,结膜炎等。

人迎(交会穴)　位于结喉旁开 1.5 寸,胸锁乳突肌前缘(图3)。功用:清肺利咽,理气化痰。主治:咽喉肿痛,咳嗽、哮喘,头痛,瘰疬,瘿气,胸满气闷,高血压,咽喉炎、扁桃体炎等。

水突　位于人迎与气舍穴之间,胸锁乳突肌前缘(图3)。功用:清肺利咽,理气化痰。主治:咳嗽、哮喘、气短,咽喉肿痛、甲状腺肿,胸锁乳突肌麻痹等。

气舍　位于任脉天突穴旁 1.5 寸,锁骨上窝凹陷中(图3)。功用:清肺利咽,理气化痰。主治:咳嗽、哮喘,咽喉肿痛,呃逆,颈项强痛,瘰疬,瘿气等。

缺盆　位于乳头直上,锁骨上窝凹陷中(图3)。功用:清肺利咽,理气化痰。主治:咳嗽、哮喘,胸膜炎,瘿气、瘰疬,咽喉肿痛,颈肿等。

气户　位于前正中(任脉)旁开 4 寸,乳头直上,锁骨下缘凹陷中(图3)。功用:宽胸理气,疏经止痛。主治:咳嗽、哮喘,呃逆,胸胁胀满、胸背痛,胸膜炎,慢性支气管炎,百日咳等。

库房　位于任脉旁开 4 寸,乳头直上第 1 肋间隙中(图3)。

功用:理肺化痰。主治:胸胁胀满,咳嗽、咳吐浊痰,呼吸困难等。

屋翳 位于任脉旁开 4 寸,乳头直上第 2 肋间隙中(图 3)。功用:宣肺理气,活络通乳。主治:胸满、胁痛,咳嗽,哮喘,心动过速、心律失常,乳肿、乳少,肋间神经痛,胸膜炎,胸肌风湿病等。

膺窗 位于任脉旁开 4 寸,乳头直上第 3 肋间隙中(图 3)。功用:宣肺理气,安神定志,活络通乳。主治:胸满、胁痛、心区痛、胸膜炎、支气管炎,哮喘,心动过速、心律失常,肠炎,乳腺炎、乳少等。

不容 位于脐上 6 寸,旁开 2 寸(图 3)。功用:调理胃气。主治:胸满、腹胀、呕吐、胃痛、胁痛、咳嗽、哮喘,吐血,食欲缺乏,胃扩张,肋间神经痛,腹直肌或肩胛肌痉挛等。

梁门 位于脐上 4 寸,旁开 2 寸(图 3)。功用:调理胃气。主治:胃痛、腹胀,食欲缺乏,呕吐、泄泻,完谷不化,消化不良,肠鸣,胃及十二指肠溃疡等。

承满 位于脐上 5 寸,旁开 2 寸(图 3)。功用:调理胃气。主治:胃痛、腹胀,胁下肿痛,饮食不下,胃溃疡,急、慢性胃炎,咳嗽,吐血,肠鸣,下痢等。

天枢(募穴) 位于脐中旁开 2 寸(图 3)。功用:调理肠胃,行气活血。主治:急、慢性胃肠炎,腹痛、胀满、便秘、呕吐、泄泻,痢疾,消化不良,水肿,癥瘕,阑尾炎,寄生虫病,子宫内膜炎,月经不调、痛经,不孕症,腰痛等。

水道 位于脐下 3 寸,旁开 2 寸(图 3)。功用:通调水道。主治:小腹胀满,小便不利,水肿,膀胱炎、肾炎,腹水,痛经,不孕,月经不调,睾丸炎,子宫和卵巢疾病等。

归来 位于脐下 4 寸,旁开 2 寸(图 3)。功用:调气活血,培补冲任。主治:腹痛,疝气,月经不调、白带、子宫下垂、阴部肿痛、卵巢炎,经闭,遗精,睾丸炎,阴茎痛,男女生殖器疾病等。

气冲 位于任脉曲骨穴旁 2 寸,归来穴下 1 寸,耻骨上缘(图 3)。功用:行气活血,调肝补肾。主治:男女生殖器疾病,腰痛、腹痛,疝气、阳痿、阴茎痛,阴部肿痛,月经不调、胎衣不下等。

髀关 位于大腿根前面,平齐耻骨的横纹中央,两筋间凹陷中(图3)。功用:疏经活络。主治:腿膝肿痛、不得屈伸,腰神经痛,股内外肌痉挛,下肢麻痹,瘫痪等。

伏兔 位于髌骨(膝盖)外上缘上6寸处(图3)。功用:疏经活络。主治:荨麻疹,腿膝冷痛、膝关节炎、下肢麻痹,神经痛,子宫疾病等。

梁丘(郄穴) 位于髌骨(膝盖)外上缘上3寸(图3)。功用:疏肝和胃,通经活络。主治:胃痛、腹胀、胃酸过多,膝关节炎、腿膝肿痛、下肢麻痹,乳腺炎等。

犊鼻 位于髌骨(膝盖)前外侧凹陷中(图3)。功用:通利关节。主治:膝关节疾病。

足三里(五输穴) 位于犊鼻穴下3寸,大骨(胫骨脊)外缘凹陷中(图3)。功用:调理脾胃,疏通经络,镇痉止痛。主治:胃痛、胃酸缺乏、呕吐、腹泻、腹胀、便秘、消化不良、胃肠炎,神经衰弱,水肿、瘀积、乳腺炎,虚劳,痹病,胃痉挛,食欲缺乏,腹膜炎,口腔疾病,头痛、眩晕、眼部疾病等。尤其为消化系统疾病、慢性病及身体保健所常用。

上巨虚(下合穴) 位于足三里穴下3寸,筋骨之间凹陷中(图3)。功用:调理肠道,疏经活络。主治:胃痛、腹痛、腹胀、便秘、痢疾、阑尾炎、消化不良、结肠炎,浮肿性脚气病,下肢肿痛、麻痹、瘫痪,肩周炎等。

下巨虚(下合穴) 位于上巨虚穴下3寸,筋骨之间凹陷中(图3)。功用:疏经活络,调理肠胃。主治:胸胁胀痛,泻痢、泄泻,食欲缺乏,脚气,风湿病,膝关节炎,小腹疼痛,下肢肿痛、麻痹、痉挛、瘫痪等。

条口 位于上巨虚穴下2寸,筋骨凹陷中(图3)。功用:疏经活络。主治:肩周炎,腹痛,膝关节炎,脚气,扁桃体炎,腓肠肌痉挛,下肢肿痛、麻痹、瘫痪等。

丰隆（络穴） 位于外踝尖上8寸与膝窝外面横纹之间、胫骨外约二横指两筋间隙中（图3）。功用：祛痰降逆，疏经活络。主治：头痛、目眩，咽痛，慢性支气管炎，癔症，精神疾病、癫痫，咳嗽、哮喘，腹痛、痢疾、便秘，中风，下肢痉挛、麻痹、瘫痪等。

解溪（五输穴） 位于脚腕前面脚背与小腿交界处，横纹正中两筋骨凹陷中（图3）。功用：通调肠胃，舒筋利节。主治：头痛、眩晕，腹胀、便秘，面肿，踝关节炎、风湿病，癫痫、癔症，肾炎，足腕下垂，肿痛，麻痹等。

冲阳（原穴） 位于解溪穴前1寸，足背动脉凹陷中（图3）。功用：健脾利湿，疏风通络。主治：头面浮肿，牙痛、口眼㖞斜，水肿，胃痛、腹胀，不思食，精神疾病，下肢、足背肿痛，足麻、无力等。

陷谷（五输穴） 位于足背内穴后二横指，第2、3跖趾关节凹陷中（图3）。功用：健脾利湿，疏风通络。主治：间歇热及热病，盗汗，颜面浮肿，水肿，腹痛、肠鸣，足背肿痛，足麻、无力等。

内庭（五输穴） 位于足背第2、3趾的趾缝纹头后凹陷中（图3）。功用：调理胃肠，祛风活络，清热镇痛，通降化滞。主治：胃痛、腹痛、腹胀、痢疾、便秘，急、慢性肠炎，牙痛，鼻出血，间歇热，脚气，肠鸣，阑尾炎，口眼㖞斜，喉痹，足背红肿、疼痛等。

厉兑（五输穴） 位于足第2趾外侧趾甲角外约1分处（图3）。功用：清热利湿，通调肠胃。主治：胸满、胃痛、腹胀、水肿、便秘，扁桃体炎、牙龈炎，口肌麻痹及萎缩，急性鼻炎、鼻出血，癫狂、多梦、神经衰弱、癔症，喉痹、尸厥、口噤，晕厥，热病汗不出，黄疸，足痛、趾肿、足冷等。

（四）足太阴脾经

本经起于隐白，终于大包，左右共42穴（图4）。循行起于隐白，归脾、络胃。其歌曰：二十一穴脾中州，隐白在足大趾头，大都太白公孙胜，商丘三阴交可求，漏谷地机阴陵泉，血海箕门冲门投，府舍腹结大横排，腹哀食窦天溪候，胸乡周荣大包上，从足经腹向胸走。现将各穴分述如下。

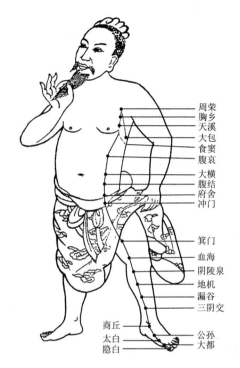

周荣
胸乡
天溪
大包
食窦
腹哀
大横
腹结
府舍
冲门
箕门
血海
阴陵泉
地机
漏谷
三阴交
商丘
太白
隐白
公孙
大都

图 4　足太阴脾经

隐白（五输穴）　位于足姆趾内侧,趾甲角外约 1 分处(图 4)。功用:开窍醒神,益气统血。主治:昏厥、癫狂,呕吐、腹胀、急性肠炎,月经不调、月经过多、崩漏、带下、子宫痉挛,小儿抽搐,食不下,鼻出血,下肢瘫痪等。

大都（五输穴）　位于足姆趾内侧,第 1 跖趾关节前横纹头陷中(图 4)。功用:健脾利湿、镇惊息风。主治:胃痛、腹胀、胃痉挛,腹直肌痉挛、呕吐、暴泻,热病汗不出,小儿惊风,腰神经痛,全身倦怠,心内膜炎,足痛、厥冷、足趾肿痛等。

太白(五输穴、原穴) 位于足内侧,第1跖趾关节后,骨下凹陷中(图4)。功用:健脾利湿,通调肠胃。主治:胃痛、胸满、胃痉挛、肠疝痛、腹胀、肠鸣、消化不良、便秘、腹痛、泻痢、便脓血,腰神经痛、下肢神经痛及麻痹,肢体沉重,脚气等。

公孙(络穴) 位于足内侧,第1跖趾关节后1寸骨下凹陷中(图4)。功用:健脾利湿,通调肠胃。主治:胃痛、急、慢性肠炎,下腹部痉挛,腹胀、呕吐、泻痢、痞积、消化不良,食欲缺乏,心内膜炎,热病,黄疸,疟疾,水肿,癫痫、癔症,子宫内膜炎,足痛无力等。

商丘(五输穴) 位于内踝前下方凹陷中(图4)。功用:健脾利湿。主治:腹胀、肠鸣、呕吐、消化不良、痢疾、肠炎、便秘,痔,黄疸,小儿抽搐,癔症,百日咳,舌强肿痛,足踝关节红肿、疼痛、麻痹等。

三阴交(交会穴) 位于内踝尖上3寸,胫骨后缘凹陷中(图4)。功用:健脾益气,调补肝肾。主治:肠胃、生殖、泌尿系统和妇产科疾病。如胃痛、腹胀、肠鸣、泄泻、下痢,消化不良,消渴,眩晕,月经不调、闭经带下、胎衣不下,子宫脱垂、不孕、滞产、遗精、阳痿、阴茎痛、遗尿、疝气、脚气、失眠,纳差,崩漏,神经衰弱,高血压,癥瘕,尿血,小便不利、水肿,荨麻疹,夜寐不安,阴部肿痛、下肢肿痛、麻痹瘫痪等。

漏谷 位于内踝尖上6寸,胫骨后缘凹陷中(图4)。功用:健脾利湿。主治:腹痛、泄泻,水肿、小便不利,遗精,疝气,脚气,白带,淋病,癔症,神经衰弱,下肢肿痛、麻痹等。

地机(郄穴) 位于阴陵泉穴下3寸,胫骨后缘凹陷中(图4)。功用:健脾利湿,调补肝肾。主治:腹痛、泄泻,小便不利、水肿,遗精、遗尿,月经不调、痛经、白带,腰痛,食欲缺乏,胃肠痉挛,下肢冷痛、麻痹等。

阴陵泉(五输穴) 位于膝窝里面横纹头下2寸,胫骨头下缘凹陷中(图4)。功用:健脾利湿,调补肝肾。主治:腹膜炎,肠疝痛,阴痛,遗尿,尿闭,阴道炎、肠炎、肾炎,腹胀、腹痛,黄疸,膝痛月经不调,腿膝肿痛、麻痹等。

血海 位于髌骨(膝盖)内上缘上 2 寸,右掌心按左膝、左掌心按右膝时拇指尖尽处(图 4)。功用:调和气血,驱风利湿。主治:经闭、阴痒、子宫内膜炎、睾丸炎,淋病,荨麻疹,湿疹,皮肤瘙痒症,慢性腹膜炎,脚气,腿膝肿痛,腿内侧痛,贫血,麻痹等。

箕门 位于血海穴上 6 寸,两筋间凹陷中,外展屈膝时凹陷最明显处(图 4)。功用:健脾利湿。主治:小便不利、遗尿,腹股沟肿痛,阴囊湿疹,淋病,遗精、阳痿、睾丸炎,子宫痉挛,大腿肿痛、麻痹等。

冲门(交会穴) 位于曲骨穴旁开 4 寸,腹股沟外端纹头中(图 4)。功用:调中益气,温经活血。主治:小腹胀痛,小便不利,疝气,睾丸炎、精索炎,子宫脱垂、阴道炎、崩漏,淋病,胃痉挛、腹痛、腹泻等。

府舍(交会穴) 位于冲门穴上 0.7 寸(图 4)。功用:调中益气,温经活血。主治:癥瘕,疝气,睾丸炎,子宫脱垂,便秘,阑尾炎、肠炎,霍乱,小腹胀痛、腹部麻痹等。

腹结 位于脐中旁开 4 寸,再下 1.3 寸(图 4)。功用:调气活血。主治:绕脐痛,寒泻,腹胀,疝气,阑尾炎、腹膜炎,阳痿,咳嗽,脚气等。

大横(交会穴) 位于脐中旁开 4 寸(图 4)。功用:通调肠胃。主治:流行性感冒,习惯性便秘,痢疾、泄泻,腹痛、绕脐痛,多汗症,四肢痉挛,脏躁症等。

食窦 位于前正中线旁开 6 寸,第 5 肋间隙中(图 4)。功用:宽胸理气。主治:卡他性肺炎、胸膜炎,肋间神经痛、肝痛、胸胁胀痛,腹胀、水肿,恶心、嗳气等。

大包(络穴) 位于腋正中线,第 6 肋间隙中(图 4)。功用:理气活络。主治:肺炎、气喘、胸膜炎,咳嗽、哮喘、气短,膀胱麻痹,消化不良、四肢无力、全身痛等。

(五)手少阴心经

本经起于极泉,终于少冲,左右共 18 穴(图 5)。循行起于心中,归心、络小肠。其歌曰:九穴心经手少阴,极泉青灵少海深,灵道通里阴郄穴,神门少府少冲寻。现将各穴分述如下。

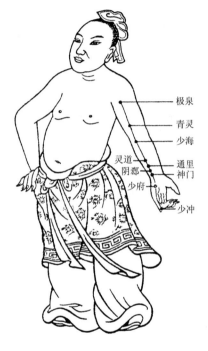

图 5 手少阴心经

极泉 位于腋窝正中,两筋间凹陷中(图 5)。功用:行气活血。主治:心肌炎,肋间神经痛,胸部神经痉挛,胸闷、心悸,干呕,乳汁不足,肘臂冷痛,癔症等。

青灵 位于少海穴上 3 寸,大筋(肱二头肌)内侧沟中(图 5)。功用:行气活血。主治:头痛、前额痛,恶寒,肋间神经痛、肱神经痛及痉挛,肩臂红肿、酸痛、麻痹等。

少海(五输穴) 位于肘关节内侧(尺侧)横纹头凹陷中(图5)。功用:行气活血,化瘀宁心。主治:肺结核、胸膜炎、淋巴结炎,瘰疬,手指厥冷,牙痛、头痛、眩晕、尺神经痛、肋间神经痛、颜面神经痛、心痛、头项痛,呕吐,腋下肿痛,手颤,臂肘部痉挛,上肢不能抬举,健忘、癔症、精神分裂症等。

灵道(五输穴) 位于神门穴后1.5寸,两筋间凹陷中(图5)。功用:行气活血,宁心醒神。主治:肘关节炎,肘部神经痛、尺神经麻痹,癔症,心痛,干呕,暴喑不语(急性舌骨肌麻痹及萎缩)、神昏、失眠、悲恐,手痒,臂肘挛痛等。

通里(络穴) 位于神门穴后1寸,两筋间凹陷中(图5)。功用:行气活血,宁心醒神。主治:头痛、眩晕、鼻出血,扁桃体炎,盗汗,癔症、神经衰弱、神经性心悸,急性舌骨肌麻痹(暴喑)、怔忡、癫痫,目眩,咽喉肿痛,舌强,上肢痉挛、臂腕酸痛、指挛等。

阴郄(郄穴) 位于神门穴后5分,两筋间凹陷中(图5)。功用:行气活血,养阴安神。主治:头痛、眩晕、鼻出血,扁桃体炎,心悸,上肢神经痉挛,恶寒、盗汗,子宫内膜炎,肺结核,癔症、神经衰弱、心痛、惊悸、失眠,喉痛,干咳、呕血等。

神门(五输穴) 位于手掌面尺侧第一道腕横纹的两筋间凹陷中(图5)。功用:行气活血,宁心安神。主治:心痛,烦满,心悸怔忡、健忘、失眠、神经衰弱、无脉症,癔症、癫狂,鼻炎,舌肌麻痹(失声),心脏肥大,慢性泄泻,食欲缺乏,消渴,小儿惊风,呕血等。

少府(五输穴) 位于环指和小指之间,掌心内第一道横纹尺侧凹陷中(图5)。功用:行气活血,清心导火。主治:心脏疾病,心悸,癔症、失眠,间歇热,小便赤短,遗尿,妇女生殖器疾病(阴挺、阴痛、阴痒),手掌多汗,手指拘挛。

少冲(五输穴) 位于小指桡侧指甲角外约1分处(图5)。功用:行气活血,清热醒神。主治:心脏疾病,神经性心悸,癫狂,肋间神经痛,喉头炎,热性病,休克,脑出血,中暑、惊风,癔症,胸胁胀满等。

(六)手太阳小肠经

本经起于少泽,终于听宫,左右共 38 穴(图 6)。循行起于少泽,络心、归小肠。其歌曰:小肠经穴一十九,少泽前谷后溪走,腕骨阳谷养老穴,支正小海外辅肘,肩贞臑俞接天宗,髎外秉风曲垣首,肩外俞连肩中俞,天窗乃与天容偶,颧骨弓下是颧髎,听宫耳屏前面求。现将各穴分述如下。

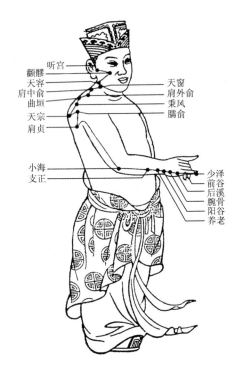

图 6 手太阳小肠经

少泽(五输穴) 位于小指外侧(尺侧)指甲角约 1 分处(图6)。功用:清热醒神,活络通乳。主治:脑卒中昏迷,头痛、项强,目翳,鼻出血,疟疾,热病,喉痹,心脏肥大,前臂神经痛,颈项神经痉挛、肋间神经痛,缺乳、乳腺炎,精神分裂症等。

前谷(五输穴) 位于小指外侧(尺侧)第 5 掌指关节前横纹头赤白肉际凹陷中(图6)。功用:清热疏风。主治:疟疾,呃逆,头项强痛,耳鸣、耳聋,目痛,鼻出血、鼻塞,扁桃体炎,颊肿,疥腮,热病,乳汁不足,乳腺炎,前臂神经痛,手指麻木等。

后溪(五输穴) 位于小指外侧(尺侧),第 5 掌指关节后横纹头上方的赤白肉际凹陷中(图6)。功用:散风清热,疏经活络。主治:癫狂,鼻出血,耳聋,角膜炎,目翳,扁桃体炎,盗汗,精神分裂症、神经衰弱、癔症,疟疾,感冒,热病,肘臂或颈项痉挛、疼痛,小儿麻痹后遗症,指挛,鹅掌风,瘫痪等。

腕骨(原穴) 位于手腕外侧(尺侧)腕横纹前约一横指,赤白肉际凹陷中(图6)。功用:清热散风,疏经活络。主治:肘腕及五指关节炎、腰痛、头痛、耳鸣,目翳,呕吐,胆囊炎、颊颌炎、泪囊炎、颈项强痛,尺神经麻痹,臂痛,指挛,手肿,瘫痪,消渴等。

阳谷(五输穴) 位于手背腕横纹外侧(尺侧),尺骨小头之前凹陷中(图6)。功用:清热泻火,舒筋利节。主治:眩晕,耳鸣、耳聋,颈、颌肿痛,口腔炎、牙龈炎,小儿抽搐、疳积,臂痛,手腕酸痛,热病,癫痫等。

养老(郄穴) 位于阳谷穴上 1 寸,尺骨小头最高点桡侧骨缝中。屈肘掌心朝面,小指侧内旋,尺骨小头桡侧显出的陷窝即是(图6)。功用:清热利湿,疏经活络。主治:视力减退,口舌生疮,小便短赤,落枕,肩臂神经痉挛及麻痹,手腕酸痛、上肢麻痹无力等。

支正(络穴) 位于阳谷穴上 5 寸,筋骨之间(图6)。功用:清热养阴,疏经活络。主治:头痛、目眩,项强、颈肿,消渴,神经衰弱、癫狂、精神疾病,尺神经麻痹、臂痛、肘挛、手指酸痛。

小海(五输穴) 位于肘尖(尺骨鹰嘴)与肘内高骨(肱骨内上髁)之间的沟中(图6)。功用:清心泻火,舒筋利节。主治:肩、肱、肘、臂之诸肌痉挛及尺骨神经痛,耳聋,牙龈炎,下腹痛,舞蹈病,精神分裂症,癫痫,颈项强痛,小便短赤,上肢震颤,瘫痪等。

肩贞 位于腋窝后面竖纹头上约1寸凹陷中(图6)。功用:舒筋利节。主治:肩胛酸痛,上肢肿痛、麻痹、肩周炎,上肢关节炎,耳鸣、耳聋。

臑俞(交会穴) 位于肩贞穴直上,肩胛骨下缘凹陷中(图6)。功用:舒筋利节。主治:肩胛酸痛、颈项强痛,肩周炎及麻痹、无力等。

天宗 位于肩胛冈下窝的中央,大筋外凹陷中,约与第5胸椎平齐(图6)。功用:舒筋利节。主治:肩胛肿痛、肩重、臂肘痛、颊颌肿痛、上肢肿痛,瘫痪,痉挛及麻痹,乳房疾病等。

秉风(交会穴) 位于天宗穴直上,肩胛冈上缘凹陷中(图6)。功用:舒筋利节。主治:颈项强痛、麻痹、肩胛酸痛、臂痛、尺骨神经痛,肺炎、胸膜炎等。

曲垣 位于肩胛骨上凹陷中(图6)。功用:舒筋利节。主治:肩胛酸痛,肩臂拘急紧、疼痛、麻痹等。

肩外俞 位于陶道穴旁开3寸,肩胛骨边缘处(图6)。功用:疏经活络。主治:颈项强痛、肩背酸痛、胸臂冷痛、肩胛部疼痛,痉挛、麻痹,肺炎、胸膜炎等。

肩中俞 位于大椎穴旁开2寸凹陷中(图6)。功用:宣肺解表,疏经活络。主治:咳嗽、哮喘,感冒,吐血,目视不明,肩臂酸痛等。

颧髎(交会穴) 位于外眼角直下,颧骨下缘凹陷中(图6)。功用:清热散风,疏经止痛。主治:三叉神经痛,颜面神经麻痹及痉挛,上牙痛、眼睑痉挛、目痛等。

听宫(交会穴) 位于耳屏(小耳朵)前边凹陷中,张口时凹陷最明显(图6)。功用:清头聪耳。主治:耳鸣、耳聋、耳痛、外耳道炎,失声、聋哑,头痛、眩晕,牙痛,下颌关节炎等。

(七)足太阳膀胱经

本经起于睛明,终于至阴,左右共 134 穴(图 7)。循行起于睛明,络肾、归膀胱。其歌曰:六十七穴足太阳,睛明目内红肉藏,攒竹眉冲与曲差,五处二寸上承光,通天络却下玉枕,天柱发际大筋上,大杼风门肺厥阴,心俞督俞膈俞当,肝胆脾胃具挨次,三焦肾气海大肠,关元小肠到膀胱,中膂白环寸半量,上次中下四髎穴,一空二空骶孔藏,会阳尾骨外边取,附分背脊第二行,魄户膏肓神堂窝,谚谑膈关魂门详,阳纲意舍胃仓随,肓门志室至胞肓,二十一椎秩边是,承扶臀股纹中央,殷门浮郄委阳至,委中合阳承筋量,承山飞扬跗阳继,昆仑仆参申脉堂,金门京骨束骨跟,通谷至阴小趾旁。现将各穴分述如下。

睛明(交会穴) 位于内眼角外约 1 分凹陷中(图 7)。功用:疏风清热,活血明目。主治:一切眼疾,如目赤肿痛(结膜炎、角膜炎等),内眦胬肉侵睛,目痒,泪囊炎,近视,青盲、色盲、夜盲,视网膜炎、视网膜出血,视神经炎、视神经萎缩,早期白内障等。

攒竹 位于睛明穴直上,眉头凹陷中(图 7)。功用:疏风清热,通络明目。主治:头痛、眉棱骨痛,失眠,口眼㖞斜,鼻炎,面肿,目赤肿痛,目翳,眼球痒痛,泪囊炎,青盲,眼睑痉挛,近视,视网膜出血,视神经萎缩等。

眉冲 位于眉头直上,入发际 5 分,神庭穴与曲差穴之间(图7)。功用:清头散风。主治:头痛、眩晕,鼻塞流涕,目赤肿痛等。

曲差 位于神庭穴旁 1.5 寸(图 7)。功用:清头散风。主治:后头及颜面神经痛,头顶肿痛,目视不明,鼻出血、鼻塞流涕、鼻疮等。

五处 位于曲差穴后 5 分,督脉上星穴旁 1.5 寸处(图 7)。功用:清头散风。主治:头痛、眩晕,目视不明,头肌麻痹等。

承光 位于五处后约 2 寸,督脉前顶旁 1.5 寸处(图 7)。功

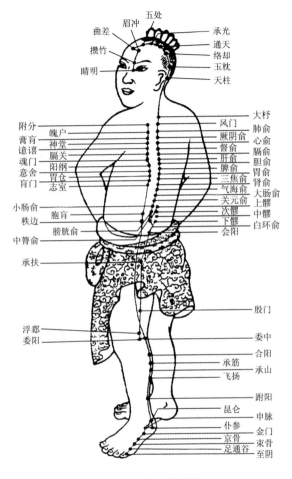

曲差　眉冲　五处

攒竹　　　　　　承光

　　　　　　　　通天

睛明　　　　　　络却

　　　　　　　　玉枕

　　　　　　　　天柱

大杼
风门　肺俞
厥阴俞　心俞
督俞　膈俞
肝俞　胆俞
脾俞　胃俞
三焦俞　肾俞
气海俞　大肠俞
关元俞　上髎
次髎　中髎
下髎　白环俞
会阳

附分　魄户
膏肓　神堂
谚语　膈关
魂门　阳纲
意舍　胃仓
肓门　志室

小肠俞　胞肓
秩边　膀胱俞
中膂俞

承扶

殷门

浮郄　委中
委阳　合阳
承筋　承山
飞扬

跗阳
昆仑　申脉
仆参　金门
京骨　束骨
足通谷　至阴

图7　足太阳膀胱经

用:清头散风。主治:头痛、眩晕,鼻塞流涕,口眼㖞斜,角膜白翳,感冒等。

　　通天　位于百会穴旁1.5寸处(图7)。功用:清头散风。主治:头痛、眩晕,偏瘫,鼻出血、鼻塞,头顶部痉挛,慢性支气管炎,尸厥等。

络却 位于通天穴后1.5寸,督脉旁1.5寸处(图7)。功用:清头散风。主治:头痛、眩晕、耳鸣,青盲、目视不明等。

玉枕 位于督脉脑户穴旁1.5寸凹陷中(图7)。功用:清头散风。主治:头痛、眩晕,鼻塞流涕,目视不明、近视,眼神经痛,脑出血等。

天柱 位于项后发际,哑门穴旁大筋外缘处(图7)。功用:清头散风,通经活络。主治:头痛、眩晕,目视不明,鼻塞流涕,感冒,颈项强痛,落枕,肩臂酸痛,脑病,咽喉炎、失眠、健忘、神经衰弱、癔症,鼻出血等。

大杼(交会穴) 位于第1胸椎棘突下旁开1.5寸处(图7)。功用:疏风解表,疏调筋骨。主治:支气管炎、咳嗽,胸膜炎,发热,头痛、眩晕,肩周炎、膝关节炎,项强,流感,咽喉肿痛,脊背酸痛、下肢痛、足跟痛,哮喘、癫痫,抽搐等。

风门(交会穴) 位于第2胸椎棘突下旁开1.5寸处(图7)。功用:祛风解表,清热宣肺。主治:胸膜炎、支气管炎,百日咳,感冒,项背强痛,头痛、胸背痛,哮喘、肺炎,麻疹等。

肺俞(腧穴) 位于第3胸椎棘突下旁开1.5寸处(图7)。功用:疏散风热,养阴清肺。主治:咳嗽、气喘,胸闷、胸痛,感冒、发热,盗汗,肺结核、肺炎,荨麻疹,心内外膜炎,皮肤瘙痒,小儿佝偻病,腰肌劳损,肩背强痛等。

厥阴俞(腧穴) 位于第4胸椎棘突下旁开1.5寸处(图7)。功用:理气活血,疏通血脉。主治:心外膜炎,心脏肥大,烦闷,咳嗽,冠心病,胸痛、心痛,呃逆、呕吐,牙痛,肩周炎,胁痛等。

心俞(腧穴) 位于第5胸椎棘突下旁开1.5寸处(图7)。功用:理气活血,化痰宁心。主治:胸闷、心痛、心烦、心悸,心脏病,咳嗽、哮喘,呕吐、吐血,遗精、盗汗,健忘、癫痫、癔症、神经衰弱、精神分裂症,肩臂酸痛等。

督俞 位于第6胸椎棘突下旁开1.5寸处(图7)。功用:宽胸理气。主治:心内外膜炎,胸膈满闷、心痛、气逆,寒热,腹胀、肠鸣、腹痛、脊背痛等。

膈俞(血会) 位于第7胸椎棘突下旁开1.5寸处(图7)。功用:宽胸降逆,调补气血。主治:心脏内外膜炎,心脏肥大,胸膜炎、胸胁胀痛,支气管炎,哮喘,胃脘痛,食管狭窄,肠炎,食欲缺乏,营养不良、呕吐、呃逆、便血、贫血,噎膈,盗汗,肩臂酸痛等。

肝俞(腧穴) 位于第9胸椎棘突下旁开1.5寸处(图7)。功用:清泄肝胆,养血明目。主治:黄疸,胆囊炎、慢性胃炎、胃扩张、胃痉挛,支气管炎,肋间神经痛,胸背部痉挛,小儿抽搐,胸胁胀痛,吐血、癔症、癫痫、眩晕,肝炎,乳少,脊背酸痛,夜盲症,青盲,目赤肿痛,视网膜出血、视神经萎缩等。

胆俞(腧穴) 位于第10胸椎棘突下旁开1.5寸处(图7)。功用:清泄肝胆,理气解郁。主治:胸胁胀痛,黄疸,噎膈,口苦,胃痛、呕吐,肝炎、胆囊炎、腋窝腺炎、胸膜炎、咽喉炎,感冒,恶寒汗不出,肺结核等。

脾俞(腧穴) 位于第8胸椎棘突下旁开1.5寸处(图7)。功用:健脾利湿,益气行血。主治:消化不良、胃痉挛、肠炎、痢疾、呕吐,喘息,食管狭窄,水肿,胃扩张,慢性胃肠炎,肝炎,黄疸,胃痛、腹胀、肠鸣、崩漏,出血性疾病,小儿夜盲,背痛等。

胃俞(腧穴) 位于第12胸椎棘突下旁开1.5寸处(图7)。功用:滋阴养胃,健脾助运。主治:胃炎(呕吐)、胃痉挛、胃扩张、胃下垂、胃癌、消化不良、肠炎、胃痛、腹胀、肠鸣,干呕,疳积,营养不良,小儿夜盲,吐乳,便秘,渴思冷饮,不思食,虚烦,腰背酸痛,反胃等。

三焦俞(腧穴) 位于第1腰椎棘突下旁开1.5寸处(图7)。功用:温阳化气,通调大便。主治:胃痉挛,食欲缺乏、消化不良、呕吐、肠炎、肠鸣、腹胀、泻痢,肾炎,腰痛,神经衰弱,腰背酸痛等。

肾俞(腧穴) 位于第2腰椎棘突下旁开1.5寸处(图7)。功用:益肾固精,清热利湿。主治:肾炎,膀胱麻痹及痉挛,腰痛,糖尿病,月经不调、带下,精液缺乏,遗精、早泄、遗尿、阳痿,尿血、尿闭,水肿,耳鸣、目昏,神经衰弱,盆腔炎,腰背酸痛,视网膜出血、视神经萎缩,下肢麻痹等。

气海俞 位于第 3 腰椎棘突下旁开 1.5 寸处(图 7)。功用:培补元气。主治:下焦虚寒,腰酸腿软,阳痿,遗精,腹胀、便秘,崩漏、带下、痛经,痔,腰背酸痛,下肢瘫痪等。

大肠俞(腧穴) 位于第 4 腰椎棘突下旁开 1.5 寸处(图 7)。功用:通调大肠,理气化滞。主治:腹痛、泄泻、痢疾,肠鸣,习惯性便秘,阑尾炎,淋病,遗尿,肾炎,脚气,脊柱肌痉挛,腰背酸痛、坐骨神经痛、腰腿痛,腰肌劳损,痔等。

关元俞 位于第 5 腰椎棘突下旁开 1.5 寸处(图 7)。功用:温肾壮阳。主治:腹痛、泄泻,遗尿、尿闭,夜尿,腰腿痛,坐骨神经痛,赤白带下,卵巢炎,月经不调,盆腔炎,遗精,腰痛,膀胱麻痹,糖尿病,下肢麻痹等。

小肠俞(腧穴) 位于第 1 骶椎棘突下旁开 1.5 寸处(图 7)。功用:清利湿热。主治:小腹胀痛,小便淋漓,尿闭、遗尿、遗精,消渴,痢疾,赤白带下,盆腔炎,便秘,痔,腰痛,子宫内膜炎,肠炎等。

膀胱俞(腧穴) 位于第 2 骶椎棘突下旁开 1.5 寸处(图 7)。功用:疏调膀胱,清热化湿。主治:小便不利、尿赤,遗尿、遗精、阳痿,泄泻、便秘,腰脊酸痛,膀胱炎,痢疾,子宫内膜炎,阴道炎,下腹痛,骶骨神经痛,前列腺炎,脚气,坐骨神经痛,糖尿病,会阴部湿痒,肿痛,下肢麻痹等。

中膂俞 位于第 3 骶椎棘突下旁开 1.5 寸处(图 7)。功用:清利下焦。主治:肠炎,痢疾,肠疝痛,腹痛,腰脊强痛、腿痛、坐骨神经痛,腹膜炎,糖尿病,脚气,下肢麻痹等。

白环俞 位于第 4 骶椎棘突下旁开 1.5 寸处(图 7)。功用:疏调下焦。主治:骶骨神经痛及痉挛,肛门肌痉挛,坐骨神经痛,二便不利,月经不调,子宫内膜炎,遗精,疝气,腰背酸痛、下肢麻痹等。

八髎 位于第1、2、3、4骶椎后孔中(分别称为上髎、次髎、中髎、下髎)(图7)。功用:壮腰补肾,清热利湿。主治:腰腿痛,泌尿、生殖系统疾病,月经不调、带下,盆腔炎,痛经,痔,下肢麻痹等。

会阳 位于尾骨尖旁约5分凹陷中(图7)。功用:壮腰补肾,清热利湿。主治:肠炎、便血,痔,阴道炎,子宫内膜炎,淋病,坐骨神经痛,痢疾,脱肛,阴痒等。

附分 位于第2胸椎棘突下旁开3寸,肩胛骨边缘处(图7)。功用:清热散风,疏经活络。主治:颈肌痉挛,肋间神经痛,副神经麻痹,肩背挛痛、拘紧,上肢麻痹等。

魄户 位于第3胸椎棘突下旁开3寸,肩胛骨边缘处(图7)。功用:疏散风热,养阴清肺。主治:肺痨,肺痿,咳嗽、哮喘,项强,胸满,肩背痛,胸膜炎,呕吐等。

膏肓 位于厥阴俞旁开1.5寸处(图7)。功用:清肺养阴,补益虚损。主治:一切慢性疾病,肺结核,胸膜炎,支气管炎,神经衰弱、健忘,哮喘,遗精,盗汗,吐血,咯血,肩背痛等。

神堂 位于第5胸椎棘突下旁开3寸,肩胛骨边缘处(图7)。功用:清肺理气,宁心安神。主治:心脏病(胸满、心慌、心痛),支气管炎、哮喘,肩臂疼痛等。

譩譆 位于第6胸椎棘突下旁开3寸,肩胛骨边缘处(图7)。功用:宣肺解表,和胃降逆。主治:心脏外膜炎,肋间神经痛,热病汗不出,咳嗽、哮喘,呃逆、呕吐,盗汗,眩晕,间歇热,胸背痛等。

膈关 位于膈俞旁开1.5寸(图7)。功用:宽胸利膈,和胃降逆。主治:肋间神经痛,食管狭窄,呕吐、呃逆、噎膈,胃炎,蛔虫,脊背酸痛,胸闷等。

魂门 位于肝俞旁开1.5寸(图7)。功用:清肝胆热。主治:肝病(胸胁胀满),胸膜炎、心内膜炎,胃痉挛,消化不良,呕吐、泄泻,食管狭窄,风湿病,腰背痛,尸厥等。

阳纲 位于胆俞旁开1.5寸处(图7)。功用:清肝胆热。主治:腹痛(虫积)、肠鸣、泄泻,饮食不下,腹胀,黄疸,消渴,背痛等。

意舍 位于脾俞旁开1.5寸处(图7)。功用:调和脾胃。主治:腹满,胸膜炎,心内膜炎,胃痉挛,肠鸣,食管狭窄,呕吐,腹胀,食欲缺乏,消化不良,肌肉风湿病,腹直肌痉挛,背痛等。

胃仓 位于胃俞旁开1.5寸处(图7)。功用:和中理气。主治:腹胀,胃痛,小儿食积,便秘,呕吐,水肿,背脊痛,胸椎神经痛等。

肓门 位于三焦俞旁开1.5寸处(图7)。功用:通调肠胃,化滞消痞。主治:内脏慢性疾病,习惯性便秘,乳腺炎,腹痛痞块,食积、胃痛、消化不良等。

志室 位于肾俞旁开1.5寸处(图7)。功用:补肾培元。主治:遗精,阳痿,小便不利,肾炎,水肿,淋病,消化不良,呕吐、吐泻,前列腺炎,遗尿,腰肌劳损,阴部肿痛等。

胞肓 位于第2骶椎棘突下旁开3寸处(图7)。功用:疏调下焦。主治:腹胀、肠鸣,腰脊痛,癃闭,阴肿,遗尿,坐骨神经痛,肠炎,睾丸炎,膀胱麻痹及痉挛,下肢麻痹等。

秩边 位于第4骶椎棘突下旁开3寸处(图7)。功用:壮腰补肾,疏通经络。主治:腰骶痛、下肢痿痹,小便不利,阴肿,痔,坐骨神经痛,膀胱炎等。

殷门 位于臀下横纹中央下6寸两筋之间(图7)。功用:疏通经络。主治:腰脊强痛、痉挛,坐骨神经痛,下肢酸痛、麻痹等。

浮郄 位于委阳内上方1寸,两筋之间凹陷中(图7)。功用:舒筋利节。主治:膀胱炎,尿闭,便秘,腹痛,吐泻,腿膝挛痛,下肢麻痹等。

委阳 位于腘(膝窝)横纹外侧(委中旁1寸)(图7)。功用:舒筋利节。主治:腰背强痛及痉挛,腹直肌痉挛,腓肠肌痉挛,小腹胀痛,膀胱炎,腹痛,下肢挛痛、麻痹,小便不利等。

委中(五输穴) 位于腘窝横纹中央(图7)。功用:清热散邪,舒筋利节。主治:感冒,膝关节炎,坐骨神经痛,卒中半身不遂,癫痫,鼻出血,霍乱,腹痛,吐泻,腰痛,髋关节活动不利,丹毒,腰背痛,膝肿痛、挛急,下肢麻痹等。

合阳 位于委中穴下2寸分肉间凹陷中(图7)。功用:舒筋利节。主治:腰痛,下腹痉挛,便脓血,睾丸炎、子宫内膜炎,下肢酸痛、麻痹等。

承筋 位于合阳穴与承山穴连线的中央(即小腿肚中央)(图7)。功用:舒筋利节。主治:腓肠肌痉挛及麻痹,腰背痉挛,便秘,吐泻,痔,脱肛,下肢酸痛、麻痹、转筋抽筋等。

承山 位于委中下8寸,腓肠肌两肌(人字形)之间凹陷的顶端(图7)。功用:舒筋利节。主治:腰痛、背痛,腓肠肌痉挛,四肢麻痹,痔,便秘,脚气,脱肛,足跟肿痛,坐骨神经痛,下肢肿痛、麻痹、瘫痪、转筋、抽筋等。

飞扬(络穴) 位于昆仑穴上7寸两筋凹陷中(图7)。功用:疏经活络,祛风湿邪。主治:痔,风湿性关节炎,脚气,头痛、眩晕、癫痫,鼻炎、鼻出血,腰背痛,腿软无力,膀胱炎,腰痛,下肢麻痹、肿痛、抽筋等。

跗阳(郄穴) 位于昆仑穴上3寸筋骨之间(图7)。功用:舒筋利节。主治:腰痛,颜面神经痛,四肢麻痹,腰腿痛,脚气,外踝肿痛,下肢酸痛、瘫痪,吐泻等。

昆仑(五输穴) 位于外踝与跟腱之间凹陷中(图7)。功用:舒筋利节,解表散寒。主治:头痛、眩晕,鼻出血,肩背拘紧,腰痛、坐骨神经痛,足跟痛,踝关节炎,脚气,小儿抽搐,咳喘,难产,胎衣不下,项强,肩背腰尻痛,阴肿,踝关节扭伤,下肢麻痹、瘫痪等。

仆参 位于昆仑穴下约2寸,跟骨下赤白肉际凹陷中(图7)。功用:疏经活络,开窍醒神。主治:晕厥,脚气,膝关节炎,腓肠肌及足肌麻痹,足跟肿痛,癫痫,精神疾病等。

申脉(交会穴) 位于外踝直下赤白肉际凹陷中(图7)。功用:驱散风寒,疏经活络。主治:头痛、眩晕,发热恶寒,癫痫、癔症,腰腿酸痛,脑卒中,脚气,四肢麻木、无力、瘫痪等。

　　金门(郄穴)　位于第 5 跖骨粗隆后方,赤白肉际凹陷中(图 7)。功用:清热散风。主治:昏厥、癫痫、惊风,腿痛、转筋、麻痹,下腹痛,腹膜炎等。

　　京骨(原穴)　位于第 5 跖骨粗隆前下方赤白肉际凹陷中(图 7)。功用:清热散风,宁心清脑,疏经活络。主治:心脏病,脑膜炎,脑充血,头痛,眩晕,项强,目痛,腰胯酸痛,腿脚挛痛等。

　　束骨(五输穴)　位于第 5 跖骨小头后下方,赤白肉际凹陷中(图 7)。功用:清热散风,疏经活络。主治:头痛、眩晕,耳聋,项强,腰痛,内眦炎,目黄、目赤,痢疾,疔疮,小腿酸痛、抽筋等。

　　足通谷(五输穴)　位于第 5 跖趾关节前下方,横纹头凹陷中(图 7)。功用:清热散风,疏经活络。主治:头痛、眩晕,鼻出血,颈项强痛、足趾肿痛,慢性胃炎,消化不良等。

　　至阴(五输穴)　位于足小趾外侧,趾甲角外约 1 分处(图 7)。功用:清热散风,通利下焦。主治:半身不遂,足关节炎,头痛、眩晕,鼻塞,遗精,尿闭,滞产、难产、胎衣不下、胎位不正,身痒等。

(八)足少阴肾经

　　本经起于涌泉,终于俞府,左右共 54 穴(图 8)。循行起于涌泉,归肾,经膀胱。其歌曰:少阴肾经二十七,涌泉然谷与太溪,大钟水泉通照海,复溜交信筑宾抵,阴谷膝内辅骨后,以上从足走至膝,横骨大赫连气穴,四满中注肓俞脐,商曲石关阴都密,通谷幽门一寸取,步廊神封膺灵墟,神藏或中俞府毕。现将各穴分述如下。

　　涌泉(五输穴)　位于足心前凹陷中(图 8)。功用:清热醒神,交济心肾。主治:心肌炎,心悸,黄疸,头痛,眩晕,子宫下垂、不孕症,小儿抽搐,咳嗽、失声,足趾痛,脑充血,休克,失眠,惊风,便秘,咽喉肿痛,水肿,脑卒中昏迷,癔症等。

　　然谷(五输穴)　位于内踝前舟骨下凹陷中(图 8)。功用:滋

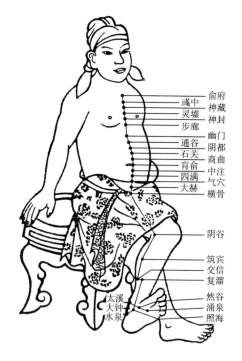

俞府
神藏
神封
或中
灵墟
步廊
幽门
阴都
商曲
通谷
石关
肓俞
四满
大赫
中注
气穴
横骨

阴谷

筑宾
交信
复溜

太溪
大钟
水泉

然谷
涌泉
照海

图 8　足少阴肾经

阴补肾,清热利湿。主治:咽喉炎、扁桃体炎,呕吐,心肌炎,糖尿病,自汗、盗汗、膀胱炎,睾丸炎、遗精、阳痿,小儿脐风,月经不调,阴痒,脚气,足跗肿痛,破伤风等。

　　太溪(五输穴、原穴)　位于内踝尖后,脚跟上的大筋(肌腱)凹陷中(图8)。功用:滋阴补肾,清热利湿。主治:热病后四肢厥冷,心内膜炎,膈肌痉挛,咽喉炎、扁桃体炎,咳嗽,遗尿,尿频,膀胱炎,浮肿,阳痿、遗精,月经不调,耳聋、牙痛,失眠、神经衰弱,下肢麻痹,足跟肿痛等。

　　大钟(络穴)　位于太溪下五分,眼睫内侧缘凹陷中(图8)。功用:滋肾清肺。主治:咽喉肿痛,哮喘,咯血,尿闭、遗尿,痴呆,呕吐,便秘,食管狭窄,淋病,子宫痉挛,癔症、神经衰弱等。

水泉(郄穴) 位于太溪穴下1寸凹陷中(图8)。功用:调补肝肾。主治:月经不调、闭经、痛经、子宫脱垂、子宫内膜炎,膀胱痉挛,小便不利,目视不明、近视等。

照海(交会穴) 位于内踝直下1寸,距骨下缘凹陷中(图8)。功用:滋阴补肾、清热利湿。主治:月经不调、赤白带下、子宫脱垂,阴痒,淋病,阴茎异常勃起,小便频数,癃闭,便秘,脚气红肿,咽喉肿痛,不寐,神经衰弱,半身不遂,眩晕,小儿麻痹后遗症,视力减退,疝气,遗尿,癫痫,癔症,扁桃体炎,四肢倦怠,咽干等。

复溜(五输穴) 位于太溪穴上2寸,眼睫前缘处(图8)。功用:滋阴补肾、清热利湿。主治:腹胀、肠鸣、泄泻,水肿、腿肿,尿闭,自汗、盗汗,热病汗不出,汗不止,消渴,尿路感染,小儿麻痹后遗症,肾炎,腹水,脊髓炎、腹膜炎,淋病,月经不调、阳痿、睾丸炎,痢疾,痔,小腿寒冷,下肢麻痹,神经衰弱,视力减退等。

交信(郄穴) 位于内踝尖上2寸,复溜前5分胫骨后缘处(图8)。功用:调补肝肾。主治:睾丸肿痛,淋病,二便不利,月经不调、经闭、崩漏、白带、子宫脱垂,水肿,肠炎,痢疾,胫骨内侧痛等。

筑宾(郄穴、交会穴) 位于内踝尖上5寸,胫骨后约二横指处(图8)。功用:调补肝肾,清热利湿。主治:癫狂、癔症,疝气,腹痛,遗尿,肾炎、膀胱炎,阳痿,小腿酸痛、足痛,无力等。

阴谷(五输穴) 位于膝窝内侧横纹头,两端(半腱肌腱与半膜肌腱)之间凹陷中(图8)。功用:调补肝肾,清热利湿。主治:疝痛,崩漏,小便不利,遗尿,膝内侧痛,膝关节炎,内股痉挛,阴囊湿疹,阳痿,阴茎痛,赤白带下,淋病,腹胀等。

大赫(交会穴) 位于任脉中极旁开1寸(图8)。功用:调补肝肾,清热利湿。主治:生殖器疾病,阳痿、阴茎痛、遗精、早泄,带下、月经不调、子宫脱垂,膀胱炎,遗尿,癃闭,目赤肿痛等。

气穴(交会穴) 位于任脉关元旁1寸处(图8)。功用:调补肝肾,温经散寒。主治:遗精,月经不调、经闭、痛经、子宫寒冷不孕,遗尿,癃闭,腹痛,泄泻,肾炎,腰背痉挛、膀胱麻痹等。

横骨(交会穴) 位于任脉曲骨旁1寸,耻骨上缘处(图8)。功用:调补肝肾,清热利湿。主治:少腹胀痛,腰痛,膀胱麻痹及痉挛,目赤肿痛,遗精、阳痿、经闭、月经不调,小便不利,阴肿或偏坠,遗尿,淋病,盆腔炎等。

四满(交会穴) 位于气穴上1寸处(图8)。功用:调补肝肾。主治:遗精,疝气,脐下积聚,腹痛,月经不调、痛经、功能性子宫出血,肠炎等。

中注(交会穴) 位于四满上1寸处(图8)。功用:调补肝肾。主治:下腹部炎症,便秘、肠炎,小便淋漓,月经不调、痛经,疝气等。

肓俞(交会穴) 位于中注上1寸处(图8)。功用:宽肠理气。主治:黄疸,胃脘厥冷,胃痉挛,疝气,习惯性便秘,月经不调、痛经、子宫痉挛,睾丸炎,肠炎,结膜炎、角膜炎等。

商曲(交会穴) 位于肓俞上2寸,任脉下脘旁1寸,腹直肌内缘处(图8)。功用:调理胃肠。主治:消化不良,积聚,胃痉挛,疝气,腹膜炎,食欲缺乏,泄泻,便秘,黄疸,目痛等。

石关(交会穴) 位于任脉建里旁1寸处(图8)。功用:调理肠胃。主治:胃痉挛,呃逆,胃痛、呕吐,食欲缺乏,腹痛,消化不良,便秘,淋病,子宫痉挛,唾液过多,目赤痛等。

阴都(交会穴) 位于石关上1寸,任脉中脘旁1寸,腹直肌内缘处(图8)。功用:调理胃肠。主治:肺气肿,胸膜炎,喘息,肠鸣,胃痛,胁痛,腹痛、腹胀,消化不良,黄疸,目赤,子宫痉挛等。

通谷(交会穴) 位于阴都上1寸,任脉中脘旁1寸,腹直肌内缘处(图8)。功用:调理胃肠。主治:呕吐、消化不良,胃扩张,急慢性胃炎,胃痛、腹胀、腹痛,肺气肿,喘息,舌肌麻痹,目赤肿痛等。

幽门(交会穴) 位于通谷上1寸,任脉巨阙旁1寸,肋骨边缘处(图8)。功用:调理胃肠。主治:呕吐,吞酸,吐涎沫,胃痛、腹胀,呃逆,食积,消化不良,胃溃疡,肋间神经痛、胸痛,支气管炎,恶阻等。

步廊 位于任脉中庭旁2寸,第5肋间隙处(图8)。功用:宣理肺气。主治:胸胁胀痛、肋间神经痛,胸膜炎、支气管炎,哮喘,气短,呃逆、呕吐,腹直肌痉挛,食不下,心悸,鼻塞等。

神封 位于任脉膻中穴与乳头之间,第4肋间隙处(图8)。功用:宣肺理气,宁心安神。主治:胸胁胀痛,肋间神经痛,胸腹炎、支气管炎,哮喘、咳嗽,呕吐,心动过速,乳痛、乳汁不足等。

灵墟 位于任脉中线旁开2寸,第3肋间隙中(图8)。功用:宣肺理气。主治:胸膜炎、支气管炎,鼻塞,哮喘,肋间神经痛、胸胁胀痛,乳痛、乳汁不足,呕吐等。

神藏 位于任脉中线旁开2寸,第2肋间隙中(图8)。功用:宣肺理气。主治:胸满,呼吸困难,支气管炎,哮喘,胸痛,呕吐,烦满,不欲食,胸胁胀痛、肋间神经痛,胸膜炎,呃逆,心慌、气短等。

彧中 位于任脉华盖穴旁2寸,第1肋间隙中(图8)。功用:宣肺理气。主治:胸胁胀痛,支气管炎,哮喘,痰壅,肋间神经痛,胸膜炎,盗汗,呃逆、呕吐,唾液过多等。

俞府 位于前正中线旁开2寸,锁骨下缘凹陷中(图8)。功用:宣肺理气。主治:胸满,支气管炎,肋间神经痛,胸膜炎、胸痛,气喘,呼吸困难,腹胀、呕吐等。

(九)手厥阴心包经

本经起于天池,络于中冲,左右共18穴(图9)。循行起于胸部天池,归心包、络三焦。其歌曰:九穴心包手厥阴,天池天泉曲泽深,郗门间使内关对,大陵劳宫中冲寻。现将各穴分述如下。

天池(交会穴) 位于乳头外约1寸,第4肋间隙中(图9)。功用:宽胸理气,宁心安神。主治:心外膜炎,胸膈烦满,腋下肿痛、肋间神经痛,心悸、心痛,乳腺炎,间歇热,瘰疬等。

天泉 位于臂前面腋横纹下2寸,两筋之间(图9)。功用:疏

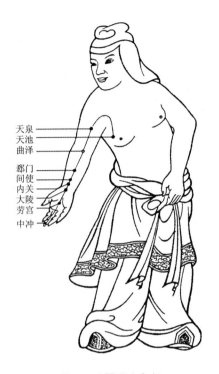

天泉
天池
曲泽
郄门
间使
内关
大陵
劳宫
中冲

图9 手厥阴心包经

经活络。主治:心内膜炎,心悸,肋间神经痛,呃逆、呕吐,支气管炎,胸胁胀痛、臂内侧痛等。

曲泽(五输穴) 位于肘窝横纹中央,大筋(肱二头肌缝)内侧凹陷中(图9)。功用:清热除烦,舒筋活血。主治:心肌炎(心痛、心悸),支气管炎,肺结核,呕血,风疹,中暑,妊娠恶阻,胃痛,腹痛、腹泻,身热,烦满,肱神经痛、臂肘挛痛等。

郄门(郄穴) 位于大陵穴后5寸,两筋之间(图9)。功用:宁心安神,调理气血。主治:心肌炎(心痛、胸满、心悸),呕血,鼻出血,癫痫、癔症,痔等。

间使(五输穴) 位于大陵穴后3寸,两筋之间(图9)。功用:

清热化痰,宁心安神。主治:心肌炎、心内外膜炎、咽喉炎、胃炎,中风、昏迷、癔症、癫痫、精神疾病、疟疾、热病,月经不调、子宫内膜炎,小儿惊风,小儿夜惊,虫积,肘臂挛痛等。

内关(络穴) 位于大陵穴后 2 寸,两筋之间,仰掌握拳腕部显出之浅沟凹陷处(图 9)。功用:理气降逆,宁心安神,镇痉止痛。主治:心肌炎、心内外膜炎、心悸怔忡,无脉症,心绞痛,黄疸,前臂肘神经痛及麻痹,胃痛、胃溃疡、呃逆、呕吐,急性胃肠炎,胸胁胀痛,昏迷、眩晕、失眠,疟疾、热病、中暑,癫痫、癔症、精神疾病,神经衰弱,小儿惊风等。

大陵(五输穴) 位于手掌面的腕横纹正中,两筋之间凹陷中(图 9)。功用:理气活血,宁心安神,清热散邪。主治:心肌炎,心痛,心悸,肋间神经痛,扁桃体炎,咽喉炎,癫痫、癔症,心绞痛,胃痛,中暑,头痛,热病汗不出,呕吐,胸胁痛,急性胃炎,肘、臂、手挛痛等。

劳宫(五输穴) 位于中指和环指之间,掌心内第 1 道横纹的凹陷中(图 9)。功用:活血开窍,清热散邪。主治:胸膜炎,心痛,吞咽困难,口腔炎,呕吐,胸胁痛,胃痛,大小便带血,鼻出血,黄疸,癫痫、癔症,热病汗不出,中风、昏迷,手掌多汗,鹅掌风,痔等。

中冲(五输穴) 位于中指尖正中,指甲前约 1 分处(图 9)。功用:活血开窍,清热散邪。主治:心痛、心烦,热病汗不出,中风、中暑、昏迷、晕厥、休克,吐泻,癫痫、癔症,小儿夜啼,舌强不语,急、慢性惊风等。

(十)手少阳三焦经

本经起于关冲,终于丝竹空,左右共 46 穴(图 10)。循行起于关冲,络心包、归三焦。其歌曰:二十三穴手少阳,关冲液门中渚旁,阳池外关支沟正,会宗三阳四渎长,天井清冷渊消泺,臑会肩髎天髎堂,天牖翳风瘈脉青,颅息角孙耳门当,和髎耳前发际边,丝竹空在眉外藏。现将各穴分述如下:

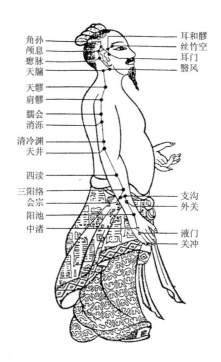

角孙
颅息
瘈脉
天牖

天髎
肩髎
臑会
消泺

清冷渊
天井

四渎

三阳络
会宗
阳池
中渚

耳和髎
丝竹空
耳门
翳风

支沟
外关

液门
关冲

图 10 手少阳三焦经

关冲(五输穴) 位于环指外侧(尺侧)指甲角外约1分处(图10)。功用:清三焦热,醒神开窍。主治:头痛,目赤(结膜炎)、目翳、目视不明,热病,腹痛、吐泻,咽喉肿痛,中暑,卒中、昏迷,疟腮,口干、心烦,前肘臂神经痛、五指痛等。

液门(五输穴) 位于第4、5指缝间(图10)。功用:清三焦热,开窍聪耳,舒筋利节。主治:贫血性头痛,眩晕,耳聋、耳鸣,咽喉炎、牙龈炎,目赤肿痛,疟疾,手背红肿、痒痛,手指拘挛,前臂痉挛、麻痹等。

中渚(五输穴) 位于液门穴后1.5寸,握拳第4、5掌骨小头后缘之间凹陷中(图 10)。功用:清三焦热,开窍聪耳,舒筋利节。主治:头痛、眩晕,耳鸣、耳聋,聋哑,咽喉肿痛,疟疾,热病汗不出,肘臂痛,手指不能屈伸、手肿痒痛等。

阳池(原穴) 位于腕背横纹正中凹陷处(图 10)。功用:清三焦热,舒筋利节。主治:感冒,疟疾,耳聋,虚劳,消渴,风湿病,上肢关节炎,子宫前屈或后屈,扁桃体炎,上肢肿痛、麻痹,手背肿痛、无力、下垂等。

外关(络穴、交会穴) 位于腕背横纹上 2 寸,桡骨与尺骨之间凹陷中(图 10)。功用:清三焦热,镇惊息风,疏经活络。主治:热病,头痛,耳聋、耳鸣,目赤肿痛及一切目疾,瘰疬,半身不遂,上肢关节炎,前臂神经痛、胸胁痛,痄腮、颊肿,流行性感冒、肺炎,中暑,高血压,惊风,牙痛,鼻出血,落枕,上肢挛痛、麻痹、瘫痪、腕痛、无力,手指肿痛、麻痹、屈伸不利等。

支沟(五输穴) 位于腕背横纹上 3 寸,桡骨与尺骨之间凹陷中(图 10)。功用:清三焦热,通关开窍,疏经活络。主治:心痛,胸膜炎,肋间神经痛,耳鸣、耳聋,暴喑,热病汗不出,口噤不开,胸胁胀痛,浮肿,呕吐,便秘,癃闭,瘰疬,产后血晕,上肢酸痛,瘫痪等。

会宗(郄穴) 位于支沟内侧(尺骨)约 5 分,尺骨边缘处(图 10)。功用:疏经活络。主治:臂神经痛、痉挛、萎缩,肌肉痛,耳聋,癫痫,哮喘等。

三阳络 位于阳池上 4 寸,两骨之间(图 10)。功用:疏经活络,通关开窍。主治:肱及前臂神经痛、痉挛、萎缩,耳聋,暴喑不语,牙痛等。

四渎 位于肘尖下 5 寸,阳池上 7 寸,两骨之间(图 10)。功用:疏经活络。主治:肱及前臂神经痛、痉挛、萎缩,耳聋,哮喘,癫痫等。

天井(五输穴) 位于肘尖上 1 寸凹陷中(图 10)。功用:清热化痰,舒筋利节。主治:肱及前臂神经痛、痉挛、萎缩,咽喉炎,肾炎,偏头痛,耳聋,颈项肩臂痛,瘰疬,癫痫、精神分裂症,胸胁胀痛,咳嗽,肘腕关节炎,淋巴结炎、扁桃体炎等。

清冷渊 位于天井穴上1寸处(图10)。功用:清三焦热,疏经活络。主治:头痛,颈项强痛,胁痛,目黄,肩胛及前臂部痉挛、麻痹等。

消泺 位于肘尖上6寸处(图10)。功用:清三焦热,疏经活络。主治:头痛,眩晕,颈项强痛,肩胛部及上肢酸痛、痉挛、麻痹等。

臑会 位于肩髎穴下3寸,三角肌后缘与腋后纹头平齐(图10)。功用:疏经活络。主治:项强,瘿气,肩背痛,臂肿痛、无力,瘫痪等。

肩髎 位于肩峰外下方,肩髃穴后约1寸凹陷中(图10)。功用:舒筋利节。主治:肩重不举,臂痛,肩胛肌痉挛、麻痹,胸膜炎,肩关节炎,中风,偏瘫等。

天髎(交会穴) 位于肩井穴后下方约1寸凹陷中(图10)。功用:舒筋利节。主治:颈项强痛,胸中烦满,肩臂酸痛、不可举等。

天牖 位于完骨下1寸,胸锁乳突肌后缘,约与下颌骨平齐(图10)。功用:清头散风。主治:耳鸣、耳聋,喉痹,颜面浮肿,瘰疬,头晕、目痛,颈项强痛、肩背痛等。

翳风(交会穴) 位于耳朵根下,耳垂后凹陷中(图10)。功用:清热化痰,通关开窍。主治:耳下腺炎,腮腺炎,耳鸣、耳聋、耳痒,颜面神经麻痹,舌肌麻痹,暴喑不言,牙痛,乳蛾,三叉神经痛,瘰疬,口吃,瘿气等。

瘈脉 位于耳郭后平齐耳屏的青脉中(图10)。功用:清热散风。主治:头痛,瞳孔异状,耳鸣、耳聋,目视不明,小儿惊风、呕吐等。

颅息 位于耳郭后,瘈脉上约1寸青脉中(图10)。功用:清热散风。主治:头痛,耳鸣、耳聋,耳中肿痛,耳疮,身热,中耳炎,视网膜出血,目视不明,牙痛,小儿惊痫等。

角孙(交会穴) 位于耳尖上直对耳孔的发际边,张口有凹陷处(图10)。功用:清热散风。主治:耳中肿痛、耳郭红肿,牙痛,牙肿,口腔炎,头痛,项强,目赤生翳,视网膜出血、视神经萎缩,咀嚼困难,呕吐等。

耳门 位于耳屏上缺口处之前方凹陷中(图10)。功用:清热散风,通关开窍。主治:耳鸣、耳聋、耳肿、中耳炎,牙痛,头痛、眩晕,颌肿,聋哑等。

耳和髎 位于耳门前上方鬓发边缘处(图10)。功用:清热散风。主治:头痛,颜面神经痉挛及麻痹,鼻炎,外耳道炎、耳鸣,牙痛,颌肿等。

丝竹空(交会穴) 位于眉毛外边凹陷中(图10)。功用:清热散风。主治:头痛,眩晕,结膜炎,泪囊炎,青盲,眼睑震颤,口眼㖞斜,近视,视网膜出血、视神经萎缩,沙眼,倒睫毛,目翳,小儿抽搐等。

(十一)足少阳胆经

本经起于瞳子髎,终于足窍阴,左右共88穴(图11)。循行起于瞳子髎,络肝,归胆。其歌曰:足少阳起瞳子髎,四十四穴行召召,听会上关颔厌集,悬颅悬厘曲鬓翘,率谷天冲浮白次,窍阴完骨本神交,阳白临泣目窗皮,正营承灵脑空朝,风池肩井与渊腋,辄筋日月京门标,带脉五枢维道连,居髎环跳风市到,中渎阳关阳陵泉,阳交外丘光明照,阳辅悬钟丘墟外,临泣当在足背找,地五会过是侠溪,窍阴穴在四趾梢。现将各穴分述如下。

瞳子髎(交会穴) 位于外眼角外的一横指,眶骨外侧凹陷中(图11)。功用:清热散风,活络明目。主治:角膜炎、结膜炎,目翳,泪囊炎,夜盲,近视,视网膜出血,视神经萎缩,目痒,口眼㖞斜、三叉神经痛等。

听会 位于耳屏下缺口处之前方凹陷中(图11)。功用:清热

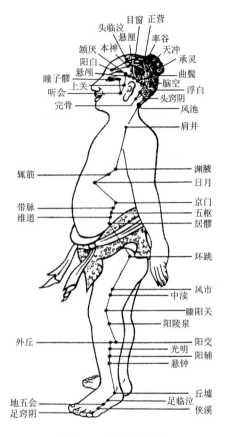

图 11 足少阳胆经

散风,通关开窍。主治:耳鸣、耳聋、聋哑,耳肿痛、牙痛,腮肿,下颌关节炎,口眼㖞斜,下颌脱位,半身不遂等。

上关(交会穴) 位于耳屏前约二横指,颧骨弓上缘凹陷处(图11)。功用:清热散风。主治:头痛、眩晕,耳鸣、耳聋、耳道炎,口眼㖞斜,牙痛,下颌关节炎,青盲等。

颔厌(交会穴)　位于头维穴下后下方约 1 寸鬓发内(图 11)。功用:清热散风。主治:偏头痛、头风、眩晕,耳鸣,目痛,鼻炎,牙痛等。

悬颅(交会穴)　位于颔厌下后方约 1 寸鬓发内(图 11)。功用:清热散风。主治:偏头胀痛,鼻出血、鼻炎、面肿,牙痛,目赤肿痛,神经衰弱等。

悬厘(交会穴)　位于悬颅穴下后方约 1 寸、曲鬓穴上方约 1 寸鬓发内(图 11)。功用:清热散风。主治:偏头痛,面红肿,耳鸣,目眩,目赤肿痛,三叉神经痛、牙痛,鼻炎,颜面浮肿,间歇热、无汗等。

曲鬓(交会穴)　位于耳门直上、鬓发边凹陷中(图 11)。功用:清热散风,通关开窍。主治:偏头痛,耳鸣,颌颊肿痛、口眼㖞斜,牙关紧闭,青光眼,视网膜出血、视神经萎缩,酒精中毒等。

率谷(交会穴)　位于耳孔直上入发际 1.5 寸(图 11)。功用:清热散风。主治:偏头痛,呕吐,眩晕,耳鸣、耳聋,偏瘫,咳嗽,小儿抽搐及酒精中毒等。

天冲(交会穴)　位于率谷后 0.5 寸(图 11)。功用:清热散风。主治:头痛,眩晕,牙痛、牙龈肿痛,癫痫,强直性痉挛等。

浮白(交会穴)　位于天冲穴后下方约 1 寸凹陷处(图 11)。功用:清热散风。主治:头痛,颈项肿痛,耳鸣、耳聋,瘿气,偏瘫,牙神经痛,扁桃体炎,四肢麻痹,呼吸困难等。

头窍阴(交会穴)　位于浮白穴下后方约 1 寸、完骨穴上凹陷中(图 11)。功用:清热散风。主治:头痛,项强,目痛,耳鸣、耳聋,中耳炎,咽喉肿痛,脑膜炎,三叉神经痛,痈疽等。

完骨(交会穴)　位于乳突后缘凹陷中,与风府穴平齐(图 11)。功用:清热散风。主治:头痛,失眠,耳后痛,颜面浮肿,咽喉肿痛,失声,牙龈炎,中耳炎,口眼㖞斜,颈项强痛,视网膜出血、视网膜萎缩等。

本神(交会穴)　位于外眼角直上入发际约 5 分、神庭穴旁 3

寸处(图 11)。功用:清热散风。主治:头痛,目眩、视物不明,癫痫,中风昏迷,小儿惊风,颈项强痛等。

阳白(交会穴) 位于眉毛上 1 寸,直对瞳孔(图 11)。功用:清热散风。主治:头痛,目眩,目赤肿痛,泪囊炎,角膜痒痛,青盲、夜盲,口眼㖞斜,近视,眼睑痉挛,三叉神经痛,视网膜出血,呕吐等。

头临泣(交会穴) 位于阳白穴直上入发际约 5 分,神庭穴与头维穴之间(图 11)。功用:清热散风。主治:角膜炎、泪囊炎、结膜炎,目眩、目痛、目翳,鼻塞流涕,卒中昏迷,鼻渊等。

目窗(交会穴) 位于头临泣穴后 1 寸处(图 11)。功用:清热散风。主治:头痛、眩晕、面肿,目赤痒痛,鼻塞、暴盲、青盲,近视,视力乏力,鼻渊、牙痛、唇挛等。

正营(交会穴) 位于目窗穴后 1 寸处(图 11)。功用:清热散风。主治:头痛、眩晕,项强、呕吐,偏头痛,牙痛、唇挛等。

承灵(交会穴) 位于正营穴后 1.5 寸处(图 11)。功用:清热散风。主治:头痛、眩晕,鼻出血、鼻塞流涕,伤风、感冒,喘息,目痛等。

脑空(交会穴) 位于风池穴上 1.5 寸,脑户旁约三横指凹陷中(图 11)。功用:清热散风。主治:头痛、眩晕,颈项强痛,癫痫,青盲,心悸,偏头痛等。

风池(交会穴) 位于枕骨下两侧,风府穴旁大筋(斜方肌)外,后骨头下凹陷中(图 11)。功用:祛风解表,清头明目,健脑安神。主治:偏头痛,感冒,项强,鼻出血、鼻塞,耳鸣、耳聋,中风不语、半身不遂,失眠、健忘、神经衰弱,自主神经异常,热病无汗,咽喉肿痛,腰痛,流行性感冒,目痛、青盲、近视、视网膜出血、视神经萎缩等。

肩井(交会穴) 位于大椎穴与肩峰连线中点凹陷中(图 11)。功用:理气降痰,疏经活络。主治:中风不语、颈项强痛,肩背痛、肩周炎,扁桃体炎,难产、胞衣不下、产后子宫出血,落枕,神经衰弱、半身不遂、四肢厥冷,乳腺炎、肺炎,颈项肌痉挛、麻痹,上肢酸痛、瘫痪,胸满、瘰疬等。

渊腋 位于腋下 3 寸,第 4 肋间隙中,约与乳头平齐(图 11)。功用:理气活血。主治:胸满,胁痛、腋下肿痛、肋间神经痛,胸膜炎,胸肌痉挛,恶寒发热等。

辄筋(交会穴) 位于渊腋穴前 1 寸,第 4 肋间隙中,约与乳头平齐(图 11)。功用:理气活血,平喘降逆。主治:胸满、胁痛,肋间神经痛,气喘,呕吐,四肢痉挛,吞酸,神经衰弱,言语謇涩等。

日月(募穴、交会穴) 位于乳头直下第 7 肋下 5 分处(图 11)。功用:疏调肝胆,和中降逆。主治:胸胁胀痛、肋间神经痛,呃逆(膈肌痉挛)、呕吐、吞酸,腹痛,癔症,黄疸,胆囊炎、胃溃疡、肝炎等。

京门(募穴) 位于第 12 肋前端(图 11)。功用:温补肾阳。主治:腹胀、腹痛,肠鸣、泄泻,小便不利,肾炎,疝气,腰膝冷痛,肋间神经痛等。

带脉(交会穴) 位于第 11 肋前缘下约 1.8 寸,与肚脐平齐(图 11)。功用:温补下焦,调血束带。主治:腰腹冷痛,疝气,赤白带下、月经不调、子宫脱垂、子宫痉挛,痢疾,膀胱炎。

五枢(交会穴) 位于带脉下 3 寸,髂前上棘之上凹陷中(图 11)。功用:温补下焦。主治:疝气,腹痛、便秘,腰胯酸痛,赤白带下,胃痉挛,腰腿痛,子宫痉挛、子宫内膜炎,睾丸炎等。

维道(交会穴) 位于五枢穴下 5 分凹陷中(图 11)。功用:温阳利湿,疏经活络。主治:阑尾炎,肾炎,呕吐,睾丸炎,子宫病,肠炎,腹水,便秘,疝气,腰胯酸痛、腿痛、麻痹等。

居髎(交会穴) 位于髂前上棘与髋骨头(大转子最高点)之间凹陷中(图 11)。功用:清利湿热,舒筋利节。主治:腰腿痹痛,瘫痪、足痿,疝气,髋关节酸痛、膀胱炎、肾炎,阑尾炎,睾丸炎,子宫病,下肢肿痛、痉挛、瘫痪等。

环跳(交会穴) 位于髋骨头(大转子最高点)后上方约 2 寸凹

陷中(图11)。功用:驱风利湿,舒筋利节。主治:坐骨神经痛,半身不遂,风温痹痛,下肢肿痛,麻痹、瘫痪,骶腰部痛、膝胫痛,髋关节炎,荨麻疹,带下,痔等。

风市 位于大腿外侧正中线,腘横纹头上7寸,患者以手贴于大腿外侧,中指尖下即本穴(图11)。功用:驱风利湿,疏经活络。主治:痹证,中风偏瘫、半身不遂,坐骨神经痛,下肢肿痛、麻痹、瘫痪,膝关节酸痛,荨麻疹,遍身瘙痒,神经性皮炎,脚气等。

中渎 位于大腿外侧,膝窝外面横纹头上5寸两筋间,风市穴下2寸(图11)。功用:疏经活络。主治:腿膝酸痛,筋痹不仁,半身不遂,下肢瘫痪、麻痹及痉挛,脚气等。

膝阳关 位于髌骨(膝盖)外侧,膝窝外面横纹头之上凹陷中(图11)。功用:舒筋利节,温经散寒。主治:膝关节炎(红肿、疼痛、拘急),半身不遂,坐骨神经痛,风湿病,大腿麻痹,下肢冷痛,脚气,呕吐等。

阳陵泉(五输穴、筋穴) 位于膝窝外面横纹头下2寸,腓骨小头前下方凹陷中(图11)。功用:清泄肝胆,舒筋利节。主治:胸满、胁痛、黄疸、呕吐、口苦、腰痛、全身拘挛,坐骨神经痛、肋间神经痛、肝炎、胆囊炎、胆石症、高血压,半身不遂,小儿麻痹后遗症,脚气,膝关节炎,习惯性便秘,颜面浮肿,胸膜炎,遗尿,膝部红肿,下肢肿痛、痉挛、瘫痪等。

阳交(郄穴) 位于外踝尖上7寸,腓骨前缘两筋间(图11)。功用:疏经活络。主治:腓骨神经痛及麻痹,喘息,胸膜炎,胁痛,面肿,坐骨神经痛,癔症、惊狂癫疾,脚气,失声等。

外丘(郄穴) 位于外踝尖上7寸,腓骨后缘、阳交穴(后约一横指)与飞扬穴之间(图11)。功用:疏经活络。主治:颈项强痛,胸胁胀痛,坐骨神经痛,腓肠肌痉挛,腿痛、瘫痪,脚气等。

光明(络穴) 位于外踝尖上5寸,腓骨前缘两筋间(图11)。功用:清热散风,疏经活络。主治:头痛,目痛不明,青光眼,视神经萎缩,夜盲,目痒,热病汗不出,脚气,小儿佝偻病,乳房胀痛,下肢肿痛、麻痹等。

阳辅（五输穴） 位于外踝尖上4寸,腓骨前缘两筋间(图11)。功用:清肝胆热,舒经活络。主治:膝关节炎,全身关节神经痛,头痛、目痛,胸满,胁痛,腋下肿痛,坐骨神经痛,下肢挛痛、麻痹,半身不遂,脚气。

悬钟（髓会） 位于外踝尖上3寸,腓骨前缘凹陷中(图11)。功用:清肝胆热,疏经活络。主治:腹痛、胁痛,不欲食,落枕,痔血,脚气,头痛、颈项强痛、胸胁胀痛、咽喉肿痛、腰痛,伤寒热不退,肩周炎,半身不遂,急性鼻炎、鼻出血,脊髓疾病,下肢肿痛、瘫痪等。

丘墟（原穴） 位于外踝前下方凹陷中(图11)。功用:清肝胆热,舒筋利节。主治:胸胁胀痛,颈项强痛,腋下肿痛,半身不遂,腓肠肌痉挛,坐骨神经痛,肺炎、胸膜炎,胆囊炎,疝气,肋间神经痛,腿痛,外踝和足跟肿痛,脚气等。

足临泣（五输穴、交会穴） 位于足背第4、5趾间的趾缝纹头后1.5寸,小筋后骨缝中(图11)。功用:清肝胆热,疏经止痛。主治:头痛、目眩,目痛不明、耳鸣、耳聋,胸胁胀痛、疟疾、热病、寒热往来,胸满、乳腺炎,月经不调,全身麻痹及疼痛,心内膜炎,眩晕,胸痛,瘰疬,足背肿痛等。

侠溪（五输穴） 位于小趾第4趾的趾缝纹头后凹陷中(图11)。功用:清肝胆热,疏经活络。主治:头痛、眩晕,颔颊痛,耳鸣、耳聋,胸胁胀痛,目痛不明,全身窜痛,乳腺炎、经闭,足背肿痛,下肢麻痹、足趾挛痛,疟疾,热病等。

足窍阴（五输穴） 位于足第4趾外侧,趾甲角外约1分处(图11)。功用:清肝胆热。主治:胸膜炎,心脏肥大,呃逆,头痛、失眠,目痛,心烦,咳嗽、哮喘,咽喉肿痛,耳聋,舌强,胸胁胀痛,热病,手足烦热,肋间神经痛等。

(十二)足厥阴肝经

本经起于大敦,终于期门,左右共28穴(图12)。循行起于大敦,夹胃归肝,络胆。其歌曰:一十四穴足厥阴,大敦行间太冲寻,中封蠡沟中都近,膝关曲泉阴包临,五里阴廉急脉穴,章门仰望见期门。现将各穴分述如下。

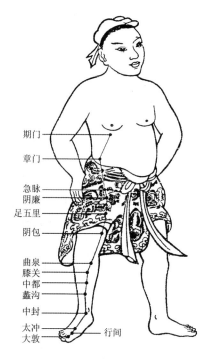

期门
章门
急脉
阴廉
足五里
阴包
曲泉
膝关
中都
蠡沟
中封
太冲
大敦
行间

图12 足厥阴肝经

大敦(五输穴) 位于足大趾外侧趾甲角外约1分处(图12)。功用:清热醒神,固冲止崩,升举下陷。主治:小便频数,遗尿,淋病,睾丸炎、精索神经痛,子宫脱垂、月经过多、阴肿、经闭、痛经、崩漏、癫痫、胃痛、惊风、头痛、神经衰弱、晕厥、阴痒、腹胀、脚气、疝气、阴茎痛等。

行间（五输穴）　位于足大踇趾、二趾趾缝纹头后凹陷中（图12）。功用：疏肝理气，调经和血，镇惊止痛。主治：胸痛、胁痛，目赤肿痛、泪囊炎，心痛、咳嗽、呕血，胃痛、腹痛，惊风，疝气，遗尿、癃闭，头痛、失眠，消渴，白带、崩漏、痛经、月经不调，神经衰弱，口眼㖞斜，癫痫、癔症，尿血、便秘，阴茎痛、睾丸炎，黄疸，心悸，腹膜炎，阴肿，脚气等。

太冲（五输穴）　位于行间后1.5寸骨缝中（图12）。功用：疏肝理气，调经和血，镇惊息风。主治：遗尿，疝气，头痛、目眩，口渴，胁痛，泄泻，癃闭，黄疸，高血压，月经不调、赤白带下、阴肿、崩漏，淋病，胸满，癔症、失眠，口眼㖞斜，足痛、无力，足趾挛痛，疝气，肾炎、乳腺炎，腋下肿痛，阴茎痛，便秘等。

中封（五输穴）　位于内踝尖前大筋（胫骨前肌腱）后凹陷中（图12）。功用：疏肝理气，清利下焦。主治：膀胱炎，淋病，黄疸，全身麻痹，下肢厥冷，瘿气，遗精，阴缩、阴肿痛，疝气，小便不利，小腹肿痛，疟疾，肝炎，踝关节肿痛等。

蠡沟（络穴）　位于内踝尖上5寸，胫骨内侧缘处（图12）。功用：疏肝理气，清利下焦。主治：疝气，小腹肿痛，小便不利，下腹痉挛，麻痹，会阴部湿痒，月经不调、赤白带下、子宫出血、子宫内膜炎，癔症，性功能亢进等。

中都（郄穴）　位于内踝尖上7寸，胫骨内侧缘处（图12）。功用：疏肝理气，固冲止痛。主治：腰痛，泄泻，疝气，崩漏、恶露不绝、赤白带下、月经不调，痢疾，小腹胀痛，肝炎等。

膝关　位于膝下2寸，阴陵泉后1寸之沟中。左手虎口按住左侧胫骨嵴（右手按右侧）示指尽处是阴陵泉，中指尽处即本穴（图12）。功用：通利关节。主治：腹痛胀满，膝内痛，下肢肿痛、麻痹，风湿性关节炎，半身不遂，喉炎等。

曲泉（五输穴）　位于髌骨（膝盖）内侧，膝窝里面横纹头之上凹陷中(图12)。功用:理气活血,清热除湿,舒筋利节。主治:大腿内侧部神经痛、痉挛或麻痹,膝关节炎,心悸,疝气,痔血,遗精、阴茎痛、阳痿,阴部痒痛,子宫脱垂、阴道炎、月经不调、闭经,肾炎,小便不利,癃闭,癥瘕,腿膝肿痛等。

阴包 位于股骨内上髁上 4 寸两筋(股内肌与缝匠肌)间(图12)。功用:理气活血,通利下焦。主治:小便不利、遗尿,下肢肿痛、麻痹,小腹痛,阳痿、遗精,月经不调,便秘,腰、臀部痉挛或麻痹等。

阴廉 位于气冲穴下 2 寸,大腿根内侧动脉中(图12)。功用:调经活血。主治:月经不调、白带过多、不孕症、外阴瘙痒,泄泻,小腹痛,股内侧痛等。

急脉 位于气冲穴下 1 寸,任脉旁 2 寸,平齐阴茎根上缘腹股沟处(图12)。功用:疏肝理气。主治:阴茎痛,疝气,小腹胀痛,股内侧痛,阴部肿痛,子宫脱垂,大阴唇炎、睾丸炎等。

足五里 位于气冲穴下 3 寸,大腿根内侧股动脉中(图12)。功用:通利下焦。主治:小腹胀痛,遗尿,小便不利,睾丸肿痛,阴囊湿痒,癫痫,倦怠,嗜卧,多汗,体虚感冒等。

章门(募穴) 位于第 11 肋前端(图12)。功用:疏调肝脾,清热利湿,活血化瘀。主治:黄疸,呃逆,呕吐,水肿,腹胀、泄泻,痞积,二便不利,胁痛,肝脾肿大,胃痛,消化不良,肺结核,胸膜炎、支气管炎,心悸,疝气,膀胱炎、肝炎等。

期门(募穴) 位于乳头直下,第 9 肋端(图12)。功用:疏调肝脾,理气活血。主治:胸胁痛,腹胀,呕吐、呃逆,胃痛,哮喘,乳腺炎、乳汁少,肋间神经痛,肝脾肿大、肝炎,饮食不下,黄疸,妇女热入血室,胆囊炎、胸膜炎、慢性腹膜炎、心肌炎,鼠蹊痛,癃闭,遗尿,阴中痛等。

(十三)任脉

本脉起于会阴,络于承浆,共 24 穴(图13)。循行起于会阴,沿腹中线,过脐,至承浆入目。其歌曰:任脉二四起会阴,曲骨中极

关元逢,石门气海阴交并,神阙水分下脘临,建里中脘连上脘,巨阙
鸠尾剑突迎,中庭膻中连玉堂,紫宫华盖璇玑扪,天突廉泉结喉上,
唇下宛窝承浆寻。现将各穴分述如下。

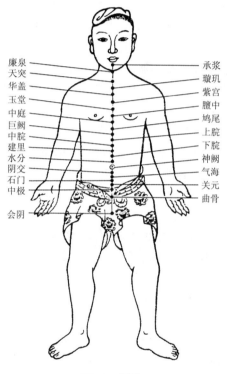

图 13　任脉

会阴(交会穴、络穴)　位于阴囊(女子阴唇后联合部)与肛门之
间,会阴部正中(图13)。功用:补肾培元,清热利湿。主治:小便不
利,痔,脱肛,遗精,阳痿,阴茎痛,月经不调,子宫脱垂,阴道炎,阴部
痒痛、多汗,肛门瘙痒,肿痛,遗尿,溺水昏迷,淋病,癃闭等。

曲骨(交会穴)　位于肚脐中心下 5 寸,耻骨联合上缘(图

13）。功用:补肾培元,清热利湿。主治:阳痿、遗精、遗尿、小便不利,月经不调、痛经、带下,子宫内膜炎、产后子宫收缩不全,小腹胀痛,阴痒,淋病,膀胱麻痹、膀胱炎,疝气等。

中极(募穴、交会穴) 位于肚脐中心下 4 寸(图 13)。功用:补肾培元,清热利湿。主治:阳痿、遗精、遗尿、早泄,疝气,癃闭,经闭、月经不调、崩漏、带下、阴挺、恶露不止,小腹胀痛,阴肿、瘙痒,子宫痉挛、子宫内膜炎、输卵管炎、子宫不正、胎衣不下,肾炎,腹膜炎,淋病,睾丸炎,膀胱括约肌麻痹等。

关元(募穴、交会穴) 位于肚脐中心下 3 寸处(图 13)。功用:补肾培元,清热利湿。主治:腹痛,胃下垂,遗尿,阳痿,遗精,睾丸炎、淋病,崩漏、经闭、痛经、赤白带下、子宫脱垂、外阴瘙痒、月经不调、不孕症,产后恶露不止,泄泻,脱肛,痢疾,尿道炎,膀胱炎,癥瘕,胎衣不下,肾炎、前列腺炎,尿闭,结核病,尿血,虚脱,神经衰弱等。

石门(募穴) 位于肚脐中心下 2 寸处(图 13)。功用:补肾培元,清热利湿。主治:慢性肠炎,消化不良,水肿,吐血,阑尾炎,肠内膜炎,疝气,小腹痛,泄泻,痢疾,遗尿、尿闭,癥瘕,经闭、滞产、崩漏、赤白带下等。

气海 位于肚脐中心下 1.5 寸处(图 13)。功用:补肾培元,益气和血。主治:腹痛、泄泻,脱肛,痢疾,胃痛,胃下垂,神经衰弱,疝气,便血,慢性腹膜炎,癔症,小儿发育不全,慢性阑尾炎,遗尿、遗精、阳痿,月经异常、赤白带下、崩漏、经闭、痛经、胎衣不下、产后恶露不绝,绕脐绞痛,便秘,虚劳虚脱,癥瘕,四肢无力等。

阴交(交会穴) 位于肚脐中心下 1 寸(图 13)。功用:补肾培元,清热利湿。主治:小腹痛,绕脐泛痛,疝气,阴部湿痒,崩漏、赤白带下、月经不调、女子尿道炎、子宫内膜炎、产后贫血、不孕症,阴汗,湿痹等。

神阙 位于肚脐中心(图 13)。功用:培元固本。主治:胃痛,泄泻,痢疾,脱肛,虚脱,水肿,腹痛,中风,尸厥等。

水分 位于肚脐中心上 1 寸处(图 13)。功用:和中理气,分利水湿。主治:胃胀痛、腹胀痛、腹胀如鼓,腹水,绕脐痛,小便不利,泄泻,癃闭,反胃,水肿,肠鸣,脱肛,寒中等。

下脘(交会穴) 位于肚脐中心上 2 寸处(图 13)。功用:和中理气,消积化滞。主治:胃痛,呕吐、肠鸣、腹胀、腹痛,痞块,消化不良,胃扩张,胃痉挛,慢性胃炎,肠炎等。

建里 位于肚脐中心上 3 寸处(图 13)。功用:和中理气,消积化滞。主治:胃痛、腹胀痛,呃逆、呕吐,消化不良,腹膜炎,水肿,腹膜痉挛等。

中脘(募穴,交会穴,八会穴) 位于肚脐中心上 4 寸处(图 13)。功用:调理肠胃,行气活血,清热化滞。主治:胃痛,腹胀、呕吐、泄泻、消化不良、呃逆,胃下垂,痢疾,咳嗽、哮喘,黄疸,疳积,阑尾炎,痞块,便秘,胃溃疡,肝炎,胆囊炎,食积,急、慢性胃炎,胃扩张,胃痉挛,食欲缺乏,霍乱,癔症,癫痫,失眠、神经衰弱等。

上脘(交会穴) 位于肚脐中心上 5 寸处(图 13)。功用:和中降逆,清热化痰。主治:胃痛,呃逆、呕吐,腹泻、腹胀、腹痛,黄疸,水肿,痞块,消化不良,吐血,急慢性胃炎,胃扩张,胃痉挛,食欲缺乏,疝气,寄生虫病,小儿惊风,癫痫、癔症等。

巨阙(募穴) 位于肚脐中心上 6 寸处(图 13)。功用:和中降逆,清心化痰。主治:膈肌痉挛、胃痉挛、腹直肌痉挛,呕吐,胃溃疡,急性胃肠炎,心外膜炎,心悸,胸膜炎,支气管炎,胸满胀痛,黄疸,噎膈,癔症,心慌、心痛等。

鸠尾 位于中脘上 3 寸处(图 13)。功用:和中降逆,清心化痰。主治:心绞痛、心悸,支气管炎,喘息,胸满胀痛,胃痛,呃逆、呕吐,急性胃炎,癫痫,扁桃体炎,癔症等。

中庭 位于胸骨体与剑突之间凹陷中(图 13)。功用:宽胸理气。主治:胸胁胀痛,食不下,呕吐,噎膈,小儿吐乳,扁桃体炎,食管狭窄。

膻中(募穴、交会穴、气会) 位于两乳头之间凹陷中(图 13)。

功用:宽胸理气,宁心化痰。主治:咳嗽、哮喘,胸痛,心悸、心慌、噎膈、呃逆,痰迷心窍,乳汁少,乳腺炎,肺痈,心动过速,胸膜炎,肋间神经痛,心脏病等。

玉堂 位于膻中上 1.6 寸凹陷中(图 13)。功用:宽胸理气。主治:胸痛,咳嗽、哮喘、呕吐,咽喉肿痛,胸膜炎,小儿吐乳等。

紫宫 位于玉堂上 1.6 寸处(图 13)。功用:宽胸理气。主治:胸痛,咳嗽、哮喘,咽喉肿痛,胸膜炎,呃逆,食管狭窄,肺结核等。

华盖 位于紫宫上 1.6 寸凹陷中(图 13)。功用:宽胸理气。主治:胸胁胀痛,咳嗽、哮喘,咽喉肿痛,呃逆,胸膜炎等。

璇玑 位于华盖上 1.6 寸处(图 13)。功用:宽胸理气。主治:胸胁胀痛,咳嗽、哮喘,呃逆,胸膜炎,肋间神经痛及麻痹,咽喉肿痛等。

天突(交会穴) 位于胸骨上窝正中(图 13)。功用:宽胸理气,清热化痰,利咽开音。主治:胸痛,咳嗽、哮喘,肺痈,咯血,呃逆、呕吐,噎膈,咽喉肿痛,食管炎,暴喑,中风,甲状腺肥大,百日咳等。

廉泉(交会穴) 位于喉结上方凹陷中(图 13)。功用:通利咽膈,清热化痰。主治:舌下肿痛、舌强、舌弛缓,口疮,流涎症,舌根麻痹,支气管炎,喘息,暴喑,咽喉肿痛,呕吐、吞咽困难,瘿气等。

承浆(交会穴) 位于下嘴唇之下,唇间正中凹陷中(图 13)。功用:清热散风,开窍醒神。主治:下牙痛,牙龈肿,口噤不开,口疮,口腔溃疡,面肿,口眼㖞斜、卒中昏迷,休克,惊风、癫痫、癔症,半身不遂,糖尿病,疝气,头项强痛,小便赤黄等。

(十四)督脉

本脉起于长强,终于龈交,共 28 穴(图 14)。循行起于会阴部,由长强至龈交。其歌曰:督脉中行二十八,长强腰俞阳关达,命门悬枢脊中穴,中枢筋缩至阳发,灵台神道身柱位,陶道大椎颈七下,哑门风府上脑户,强间后顶百会查,前顶囟会连上星,神庭素髎人中扎,兑端口上唇中央,龈交唇内靠上牙。现将各穴分述如下。

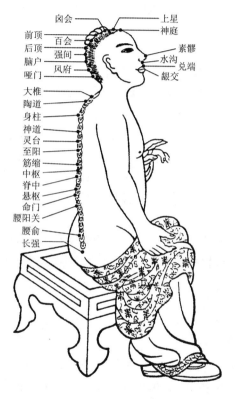

囟会
上星
神庭
前顶
百会
后顶
强间
脑户
风府
哑门
素髎
水沟
兑端
龈交
大椎
陶道
身柱
神道
灵台
至阳
筋缩
中枢
脊中
悬枢
命门
腰阳关
腰俞
长强

图 14 督脉

长强(交会穴,络穴) 位于尾骨与肛门之间(图14)。功用:培补下焦,清热利湿。主治:痔,泄泻、痢疾,便秘,脱肛,阳痿、遗精,癫痫、惊风,便血,阴挺、阴痒,腰骶强痛,阴囊湿疹,慢性淋病等。

腰俞 位于第4骶骨下凹陷中(图14)。功用:培补下焦,清热利湿。主治:泄泻、痢疾,脱肛,痔,遗尿、遗精,月经不调、闭经,腰骶痛,下肢瘫痪,淋病等。

命门 位于第2腰椎下凹陷中,与肚脐相对应(图14)。功用:温肾壮阳。主治:遗精、阳痿,遗尿,耳鸣,头痛,腰背痛,水肿,神经衰弱,月经不调、赤白带下、痛经、子宫内膜炎,手足冷痛、下肢麻痹,脊髓疾病,恶寒发热,疝气,淋病等。

腰阳关 位于第4腰椎下凹陷中(图14)。功用:壮腰补肾,舒筋利节。主治:遗精、阳痿,腰骶疼痛,月经不调、赤白带下,下肢麻痹,膝关节炎、脊髓炎,疝气,慢性肠炎等。

悬枢 位于第1腰椎下凹陷中(图14)。功用:温补脾肾。主治:腰脊疼痛,腹痛、泄泻,食积,水谷不化,胃肠疼痛等。

脊中 位于第11胸椎下凹陷中(图14)。功用:温补脾肾。主治:腰脊强痛,胃痛,腹胀、泄泻,食积,脱肛,感冒,痔,黄疸,癫痫等。

中枢 位于第10胸椎下凹陷中(图14)。功用:温补脾肾。主治:腰脊强痛,胃痛、腹胀,食积、消化不良,黄疸,热病,视力减退等。

筋缩 位于第9胸椎下凹陷中(图14)。功用:镇惊息风。主治:脊背强痛,癫痫、癔症,胃痛、胃痉挛,腰背神经痛,小儿惊风,失音,神经衰弱等。

至阳 位于第7胸椎下凹陷中,约与肩胛骨下角平齐(图14)。功用:宽胸利膈,消热化痰。主治:脊背强痛,胸胁胀痛,咳嗽、哮喘,胃痛,消化不良,肠鸣,胸膜炎,肋间神经痛,疟疾,热病,黄疸,胆囊炎等。

灵台 位于第6胸椎下凹陷中(图14)。功用:清热化痰。主治:脊背强痛,咳嗽、哮喘,热病,红丝疔,感冒等。

神道 位于第5胸椎下凹陷中(图14)。功用:清热息风,宁心化痰。主治:脊背强痛,心悸,咳嗽、哮喘,神经衰弱,小儿惊风,头痛,颊颌炎,下颌骨脱臼,肋间神经痛,癔症,疟疾,热病,伤寒等。

身柱 位于第3胸椎下凹陷中(图14)。功用:清热散风,扶正祛邪。主治:外感身热,咳嗽、哮喘,惊风,感冒,疟疾,脊背强痛,癫痫、癔症、神经衰弱,脊髓疾病,小儿夜啼等。

陶道 位于第1胸椎下凹陷中(图14)。功用:清热散风,扶正祛邪。主治:头、项、肩胛肌痉挛,间歇热,感冒,外感热病、身热汗不出,疟疾,咳嗽、哮喘,脊背强痛,神经衰弱,癫痫、癔症,小儿惊风,结核病发热等。

大椎(交会穴) 位于第7颈椎与第1胸椎之间凹陷中(图14)。功用:清热散风,扶正祛邪。主治:感冒,外感热病汗不出,疟疾,咽痛,咳嗽、哮喘,头痛,项强,胸痛,呕吐,脊背拘紧,癫痫、癔症,神经衰弱,黄疸,暑病,软骨病,贫血,毛囊炎,小儿惊风,小儿麻痹后遗症,落枕,骨蒸盗汗,视网膜出血,肺气肿,肺结核,鼻出血,呕吐等。

哑门(交会穴) 位于项后正中,风府下5分,入发际凹陷中(图14)。功用:清热散风,化痰开窍。主治:头痛,颈项强痛、角弓反张,中风不语,聋哑,暴暗,癫痫、癔症,脑膜炎,鼻出血,重舌,咽炎,脊髓病等。

风府(交会穴) 位于项后正中,枕骨粗隆(后脑勺)下两筋(两侧斜方肌)之间凹陷中(图14)。功用:清热散风,化痰开窍。主治:中风不语,颈项强痛,头痛、眩晕、鼻塞、鼻出血,咽喉肿痛,聋哑,癫痫、癔症,小儿惊风,半身不遂,全身性强直、发狂,感冒,热性病等。

脑户 位于枕骨粗隆(后脑勺)上缘凹陷中(图14)。功用:清头散风。主治:头痛、眩晕,癫痫,项强,三叉神经痛,颜面神经痉挛、麻痹,中风,中耳炎等。

百会(交会穴) 位于头顶正中,前发际边与枕骨粗隆之间凹陷中(图14)。功用:清头散风,开窍醒神,回阳固脱。主治:中风昏迷,口噤不开、角弓反张,头痛、眩晕,鼻塞,耳鸣、耳聋,健忘、失眠,癫痫、癔症,神经衰弱,小儿惊风,脱肛,遗尿,半身不遂,痔等。

上星 位于鼻梁直上入前发际边1寸处(图14)。功用:清头散风。主治:头痛、前顶痛、眩晕,目痛、目赤,角膜炎、结膜炎,热病无汗,鼻塞、鼻出血、鼻炎、鼻息肉、间歇热,神经衰弱,小儿惊风等。

神庭(交会穴) 位于鼻梁直上入前发际边5分处(图14)。功用:清头散风。主治:头痛、前顶痛、眩晕,鼻炎,泪囊炎,目痛、目翳,鼻塞流涕,癫痫、癔症,神经衰弱,失眠,小儿急性惊风等。

素髎 位于鼻尖正中(图14)。功用:清热开窍。主治:鼻塞,鼻出血,鼻息肉,鼻炎,酒渣鼻,鼻疮,霍乱等。

水沟(交会穴) 位于鼻尖与上嘴唇尖之间,人中沟当中(图14)。功用:清热息风,苏厥醒神。主治:中风、中暑、昏迷、急惊风、休克,癫痫、癔症,精神分裂症,口眼㖞斜,面肿,牙痛,腰脊强痛,崩漏、产后血晕,糖尿病,水肿等。本穴为急救穴之一。

兑端 位于上嘴唇尖正中,人中沟的尖端(图14)。功用:清热利湿。主治:唇吻抽痛,口疮,牙痛、牙龈肿痛,口噤,癫痫,遗尿、尿闭,黄疸,消渴等。

龈交 位于上唇内,上唇系带与上齿龈之连接处(图14)。功用:清热利湿。主治:牙龈肿痛、牙疳、口疮,鼻塞、鼻息肉、鼻窦炎,角膜炎、泪囊炎,小儿面疮,癫痫、癔症等。

(十五)经外奇穴

经外奇穴是指内、难二经未记载的、后世医家在医疗实践中逐渐发现的穴位,但并非和经络没有联系。现将临床常用的穴位列于表1。

表 1 经外奇穴简表

穴 名	位 置	功 用	主 治
额中	头额正中线,眉间直上 1 寸	清热散风,止痛	目红肿、面神经痛,头痛,呕吐,眩晕等
印堂	两眉头之间	清热散风	头重、头痛,鼻出血、鼻炎,惊风,产后血晕,失眠,眩晕,口眼㖞斜,神经衰弱,眉骨痛
鼻通(迎香)	在鼻唇沟上端尽处	清热散风,宣通鼻窍	头痛,鼻塞、鼻息肉、鼻炎,赤目、流泪,伤风
鱼腰	在眉毛中间	清头明目	目赤、目翳,眼睑瞤动、眼睑下垂,口眼㖞斜,眶上神经痛
太阳	眉梢与外眼角间的后 1 寸凹陷中	清头明目	头痛、目疾、面瘫、感冒、口眼㖞斜、牙痛、耳疾病、青盲、近视
牵正	耳垂前 0.5～1 寸处	散风通络,安神止痛	面瘫、口腔溃疡、下牙痛
四神聪	百会穴前、后、左、右各旁开 1 寸	祛邪通络,安神止痛	头痛、眩晕、失眠、健忘、癫狂、偏瘫、脑积水
腰眼	在第 4 腰椎旁开约 2 寸凹陷中	壮腰补肾	腰腿痛,阳痿、遗精,腰肌劳损、坐骨神经痛,月经不调、带下、盆腔炎,肾下垂
定喘	大椎穴旁开 0.5 寸	宣肺定喘	哮喘、咳嗽、感冒,项背痛
华佗夹脊	在第 1 胸椎至第 5 腰椎,各椎棘突下旁开 0.5 寸处	通利关节,调整脏腑	脊柱酸痛、腰肌扭伤、下肢麻痹,邻近脏器病
十七椎	第 5 腰椎棘突下	补肾壮腰,通络止痛	腰痛、腿痛,下肢瘫痪,妇科病
二白	腕横纹上 5 寸,桡侧至肌腱两侧,一手 2 穴	消炎固脱	痔,脱肛

（续　表）

穴　名	位　　置	功　用	主　　治
臂中	腕横纹至肘横纹的中点,掌长肌与桡侧腕屈肌之间	舒筋通络	上肢瘫痪、痉挛,前臂神经痛,癔症
环中	环跳穴与腰俞穴连线中点	通络止痛	坐骨神经痛,腰痛,腿痛
四强	髌骨上缘中点直上4～5寸	舒经活络	下肢痿痹、瘫痪、无力,小儿麻痹后遗症
胆囊穴	阳陵泉穴下1～2寸	消炎止痛、舒经活络	胆囊炎、胆石症、胆道蛔虫症,下肢痿痹
阑尾穴	足三里穴下约2寸	清热散瘀、通调肠道	急、慢性阑尾炎,消化不良,下肢瘫痪,腹痛,吐泻
百虫窝	血海穴上1寸	疏风祛湿止痒	风湿痒疹、阴部生疮
膝眼	膝盖左右侧2个凹陷中	通利关节	膝关节肿痛、下肢麻痹
子宫	关元穴旁开4寸	升提下陷、调经和血	阴挺、月经不调、痛经、盆腔炎、不孕症
喘息	第7颈椎旁开1寸	宣肺定喘	咳嗽、哮喘、感冒,项背痛,支气管炎
百劳	在大椎穴上2寸,旁开1寸	清肺化痰	瘰疬、颈肿、咳嗽、哮喘、肺结核,项背强痛,支气管炎
抬肩	在肩峰前下方约1.5寸处	舒经活络	小儿麻痹后遗症,臂痛
落枕	在手背面,第2、3掌骨间掌关节后5分处	舒经活络	落枕,肩臂痛,手指挛痛
疟门	在手背面,第3、4指缝间赤白肉际处	清热截疟	疟疾,手指痛

穴 名	位 置	功 用	主 治
鹤顶	在髌骨（膝盖）上缘正中凹陷中	通利关节	膝关节肿痛，下肢瘫痪
上阳关	在膝窝外面横纹头上1寸处	舒经活络	小儿麻痹后遗症，瘫痪，腿痛、膝关节肿痛等
纠内、外翻	承山穴内外各约1寸（外为纠内翻、内为纠外翻）	舒经活络	小儿麻痹后遗症，下肢瘫痪，足内翻或足外翻等

五、患者体位与取穴方法

（一）患者体位

在检查、取穴、施术（点穴）时，患者应采取舒适、持久又便于医者操作，而且尽量做到少变换体位。现将临床常采用的体位分述如下（图15）。

仰卧位：用于取穴和刺激头面、胸部、腹部和上肢内侧、下肢前面及外侧等部位或穴位（图15A）。

俯卧位：用于取穴和刺激背部、腰骶部和下肢后面及足底部等部位或穴位（图15B）。

侧卧位：用于取穴和刺激一侧的面部、肩胛部和四肢及躯干外侧部位或穴位（图15C）。

仰靠位：用于取穴和刺激头顶部、面部、颈前等部位或穴位（图15D）。

侧伏位：用于取穴和刺激面侧部及颈侧部，四肢的外侧等部位或穴位（图15E）。

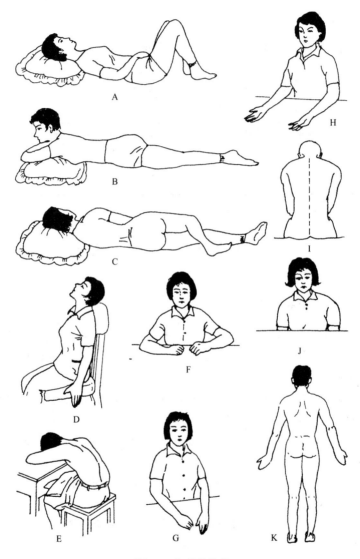

图 15 患者的体位

屈肘拱手位：用于取穴和刺激上肢外侧面等部位或穴位（图15F）。

屈肘俯掌位：用于取穴和刺激上肢手背面等部位或穴位（图15G）。

屈肘仰掌位：用于取穴和刺激上肢手掌面等部位或穴位（图15H）。

俯伏位：用于取穴和刺激脊柱两侧、头颈部的后面、肩胛部、背部、腰骶部及臀部等部位或穴位（图15I）。

正坐位：用于取穴和刺激胸部、肋间的前面、腹部的外侧等部位或穴位（图15J）。

站立位：此体位用得较少。一般可用于刺激脐腹上部、头面、颈项部、上肢部，或在某些特殊情况下如条件限制等因素，可采用站立位（图15K）。

（二）取穴方法

寻找腧穴的位置，称为取穴。取穴准确与否，直接影响治疗效果。为了取穴准确，除了前面介绍某穴的具体位置外，还必须掌握中医经络学特定的骨度分寸折量法和体表天然标志。在取穴时要根据各经腧穴的具体情况，医生、患者各采用一定姿势和动作（如患者的坐、卧、屈肘、张口和医生的推、拉、翻、转等）将体位姿势摆好，再采用骨度分寸折量等取穴法，才能取得准确穴位。

1. **骨度分寸折量取穴法**　是将病人身体某一部位的距离，折作一定的寸数，按规定寸数取穴。《灵枢·骨度篇》云："众人之度，人长七尺五寸。"就是说不论男女老幼、高矮、肥瘦，都是一样按"骨度法"折量。这种取穴法，头面四肢都可以使用（图16，表2）。

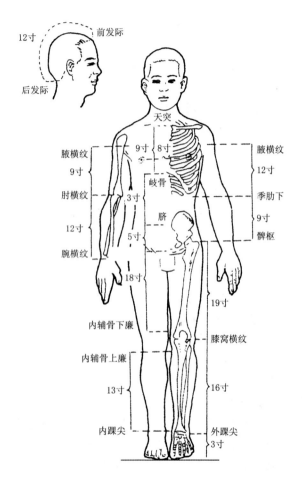

图 16 骨度分寸折量法

表 2 常用骨度分寸度量法表

部位	起 止 部 位	骨度分寸	度量法	说 明
头面颈项部	眉心至前发际	3寸	直寸	1. 前后发际不明者，从眉心至大椎折作18寸 2. 头维穴至神庭穴折作4.5寸 3. 完骨指耳后乳突骨
	前发际至后发际	12寸	直寸	
	后发际至大椎	3寸	直寸	
	前发际至颈	1尺	直寸	
	两头维之间	9寸	横寸	
	耳后两完骨(乳突)之间	9寸	横寸	
	喉结至缺盆	4寸	直寸	
	后发际至背骨	2.5寸	直寸	
胸腹部	天突至岐骨	9寸	直寸	4. 岐骨指剑突 5. 横骨上廉指耻骨联合上缘 6. 胸胁部的直寸，按肋骨计算，一肋骨折作1.6寸 7. 季肋指11肋端 8. 髀枢指环跳处
	岐骨至肚脐	8寸	直寸	
	肚脐至横骨上廉	5寸	直寸	
	两乳头之间	8寸	横寸	
	腋下至季肋	12寸	直寸	
	季肋至髀枢	9寸	直寸	
背部	大椎下至尾骶	21椎	直寸	9. 背部腧穴按脊柱定位
	两肩骨以下至脊柱之间	6寸	横寸	
上肢部	腋前纹至肘横纹	9寸	直寸	10. 腋前纹至腕横纹用于手三阴、三阳经的直寸
	肘横纹至腕横纹	12寸	直寸	
	腕横纹至中指本节	4寸	直寸	
	中指本节至其末	4.5寸	直寸	
下肢部	横骨上廉至内辅骨上廉	18寸	直寸	11. 内辅骨上廉指股骨内上髁 12. 臀横纹至膝中折作14寸 13. 膝中至膝盖中央或膝窝横纹 14. 膝内侧用于手足三阴经的直寸 15. 膝外侧用于手足三阳经的直寸 16. 膝中的水平线，前面相当于犊鼻，后面相当于委中穴
	内辅骨下廉至内踝尖	13寸	直寸	
	髀枢至膝中	19寸	直寸	
	臀横纹至膝中	14寸	直寸	
	膝中至外踝尖	16寸	直寸	
	外踝尖至足底	3寸	直寸	
	足长	12寸	长度	

2. **手指同身寸取穴法** 常用法有 4 种。

(1)中指同身寸:是以患者的中指屈曲,以中指中节内侧面,两端横纹尖之间距离,折作同一身寸(图 17)。

(2)拇横指同身寸:是以患者的拇横指第 1、2 关节处为准,折作一同身寸(图 18A)。

(3)二横指(示、中指)同身寸:折作同身寸 1.5 寸(图 18B)。

(4)四横指同身寸:折作同身寸 3 寸(图 18C)。

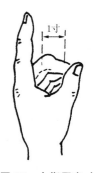

图 17 中指同身寸

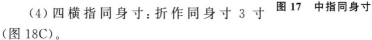
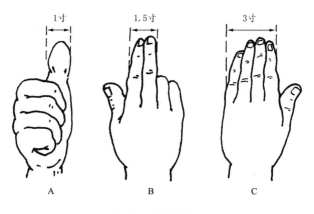

图 18 横指同身寸

3. **人体天然标志取穴法** 是一种以患者的天然标志取穴的方法。两乳头之间取膻中,剑突与肚脐之间取中脘,肚脐为神阙,神阙穴相对背部为命门,目内眦取睛明,眉头陷中取攒竹,十指尖取十宣,屈肘横纹头取曲池,第 1 胸椎上取大椎,屈膝膝盖下取犊鼻,膝窝横纹中取委中等。这种取穴法,适用于一部分穴位。

六、指力练习与功法

点穴疗法的治疗效果,在很大程度上取决于指力的力道。若能具有一定功法(即气功)修为,对提高临床治疗效果则大有裨益。

(一)练指力法

练指力,就是增强指力和耐力,是决定治疗效果的重要一环,必不可少。对不同的疾病和不同的刺激部位和穴位,应当是灵活、适当地给予轻重不同的刺激量。刺激过重,力过病所,必然会增加患者痛苦;刺激太轻,又不能达到治疗的目的,而且影响治疗效果的发挥。为治好病,应用点穴操作手法,必须要稳、准、狠,力度和速度适宜。因此,术者应用点穴疗法治疗疾病前,要先练习指力,增强指道功力。可先练习一些简单功法。

1. 插指法　即用手指插入细沙或稻谷、大米中,反复插入,每次练习10～15分钟,持之以恒,必然指力大增。并辅以练习举手及举重等活动动作,久而久之,必可增强臂力。刻苦练习,循序渐进,日久(一般练习1～3个月)必见其功,即可增强指力、臂力和耐力,临床应用方能得心应手,自可达到预期治疗效果。

2. 米袋练习法　备布袋一只,约长26厘米、宽16厘米,内装大米,将袋口缝好,外套一干净布袋,便于换洗。开始练习时,袋可扎得紧些,以后逐渐放松。根据手法的动作要领和难度,重点练习点法、滚法、揉法、拿法、按法、摩法等。通过练习,重点掌握主要手法的动作技巧和灵活度,同时也可增强指力和腕力。练习姿势可采取坐势和站势。坐势练习手法有点法、揉法、按法和摩法等;站势练习手法主要是滚法和拿法。练习滚法时,要求左、右手交替进行,其他手法则以右手为主。

3. 人体练习法　《巧点穴道》云:人体操作练习,是实际应用点穴手法的过渡,所以尽可能结合临床治疗的一般操作常规,按手法的适应证在人体各部位进行练习。练习中不但要注意单一手法的操作,而且要注意各种手法的配合应用,如按揉、捏拿等。同时还应细心体会,根据人体的形态、结构、关节活动功能及肌肉、肌腱等软组织的弹性、张力等情况,施以不同的力量和幅度。下面简要介绍人体各部的点穴练习程序。

(1)头面部点穴练习程序

①推点法:自印堂→神庭→百会穴,往返2～3次;自攒竹→阳白→太阳→头维穴,往返2～3次,左右同;自睛明穴沿眼眶周围,由内向外,从上到下,自左眼向右眼,呈"∞"字形操作2～3遍,配合抹眼眶周围。

②拇指点按或大鱼际按揉头面部诸穴,如睛明、攒竹、印堂、太阳、四白、头维、迎香、上关、下关、颊车、人中、翳风、百会等,每穴1分钟。

③拿五经:一手固定前额,一手五指分拿头部督脉和双侧足太阳、足少阳经,从前向后拿,重拿风池穴,向下拿捏项肌至肩部,操作5～10次。

④扫散法:一手固定头侧,另一手五指分置另一头侧,沿耳上向两边头侧部操作3～5遍。

⑤抹按头面:两手大鱼际自前额向两侧太阳穴→耳后高骨→风池穴分抹3～5遍。

⑥指端击法:一手五指自然弯曲,以指端叩击头部2～3分钟。

(2)项背部点穴练习程序

①自枕骨下经风府穴推点至大椎穴3～5遍。

②单侧手拇指直推桥弓穴5～10次。左右交换。

③擦法:自枕骨下经风府穴→大椎穴,往返操作,并配合被动运动;再自一侧肩井到另一侧肩井部,往返操作5～10遍。

④点揉风池、大椎、肩井、肩中俞、肩外俞、天宗、肺俞、心俞、大杼穴等,每穴1分钟。

⑤拳背叩振背部,上下3～5次。

⑥扳振胸椎、胸廓 3～5 次。

⑦摇、扳项部适度。

⑧拿风池和双侧肩井各 5～10 次。

（3）胸腹部点穴练习程序

①以拇指指端推点任脉，自膻中→中脘→气海→关元等穴，往返 5～10 次。

②推摩中脘、天枢穴各 1～3 分钟。

③以拇指指端点按中脘、气海、关元、天枢、大横、乳根、期门、章门等穴，每穴 1 分钟。

④全掌环转摩腹部，逆、顺时针各 3～5 分钟。

⑤擦法以全掌自锁骨下横擦渐至膻中、乳根、鸠尾穴或以掌侧自天突穴沿正中线向下推擦 2～3 遍。

⑥双手分推胸胁部，以热为度。

⑦以振颤法（以指或掌置按于体表或穴位上，做均匀而有节奏的上下振颤动作，称为振颤法），单掌或叠掌根振脘腹 1～3 分钟，或中指点振中脘、气海穴各 1 分钟。

⑧搓双胁，双掌夹搓两胁肋，上下往返 5～10 次。斜擦下腹部，擦热为度。

（4）肩及上肢部点穴练习程序

①㨰法：㨰肩关节前缘，配合肩关节内、外旋被动运动 3～5 分钟；㨰肩关节外缘，配合肩关节上举、内收运动 3～5 分钟；㨰肩关节后缘，配合肩关节后伸、内旋运动 3～5 分钟。

②点按肩井、天宗、臑俞、肩贞、肩髎、肩髃、极泉、曲池、内关、外关、合谷、小海等穴位，每穴 1 分钟。

③摇肩关节（托肘摇，大摇 5～10 次）。

④搓肩关节及上肢，自上而下往返 5～10 次。

⑤捻、拔伸各指关节 1 遍。

⑥抖上肢适度。

（5）腰及下肢部点穴练习程序

①擦法:施擦法沿背腰两侧骶棘肌至腰骶部,往返操作 5~10 遍;施擦法沿环跳→委中→承山等穴,左右各往返操作 5~10 遍;施擦法自髀关→伏兔→足三里→绝骨穴,左右各往返操作 2~3 遍,从大腿内侧至小腿内侧 2~3 遍。

②点按夹脊、肝俞、胆俞、脾俞、胃俞、肾俞、大肠俞、秩边、环跳、承扶、委中、承山、足三里、阳陵泉、阴陵泉、太溪、昆仑、太冲等穴,每穴 1 分钟。

③直擦脊柱,两侧骶棘肌,以热为度。

④腰部斜扳或旋转定位扳 1 次。

⑤按揉膝关节 3~5 分钟。

⑥叩击自大腿至小腿部,往返 3~5 遍。

(二)功法

从事点穴疗法的医生,首先应身体健康,并有一定的体力、臂力和指力,尤其臂、指要具备一定的耐力,这样在进行点穴手法操作时才能得心应手,保证医疗质量。因此练功对从事点穴疗法的医生来说是非常重要的。同时,患者若能经常练习仙鹤养生功和蜀峰禅功,对于祛病强身巩固疗效也是非常有益的。自疗者练功,还可收到一举两得的效果。

根据有关文献资料记载,特将 4 种功法简要介绍如下。

1. 仙鹤养生功 本功法是根据医疗气功的原理和中医学理论,以古代名医华佗《五禽戏》的《鹤戏》为基础,模仿仙鹤的各种形态创编的。鹤为飞禽类中长寿之最,其各种姿态优美且尤益健身强体,因此,定名为"仙鹤养生功"。功法动作结构全面,姿势大方美观,便于掌握,而且功效显著。其特点是:得气快、气感强。经常练本功法,可疏通全身经络,促进气血流通,达到祛病延年的目的。本功适用于下列疾病的治疗及康复,如神经衰弱、颈椎病、肩周炎、各种慢性腰腿痛、高血压、冠心病、慢性气管炎、慢性胃肠炎、阳痿等。具体功法如下。

（1）展翅起舞。预备式：并腿直立，全身放松，排除杂念，怡然自得。默念练功前口诀：夜阑人静万虑抛，意守丹田封七窍，运气徐缓搭鹊桥，身轻似鹤游九霄。

①两手由体侧徐徐举起与肩平，手心向下，同时吸气。

②两臂徐徐下落，同时缓慢屈膝下蹲，配合呼气。

上述①与②动作，反复各做3遍。

③接上式。两臂由体侧向体前徐徐举起与肩平，手心向下，同时两腿伸直、提踵，配合吸气。

④两臂徐徐下降，同时两腿缓慢下蹲，并配合呼气。

上述③与④的动作反复3遍。然后还原成立正姿势。

功效：疏通全身气血，为练功作准备。

（2）斜翅飞翔。预备式：同展翅起舞。

①左脚向前迈半步，同时右臂徐徐向右前上方举起，左臂向左后方上举，两手手心向上，目视右手。上体正直，同时配合吸气。

②重心下移，落于左腿上，成左弓步，同时翻两掌使掌心向下，头向左扭视右足，并配合呼气。

③向右转体，两臂呈侧平举姿势，同时两腿伸直，并吸气。

④两手经体侧放下，同时右腿收回，成立正姿势，并配合呼气。

功效：疏肝理气，强肾壮阳。

动作要求：第②式，成一左前弓步，要求上体与后腿呈一斜线，体前的一臂与胸廓部位应充分拉开，同时要求两大腿根部夹紧（对睾丸有按摩作用）。

（3）鼓翼翱翔。预备式：立正。

①左脚向前迈半步，两臂向斜前上方举起，同时吸气，重心移至前腿，后腿提踵。

②接着后坐，后腿屈膝，两臂向后拉，似抱球。

③双臂屈肘于胸前约与肩平，同时后腿伸直，前脚收回。

④双臂向下移至丹田（气海穴），同时徐徐下蹲，并呼气。

功效：开胸理气，舒心解郁。

动作要求:后坐、后腿屈膝时,两臂放松,屈腕、屈肘似抱球。

(4)鹤翅单展。预备式:立正。

①两臂经体侧屈臂于胸前,左手向上至前额时,翻掌向上托,掌心朝上,目视手背,右手向下伸直,屈腕手心朝下。两臂上、下充分拉开,同时抬头挺胸,并提踵(吸气)。

②两臂恢复呈屈臂前平举动作,同时两膝徐徐下蹲(呼气)。

③两腿缓慢伸直,重复后面(9)的动作(吸气),左右臂交替进行(先左上举,后右上举)。

④重复后面(9)的动作。

功效:平调土木,健脾和胃。

动作要求:两臂上、下托时,应充分,同时要求抬头、挺胸、提踵。

(5)展翅顾月。预备式:立正。

①左腿向前迈半步,两臂经体侧向后展翅(扩胸),掌心朝前,拇指朝上,重心前移,后足提踵(同时吸气)。

②身体后坐,后腿屈膝,前腿伸直,上体前屈。两臂后举,掌心朝上,同时头向左转,目视左手(呼气)。

③上体抬起,后腿伸直,成侧平举,同时吸气。

④还原成立正姿势(呼气)。

功效:开胸理气,强壮肺脏。

动作要求:展翅扩胸时,充分吸气。后坐体前屈时,应充分呼气。

(6)展翼奋飞。预备式:立正。

①左脚向后迈半步,同时侧平举。接着上体向左侧屈,两臂斜上举,腿随手动,吸气。

②恢复成立正姿势,同时呼气。

③同①的动作,但方向相反。

④同②动作。

功效:平调肾水,强肾壮腰。

动作要求:体侧屈时,尽量呈一反弓形。

(7)海底捞月。预备式:立正。

①两臂斜上举,挺胸,提踵同时吸气。两臂经体侧下落,同时体前屈,双腿伸直,两手在两足背上做一捞月动作,同时呼气。

②接着上体抬起,两膝下蹲,然后两腿徐徐伸直,接做①的动作,反复进行。

功效:平调肾水,强肾壮腰。

动作要求:体前屈时,两腿应充分伸直。

(8)缓翅平翔。预备式:立正。

①左腿向前迈半步,重心移动在左足上,同时两臂斜前上举,右足伸直后举,并抬头挺胸,吸气。

②右腿落地,重心向前腿移至右腿上,右腿屈膝,同时双臂落小腹前(呼气)。左足收回,右腿伸直。

③同①动作,但方向相反。

④同②动作,反复。

功效:平调肾水,强肾壮腰。

动作要求:后举腿时,要求充分挺胸、腰。并尽量维持平衡。

(9)展翅理三焦。预备姿势:立正。

①两臂斜上举:抬头挺胸、提踵、吸气。

②两臂下落,于胸前屈臂平举,然后向小腹移动,同时下蹲,并呼气。

①与②的动作,要反复做几次。

功效:调理三焦。

动作要求:上举时尽量抬头、挺胸、吸气,做 3 次后,动作由大变小。

(10)收式(敛翅归原):两手掌扶在小腹,男子左手贴于小腹,右手掌压于左手背上,女子相反,调息 3 次后,搓手搓脸,即可收功。

注意事项:①分左、右方向的动作,各方向做 3 遍,若不分方向的动作,共做 6 遍。②应辨证施功,根据实际情况,可少做几节动作,或选某 1～2 个动作反复做均可。③运动量和运动强度一定要遵守循序渐进的原则。运动量、强度不可过大,动作幅度要由小变大。

2. 蜀峰禅功

(1)蜀地奇峰秀。预备式:身体正直,自然站立,眼向前方,两脚平行与肩同宽,松肩、松肘、松腕、松腰、松膝、合胸拔背,两手自然下垂,全身放松。舌顶上腭,双唇轻闭,鼻呼鼻吸,用自然呼吸,心安神静,气沉丹田。

(2)山川气势雄。动作:仰望蜀地气势雄伟的名山大川,两手交替上举,运动上肢关节。作用:能防治颈椎病和上肢关节炎。增强上肢运动功能;并能防治神经官能症、神经衰弱、神经性头痛、偏头痛、头晕、失眠等多种疾病。

(3)风云多变幻。动作:本功法为练习动作,两手左右上下旋转泳动,拍水飞翔。作用:能防治肩、肘炎,颈椎综合征,上肢麻木,风湿痹痛,肌肉痉挛等症。

(4)子午练禅功。动作:本功是动静结合的功法。静功有坐式、卧式、站式,可自由选用,但呼吸、意守,无论何种姿势都是一样。呼吸:用鼻呼鼻吸,自然呼吸。意守:两眼之间"主窍穴"或脐下 1.5 寸"气海穴"。子午是子丑寅卯辰巳午未申酉戌亥十二个时辰。两手紧握,右手拇指按在左手中指第一节"午",两腿交叉盘膝而坐 5～10 分钟,两眼轻闭,排除杂念,宁神静息而坐。也可静坐30 分钟至 1 小时。作用:凡各种慢性疾病长期不愈,药物治疗效果不佳,都可应用。根据患者的体质强弱和疾病情况,给予不同的功法练习。

(5)强身倒立。动作:用木凳 1 张,练功者以肩靠在凳边,两手握住凳脚,以腰腿力量,双脚倒直立凳上 3～5 分钟,然后双脚放下,恢复预备势。作用:增强肩背及全身力量,可防治各种外来疾病,提高工作、学习效率。

(6)扩胸背反弓。动作:躯体微向前倾,脚跟提起,上身后仰成弓形,双臂尽量向后,扩胸,双目视天,然后慢慢恢复。作用:增强胸背肌肉力量,加强肺部功能和肺活量,防治支气管炎、肺气肿等呼吸系统疾病。

(7)攀足腰肾固。动作:上体向前缓慢深屈,膝部保持挺直,同时两臂下垂,两手握住两脚尖,头略抬高,然后上体缓缓向后仰。作用:反复练习,能强腰固肾,增加肾功能,防治腰背疼痛,维持生命生长功能。

(8)托天三焦通。动作:两脚平行站立,与肩同宽,周身关节放松,两臂自然下垂,然后两臂缓缓由胸前上举,十指交叉,翻掌;掌心朝上托起如托天状,同时两脚提起离地;两臂放下还原,同时两脚放下着地。如此反复练习3~4次。作用:伸展躯干四肢,活动五脏六腑功能,吸进更多的氧气,使上中下三焦气血通畅。

(9)八卦定方位。动作:两手成阴掌,掌心向下,如仙鹤展翅飞翔状,上下起落8次。作用:能防治肩周炎、网球肘、腕痛和上肢痉挛、麻痹等症。

(10)南北与西东。动作:两手成阴掌,以东南西北轻按四方,意念默想春温、夏热、秋凉、冬寒气候的变化。又称气功养生法。作用:防治疾病、保健强身、延年益寿。

(11)阴阳生反复。动作:两手平行于胸前,然后上升至头顶,两臂伸直,两掌心相对,左右两手相互上下呈半圆形。两脚也相互上下起落。作用:活动经络,周身血脉流通,强筋壮骨。

(12)坎离配壶中。动作:两手左右环抱,使场外之气收入腹中。作用:气沉丹田,全身气脉、经络循环体内,周流不息。

(13)玉泉时吞咽。动作:玉泉即津液。是体内一切正常水液的总称。它的主要来源是饮料和食物通过胃、肠、膀胱、三焦等脏器通力协作化生而成。它是由舌下腺、颌下腺、腮腺所分泌,是人体五脏精华随脾气上升而产生。古代养生家称它为甘露、金津玉液,医药上简称津液。时而吞咽,使之濡养周身。作用:保持润泽,滑利关节,营养身体。

(14)其妙乐融融。动作:身体如练站桩功,能背休息式,眼平视前方,舌顶上腭,口唇轻闭,津液升起来了缓缓咽下肚去。继而两手如练云手,左右相互活动。作用:练气功后产生津液,是真气运行中人体生理功能的正常现象。"白玉齿边有玉泉,涓涓育我度长年""自饮长生酒,逍遥自得知,保持青春在,延年兼寿长"。

(15)水升火也降。坎属水(北方壬癸水),脐下1.5寸为气海穴,为肾脏所系。此处为男子的精室,女子的胞宫。气沉丹田就是指的这个地方。八卦的方法为"坎宫"属北方壬癸水,医学上称为"命宫",此地很重要。动作:两手心朝上,捧气至"主窍穴",即为"水升"。两眼之间"主窍穴"(三根穴)属心,八卦的方位"离宫"为南方丙丁火,心主神明是为高级神经活动,古人有"千两黄金不卖道,十字街前送故交"就是指的两眼之间"主窍穴",捧气至"主窍穴"而水升,水升火也自然而降。作用:水升火降,交通心肾。

(16)心肾相交从。中丹田"气海穴"属肾,上丹田"主窍穴"属心。动作:两手心向上捧气,由中丹田气海穴将"北方壬癸水"捧至两眼之间"主窍穴"即水升;两手心向下由两眼之间"主窍穴"将"南方丙丁火"的火(气)下压至气海穴,即火降。作用:水升火降,心肾相交,达到祛病强身,益寿延年的效果。

(17)南方伏猛虎。动作:两手如左右打虎之势,威猛不屈地坚持锻炼。作用:舒筋活络,强身健体。

(18)北海降蛟龙。坎卦属水(北方壬癸水),指冬季天气严寒。人们常说:"冰冻三尺,非一日之寒。"我国北方冬季经常是冰天雪地,要降伏北海的蛟龙,就要以大无畏的奋斗精神,才能深入冰冻的北海降伏蛟龙。这就是教人冬练三九,夏练三伏,坚持艰苦锻炼,任何困难都能克服,一定能把身体锻炼好。

(19)君能勤锻炼。练习方法很简单,从弓步变马步,两手握拳放在腰旁,掌心向上,先出左拳吸气,收回原处呼气。出右拳呼吸气相同,随时随地进行反复练习。

（20）强身妙无穷。本节以两手叉腰，虎口向内，意念数 1 时，将右脚向左上方踢，脚尖绷起，同时吸气。数 2 时后脚返回原地，同时呼气。数 3 时左脚向右上方踢，脚尖绷直，同时吸气。数 4 时左脚返回原地，同时呼气。各做 4 次。

（21）返老也还童。练习动作：①提左腿，右手在右肩前做拍球动作，同时吸气。②提右腿，左手在左肩前做拍球动作，同时呼气。提腿、拍球和呼吸动作相一致，人体在踏步之中，动作要轻松愉快。

通过以上各种锻炼和精神修养，可以强壮身体，使精力充沛，提高防病的能力。

3. 三圆式桩功　基本姿势：头正直，眼似闭非闭，视鼻尖，腰背正直，两腿弯曲（弯曲度视功夫调整）；两脚分开约与肩等宽，两脚尖内扣成圆形；两臂抬起与肩平，肘比肩稍低两肘弯曲，做环抱球状；两手手指自然分开，手腕内弯，似握球状呈一圆形。思想集中，消除杂念，意守丹田（脐下），配合呼吸锻炼（可采用腹时顺时或逆时呼吸法）。

4. 大力功

（1）龙臂伸功：首先成俯卧撑姿势。两手间距与肩宽（当臂力增强时，两臂间距可延长）。两臂反复屈伸，增强上肢伸肌的力量。

（2）龙臂屈功：两足并立，两手于体前持重物（哑铃、沙袋等）反复进行屈、伸肘的动作。此功的功效主要是增强上肢屈肌的力量。

（3）龙爪功：取蹲姿。两手五指分开，双手分开，双手分开约平肩宽支撑于体前的地毯上，两手依次向前移动成俯卧撑姿势，然后再返回依次移动两手成蹲姿。这样根据自己的指力、臂力疲劳程度反复进行。此功的功效主要增强指力。

注意：每次练功后，要注意放松、收功。

七、操 作 方 法

用本疗法防病治病和美容强身,操作方法很重要。正确的操作方法是保证医疗质量,提高治疗效果的关键,否则必然会影响到治疗效果。现将操作方法及有关事项分述如下。

(一)制订治疗方案,选准应刺部位

治疗方案,就是确定刺激部位(包括配穴组方)。在制订治疗方案时,一般应遵循下列 3 项原则:①循经取穴与局部取穴相结合;②经验取穴与常规(理论)取穴相结合;③病变部位(或阿是穴)与邻近取穴相结合。

临床应用时,要根据临床经验、体表部位和穴位的主治范围来制订治疗方案(组方)。具体要根据病种、病情和具体情况的不同而定(具体可详见下篇)。

1. 头面部穴位　可用于治疗神经性头痛、偏头痛、三叉神经痛、神经衰弱、高血压、面瘫、睑腺炎、急性结膜炎、早期视力减退、过敏性鼻炎、牙痛等疾病,还可用于急救之用。

2. 颈肩部穴位　可用于治疗颈部扭伤、颈椎病、肩周炎、肘腕关节炎或损伤、末梢神经炎、臂丛神经炎、腱鞘囊肿等疾病。

3. 背腰部穴位　可用于治疗腰部扭伤、腰椎间盘突出症、肥大性脊椎炎、腰背部风湿症、腰椎骶化、腰肌劳损、椎体滑脱、闪挫性等疾病。

4. 胸肋部穴位　可用于治疗肋间神经痛、胸肋软骨关节炎、冠心病、胸闷、心悸、慢性肝炎(非传染性)、支气管炎、支气管哮喘等疾病。

5. 腹部穴位　可用于治疗慢性胃炎、胃下垂、胃及十二指肠溃疡、肠粘连、蛔虫性肠梗阻、慢性结肠炎、便秘、消化不良、月经不调、阳痿、遗精、尿潴留及某些不明原因的腹胀、疼痛等疾病。

6.下肢部穴位　可用于治疗坐骨神经痛、关节炎、腓肠肌痉挛、末梢神经炎、梨状肌损伤、半月板损伤、滑囊炎、进行性肌营养不良、关节扭伤等疾病。

(二)术前准备

根据制定的治疗方案,在治疗前必须做好术前准备工作。一般要求如下。

1.患者配合　为了取得患者的积极配合治疗,在治疗前,应给患者做必要的思想解释工作,包括点穴后反应、疗程及预后情况等,尤其对初诊患者更加必要,以免患者产生恐惧心理,或不愿意接受本疗法的治疗,或治治停停,影响疗效。

2.修整指甲　术者事先要对指甲加以修整,保持适当长度,并加以磨平使之圆滑。指甲不宜过长,也不宜过短,过长则在进行点、掐、压等指法时,易刺伤皮肤;过短又会影响治疗效果。

3.无菌操作　术者每次施术前,要洗手,保持清洁,同时对患者刺激部位,如为直接接触皮肤施术,应进行常规消毒(一般用75％乙醇消毒);如为隔衣施术可不必消毒。

4.适当体位　术前要指导患者采用适当的体位,以便于施术治疗。

5.端正态度　要达到预期的治疗效果,除了仔细询问病情,详细检查,正确诊断,制订治疗方案和耐心治疗外,术者的态度也起着重要的作用。正确的态度是:一要集中思想、全神贯注;二要耐心解释,有问必答,态度和蔼,切不可在语言上给患者一种思想刺激,引起反感;三要苦练基本功,不断提高医疗水平。

(三)点穴手法

点穴手法即操作手法。点穴手法的掌握与熟练程度如何,与临床治疗效果有着密切关系。因此,选择适当的操作手法(即点穴手法),随证而施,灵活运用,是一项很重要的基本功,必须熟练和掌握好,才能灵活地运用自如,应用于临床。其基本要求是:持久、有力、均匀、柔和而达到深透的目的。

点穴手法很多很复杂,有时用一法或数法配合使用。目前常用的点穴手法,概括起来有以下几种。

1. **点法** 点法又称点穴法。即用拇指、示指或中指指端或示、中指近端指关节突起部按压一定部位(或穴位),并深压、揉动、压放称为点法(图19)。

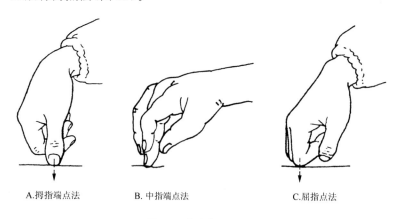

A.拇指端点法　　　　B. 中指端点法　　　　　　　　C.屈指点法

图19　点穴操作手势

根据按压时间的不同,又分为间歇点穴法(压放法)与持续点穴法(镇定法)。此法的接触面积小、刺激强度大,故又称为强手法。

[操作方法] 一般分拇指端点法、中指端点法和屈指点法3种。①拇指端点法:手握空拳,拇指伸直并紧靠示指中节,用拇指指端点按治疗部位,逐渐垂直用力下压。②中指端点法:中指垂直,用示指与环指紧抵中指背,拇指抵住中指掌面,逐渐垂直用力下压。③屈指点法:屈拇指、示指或中指,以突起部(示、中指第1指间关节突起部)点按治疗部位,逐渐垂直用力按压。

点压方向要垂直于治疗部位,前臂及腕用力点压,用力由轻到重,平衡而持续,力量逐渐增加。用拇指端点法时,拇指螺纹面必须紧贴于示指外侧缘,以免由于用力过度而扭伤拇指指间关节。

此法用力集中,其操作也较按法省力,适用于全身各部位或穴位。使用时常根据病人的具体情况,以及操作的具体部位或穴位而定。

点法常与其他手法结合运用,常用的有点按法、点揉法、勾点法、掐点法、拨点法、推点法、叩点法、击点法、拿点法、搓点法、点振法、阻力点法等,现分别介绍如下。

(1)点按法:点法常与按法结合使用,称为点按法。如在腹部点按中脘、气海、关元等穴,多用此法。

(2)点揉法:点法和揉法结合运用,称为点揉法,点法操作结束时,常继以揉法,不宜突然松手。这样可以消除点按穴位而产生的局部瘀滞不适感。

(3)勾点法:在点按关节凹陷处的穴位时,如极泉、委中等。可用中指或示、中指屈曲,指端着力于穴位上,以指尖加力内向按压,并停留保持适当时间。这种点穴手法称为勾点法。本法具有较强的刺激量,适用于青壮年及一些慢性病症。

(4)掐点法:多用拇指指甲垂直用力掐点穴位,不要揉动。多用于治疗急性病症、痛症等。常用穴位有人中、十宣、十二井穴(商阳、少商、中冲、少泽、少冲、至阴、厉兑等)、合谷、曲池、会阴等。

(5)拨点法:运用拇指指端或肘尖点按穴位后,并上下、左右弹拨以分解粘连,多用于治疗肌肉、肌腱、韧带等粘连性疾病,或用于穴下有条索状结节处,以加强刺激,如痉挛性胃痛拨点胃俞、脾俞;胆绞痛拨点胆囊穴、胆俞;心绞痛拨点心俞、厥阴俞;肾绞痛拨点肾俞、委中;坐骨神经痛,拨点环跳、承山等。

(6)推点法:此为推法与点法的结合运用,称为推点法。多用于在某一经络路线上,推经穴位处,用力点揉以加强刺激。多以指端或肘尖推点。如以肘尖沿膀胱经第一侧线自上而下推点各背俞穴,可调节内脏功能;自环跳沿下肢后侧推点经过承扶、殷门、委中、承筋、承山等可通络止痛。用拇指指端自膻中向下推点，至关元，可健脾和胃；自印堂向上推点经过神庭、囟门至百会，可镇惊安神等。

（7）叩点法：多以自然弯曲的示指或中指指端垂直用力叩点穴位，可激发经气，加强感应，多用于感觉迟钝的患者。如叩击印堂以安神镇惊，叩击百会以升阳举陷，叩击背俞穴以振奋脏腑之气等。

（8）击点法：击点法多以掌根击点肌肉丰厚部位的穴位。此法可提高肌肉的兴奋性，疏通经络之气，常用于治疗肢体痿痹，如下肢瘫痪，痿软无力，可击点环跳；上肢疼痛麻木，可击点曲池等。

（9）拿点法：在拿捏肢体经络穴位时，稍作停留以加重对穴道的刺激，称为拿点法。拿点法用于四肢部位，以疏通经络之气，促进气血运行。如拿点手阳明大肠经以治疗肩关节周围炎，拿点足阳明胃经以治疗下肢痿痹和胃肠道疾病，拿点足太阴脾经以治疗下腹部病痛等。

（10）㨰点法：㨰点法为㨰法的变法。在操作时，以第5掌指关节背侧为着力点㨰点穴位，以给予治疗部位连续的、稳重适宜的刺激，多适用于肌肉丰厚处的穴位。如背部的背俞穴，肩部的肩井、肩中俞、肩外俞，臀部的环跳、秩边，下肢的承扶、殷门、承筋、承山等。

（11）点振法：以指端点按穴位得气后，结合振法以加强对穴位的刺激即为点振法。如治疗脾胃虚弱，可用点振中脘、气海、关元等，治疗痛经可点振中极、关元、子宫等穴，治疗腰肌劳损可点振肾俞、大肠俞等。

（12）阻力点法：为点法配合关节活动的手法，多用于治疗关节病变。如肩关节疼痛，点按肩内陵的同时摇动肩关节；治疗落枕，点按天宗，同时转动颈项部；治疗网球肘，点按曲池，同时转动肘关节；治疗膝关节炎，点按鹤顶，同时转动膝关节等。

［适用部位］ 可用于全身各部位或穴位。

［功效］ 开通闭塞、祛瘀止痛,调整脏腑功能。

2.按法 按法是最早应用于点穴疗法的手法之一,也是点穴疗法的主要手法之一。即用拇指指端或螺纹面(指腹)在穴位上着力按压(图 20)。

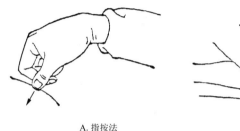

A.指按法   B.指纹按法

图 20 按法

［操作方法］ 操作时将拇指伸直,其余四指扶持于所按部位之侧旁,也可将四指握紧,拇指之近节紧贴于示指之桡侧。着力于穴位上,逐渐用力下按,用力要由轻到重,使刺激充分到达肌肉组织的深层,病人有酸、麻、重、胀、走窜等感觉,持续数秒钟,渐渐放松,如此反复操作。操作时用力不要过猛,不要滑动,应持续有力。若须加强刺激时,可用双手拇指重叠施术。对年老体弱或年龄较小的患者,施力大小要适宜,忌用强刺激。

按法应用时,常与揉法结合为按揉法;与点法结合为点按法等。

［适用部位］ 适用于全身各部位的穴位。

［功效］ 舒筋、通络、止痛,调整脏腑功能。

3.压法 压法即用手指、掌、肘着力于施术部位,压而抑之,即称压法(图 21)。一般分为指压法、掌压法和肘压法 3 种。

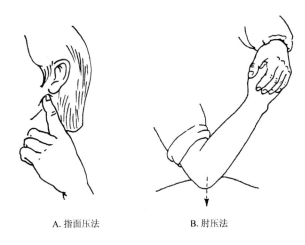

A. 指面压法　　　　　　　B. 肘压法

图 21　压法

压法和按法相似,故有的统称为按压法。但按法偏于动,而压法偏于静,压的力量较按法为重,此又为同中有异。

[操作方法]

(1)指面压法:就是用手指指腹面在穴位上点压。人体上可以使用指压的穴位很多,每个指头都可以做指腹(面)压。最常用的是拇指、示指和中指。根据病情,有时可 1 个手指压 1 个穴位,有时在同一时间内,3 个手指头各按压 1 个穴位,有时示指与中指协同共压 1 个穴区。例如:治牙痛、鼻塞、耳鸣,用示指或拇指压耳垂下一横指处的新会穴;治眩晕和前头痛,用中指、示指、拇指分别压神庭穴、印堂穴和太阳穴;治腹痛、呕吐,用示、中两指压下肢足三里一带的穴位,压下后向胫骨一边按;治落枕、偏头痛和颈肩部痛,用示指压后颈区的新设一带的穴位,向颈椎一边按压。

这种方法的具体操作,并非像一般所说的必须固定 45°,它只要使刺激部位产生效应即可。为了能自己为自己治疗,必须与辅助法中的呼吸法并用。因为人体在呼(吐)气的同时筋肉会松弛，血液流速变缓；当吸气时，筋肉变硬，强烈刺激人体神经会觉醒，能蓄积生命之气，如果能巧妙地应用呼吸法，会使效果倍增。在此所谈的呼吸法，大都是指一面压一面呼气 6 秒钟，呼完气的同时暂停指压，再吸气；再呼气再指压，反复进行多次。

　　具体操作是把指腹面压在穴位上，有时要固定地由轻到重往下压，有时要压而不动，有时又需要上、下、左右揉按(即上所述揉压法)，只要坚持治疗较长的时间，它所起的抑制作用，常可获得良好的效果。需要两手同时操作时也很方便。例如治眼病和后头痛，即用两个示指或拇指点压枕骨下缘的两个风池穴，用此法，对指掐法所治的病症，同样有效。不过，它们之间各有长处。指尖掐法施用于骨缝所在的穴位，可掐得比较深一些，用于四肢末端和口鼻区敏感部位的穴位，对救治虚脱之类的疾病最为适宜。但它只能一指一穴，不能在皮肤上划动，而指压法可以在同一时间内，用一个手指面在同一条线上或邻近部位上点按许多穴位，同时又可游走式(即推压法)或滑动式揉按(即揉压法)。例如治疗颈、肩、上背部和肌肉痛、臂痛和举臂困难等，取新设、肩井、秉风、肩髃、臂臑、天井、新义、四渎、支沟、支正和外关等穴，可以从上到下轻快地来回进行，每个穴位揉压三四下，每次治疗来回揉压 12 次。但每次治疗的时间不宜太长，避免这些部位的肌肉疲劳。指尖掐法则不能如此操作。

　　指压法还可以在一定穴位上，不同的范围内进行弹拨。穴位所在处的下面常有骨头衬垫，用示指、中指或拇指的指面，先在穴位上稍重压，随即离开穴位在皮肤上划过去，这叫作弹拨。即是用指面在穴面上稍加压力，然后在 12 个穴位上顺序一划而过。如小范围弹拨，弹拨时手指要灵活，每个穴位压的时间不宜长。弹拨的方向要按规则操作。现将有关穴位与其弹拨方向列为表 3，表 4。

表3 一般的弹拨

（从一穴开始,不一定划过几个穴位）

取　　穴	弹拨方向
肩外俞、曲垣、秉风	横线向肩关节
天宗、肩贞	横线向外方
大杼、风门、肺俞、肝俞、胆俞、脾俞、胃俞	直线向下
附分、魄户、膏肓	沿肩胛骨内缘向外下方
新设、肩井	向颈前区
俞府、气户、云门	向下
新义、四渎、三阳络	向桡骨或尺骨
足三里、上巨虚	向胫骨
合阳、承筋、承山、飞扬	在内侧压的向胫骨、在外侧压的向腓骨

表4 小范围的弹拨

（从一穴开始,必须划过几个穴位）

应划过的穴位	弹拨方向	备注
攒竹→阳白→太阳	从眉头往眉梢	
下睛明→承泣→瞳子髎	从目内眦往目外眦	要稍缓慢
鼻梁→迎香→巨髎	从鼻背往下外至上唇角	
新会→颊车→大迎	从耳下经下颌正中	
液门→中渚	往手背上直划	
后溪→三间	从尺侧向桡侧横划	

　　头部和脚背的穴位较多。头部有7条体位线,每条线又可分为两段,从前头部划到颅顶部,再从颅顶部划到后头部;或在每条线上,每相隔3厘米左右,用指面向后弹拨几下;或用两手的拇指

与中指在不同的两条线的穴位上,两指一起一落地向内弹拨。在脚背上横划和直划可分 4 道,大趾与二趾的趾缝处,指面稍压后往上直线弹拨,外踝下往内踝横划弹按,外踝下到脚背横划弹拨,外踝下到小趾直划弹拨。

指压法的弹拨操作,可以分部位进行,也可以从头面部开始到颈、肩、胸部和四肢的顺序进行。两侧同时进行的感觉和效果,除头面部外,都以先做一侧弹拨,然后再做一侧弹拨为好。这种操作方法,可以教会患者自己进行,每天做 1~3 次。头面部的穴位,左侧的用左手,右侧的用右手。其他部位的穴位,左侧的穴位用右手的手指压,右侧的穴位用左手的手指压。

(2)肘压法:即用肘尖部按压治疗部位。而用前臂尺侧肌肉部着力于施治部位的则称为臂压法。用肘压法时,肘关节屈曲至 120°左右。操作时用力要稳,力量由轻到重。肩臂用力下压,在患者能忍受的施力范围内进行。忌粗暴蛮力,压后继以揉法。

[适用部位] 适用于头面和四肢等部位或穴位。指压法,常用于头面部;掌压法,常用于胃脘部、胸部。另外用于腰背部,治疗脊柱关节轻微移动等症。臂压法常用于腰臀部肌肉较丰厚的部位,治疗腰臀部肌肉强硬、酸痛、板滞、运动障碍等。肘压法常用于腰背部、大腿后侧等部位,治疗顽固性腿痛、肌肉僵痛、脊柱强直等症。操作时患者取俯卧位,胸前垫软枕,按压力量要稳而缓,不可突发暴力。

[功效] 祛邪解表,温中散寒,舒筋通络,理气活血,消肿止痛。

这种单指压穴的弹拨操作,可以用来预防和解除肌肉的疲劳和酸痛。特别是在平时,结合针灸,用于老年和体弱患者,可以促进肌肉活动,改善局部血液循环和加强新陈代谢,因而对日常保健等方面很有裨益。

4. 揉法 揉法是用手指、掌根鱼际等部位对一定部位或穴位施以旋转揉动,称揉法(图 22)。

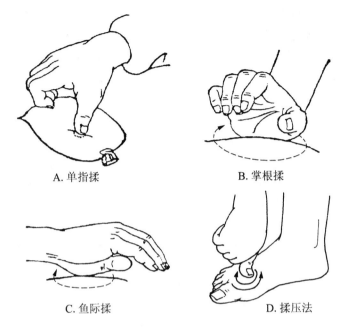

A. 单指揉　　　　　　　B. 掌根揉

C. 鱼际揉　　　　　　　D. 揉压法

图 22　揉法

[操作方法]　操作时以前臂和腕部的自然摆动,来带动手部的回旋转动,手法柔和,频率为每分钟 120 次以上。

揉法和压法结合使用时,称揉压法(图 22D)是一种揉与压的配合手法。即在应用指压的同时进行旋转揉动。具体方法是以中指或拇指指腹压于(即指压)选好的部位或穴位上,同时做顺时针或逆时针方向的旋转揉动,边压边揉,反复进行。操作时压力轻柔而均匀,手指不可离开接触的皮肤(穴位),使该处的皮下组织随手指的揉动而滑动。不要在皮肤上摩擦,频率以每分钟 200~280 次为宜。

[适用部位]　此法可适用于身体的任何部位或穴位。

[功效]　行气活络,消肿止痛,驱风散寒,消食散积。

5. 一指禅法

［操作方法］ 即用拇指指腹的桡侧面或指端进行快速的拇指关节屈伸动作(图 23)。操作时,肩、肘、腕、指各关节必须自然放松,拇指要吸定在此皮肤上,不能摩擦及跳跃,力量均匀、深透,保持一定的压力。操作频率为 100～160 次/分。压力、频率、摆动幅度要均匀,动作要灵活。初学时,动作僵硬,反应不过来,可先慢后快,渐渐就能符合要求。本手法注重内力的应用,施术时应注意外力与内力的和谐统一。

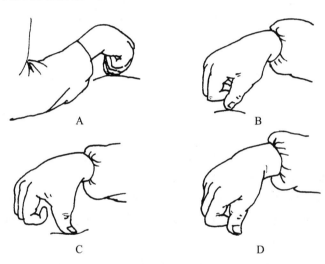

图 23 一指禅法

［适用部位］ 此法接触面较小,但渗透力大,可适用于身体各部位或穴位。常用于头面部、胸腹部和四肢部。

［功效］ 舒筋活络,调和营卫,祛瘀散积,健脾和胃。

6. 推法 推法是用指的螺纹面、鱼际或手掌根等着力,在一定的部位上进行单方向的直线运动推之,称为推法(图 24)。

［操作方法］ 操作时,手指、鱼际或掌根要紧贴体表,力量要

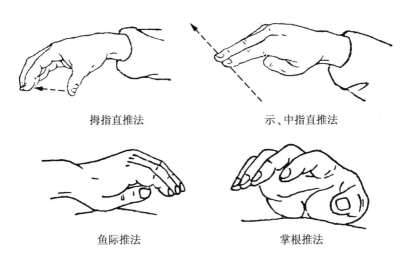

拇指直推法　　　　　　示、中指直推法

鱼际推法　　　　　　掌根推法

图 24　推法

均匀渗透,以局部产生温热感为度。如此反复操作。

推法常与压法结合使用,称为推压法(图 25)。

操作时,施术者以拇指桡侧面或示指、中指指面,在选好的治疗部位或穴位上,做直线推压或分段推压。即指压某部位或穴位上,再向前推而压之。在推压时,速度宜缓慢,用力要稳,要均匀。

[适用部位]　此法可适用于头面、胸腹、腰背、四肢等部位与穴位。

[功效]　能提高机体的兴奋性,加强血液循环,有舒筋活络、行气活血、散瘀消肿之功。

7. 掐法　掐法,即用拇指指甲掐入法。因用指多少和操作方法不同,一般又分单指指尖掐法、两指相夹掐法和二三指掐法3 种。

[操作方法]

(1)指尖掐法(图 26):就是用一个手指尖端(一般常用拇指或

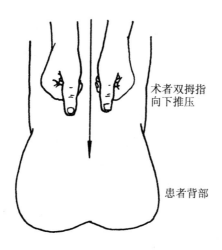

术者双拇指
向下推压

患者背部

图25 推压法

示指)在穴位上刺掐。每个穴位掐几秒钟到一二分钟。这种方法,全身除不宜点穴疗法的部位外,所有穴位都可使用。每一个手指都可操作,其中以示指、拇指和小指使用较多,示指使用最多。用哪个手指较为合适,需根据部位而定。例如:治心慌、胸痛,取肘部的曲池穴,掐穴位后,指尖须向肘尖推移,用拇指掐最为合适。因指下有骨头衬垫,便于使劲。又治牙痛,取耳垂下一横指处的新会穴,因该部位肌肉薄,下面有骨头衬垫,用拇指尖或示指尖轻掐即

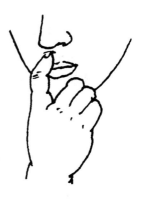

图26 指尖掐法

可。治鼻炎,取迎香穴,用示指尖轻掐较为方便。急救虚脱、昏迷等病症时,用小指尖掐人中穴,指甲靠鼻柱,指面向嘴唇,操作较为灵活。治喉痛、牙痛、呛咳、黏痰不易吐出和哮喘发作等症,用示指

尖掐三间穴较为方便,常常效果显著。治眼结膜炎,用示指尖掐鱼腰穴或四白穴、太阳穴,或中指两指尖(双手)同时各掐一穴也可。有些疾病的治疗,如需要取对称配穴,或上下配穴时可以用两手操作。如治心慌、呕吐,一手的拇指掐曲池,另一手的拇指掐足三里。治前头痛,可用两个示指同时掐两个太阳穴。诸如此类,均可根据病症和取穴的需要,灵活掌握。

(2)两指相夹掐法(图27):两指相夹,就是用拇指和示指的指面互相夹住穴位进行。这种方法可以一手操作,也可以两手同时操作。它在人体上能使用的穴位不如前者多,但有特点,就是两个指头可互相作衬垫,对穴位易于适当用力,患者产生的感觉较好,可增进疗效。有些穴位用针刺较痛,灸疗也不方便,用

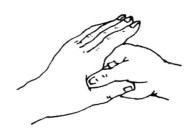

图27　两指相夹掐法

这种方法较好,可随时应用。它可夹一个穴,也可夹同一肢体上相对侧的两个穴,在能容纳并方便两指相夹的部位,又可同时接触许多穴(如耳部)。如治喉痛、牙痛,如果用一个指头掐或压合谷穴,没有产生应有的感觉,效果不明显,可以改在合谷穴上用两指相夹,就能提高疗效。又如治疗儿童食欲缺乏和消化不良,取手心的劳宫穴和足心的涌泉穴,一次点按三五分钟,一天进行二三次,常常有明显效果。

两指相夹的手法有四种。①掐法:即两指相夹穴位后,一指作衬垫,一指尖做掐法;②揉按法:即两指夹住穴位后,互相作衬垫,进行揉按;③弹拨法:例如治疗虚脱、四肢厥冷和肢端麻木症,取手指端上的十宣穴和足趾端上的十井穴,两指夹住指、趾头末节,向尖端弹拨,每个指(或趾)来回弹拨几次;④升降法:即两指夹住穴位,手指尖按一下(降),松开一下(升),一紧一松。有的正骨科老医生称它为"升降法"。例如治呕吐和心慌等症,两指夹住外关穴

和内关穴,夹紧十几秒钟松开几秒钟,或夹紧后揉按几下,再松开。如此反复进行,达到症状缓解或消除。治前臂痛、手指发麻和预防感冒,取曲池与少海、支沟、新义、四渎、三阳络等穴,两指顺序而下,手指到穴位时就降,不在穴位时就升。这样一升一降,来回做几次,不仅使患者臂膀舒松,全身也觉舒服。治小腿痛、怕冷,腓肠肌痉挛,失眠和肠胃胀气等症,取足跟部和内踝、外踝后面的太溪、昆仑、大钟、仆参、水泉和申脉等穴,小腿上的漏谷、外丘、三阴交和悬钟等穴,用同样方法,常有明显效果。这种方法,有时用于耳部,可以促进血液循环和解除疲劳。用拇、示两指,从耳根部到耳郭、耳垂,连续进行适当揉按,一直到耳朵觉得发热为止,颇有效验。

　　(3)二三指掐压法(图28)。这种方法又称掐压结合法。就是用拇、示两指,或拇、示、中三指在穴位上既掐且压。此法可用一手操作,也可以同时两手操作。主要用于背部、臀部和大腿部等较大面积的部位,其次是臂膀和小腿等部位。这些部位取用的穴位比较有限,除了治疗年老体弱患者的肩、背、头、腰和腿的疼痛以外,可作为不能做体力活动患者的辅助治疗,可以起到保健作用。肩、

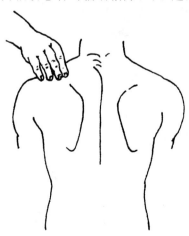

图28　二三指掐压法

背部常用的是大杼穴配肩井穴,拇指掐压大杼穴,中、示两指掐压颈根部,由浅入深,三个指头逐渐夹拢,当患者产生感觉以后,拇指先适当地重压穴位,然后轻快向上弹拨,随即松开。这样算作1次,可以连续做二三次,但不宜过多。取膏肓、天宗和肩贞配穴,拇指掐压膏肓穴,中、示两指掐压天宗、肩贞穴区,三指同时较重地掐压,进行揉按并逐渐挤拢,最后拇指在膏肓穴弹拨松开。上肢前臂取正中线上的穴,从上往下做游夹式的升降操作,上臂取天泉、消泺和清冷渊穴区,二三指的操作只宜轻度掐压往上提。臀部和下肢可用双手并列操作,两个拇指掐压腿外侧,两个中指、示指扶持内侧,但不能掐压股骨和胫骨。取环跳、新建、箕门、风市、中渎、阴市、梁丘、阳陵泉、足三里、上巨虚、条口和下巨虚等穴,从上向下按顺序掐压,同时拇指向外弹拨,每到阴市、梁丘穴区和阳陵泉、足三里穴区,多弹拨几下。

总之,此法刺激面积小,强度较大,为急证所常用。

[适用部位] 此法常用于四肢、头面部穴位。急救时人中穴常用本法。具体适用部位如上所述。

[功效] 活血、通络、止痛、开窍提神。

8. 捏法 捏法是用拇指与示、中两指或拇指与其余四指相对用力挤压肌肤的方法,称为捏法(图29)。

[操作方法] 操作时,双手用力夹住皮肤捻起,用力提拿,双手交替移动向前,要求均匀而有节律。施术时注意要将

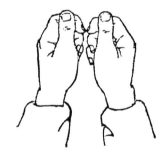

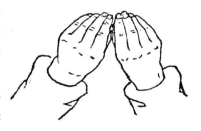

图29 捏法

皮下组织一起捏起。

［适用部位］　常用于脊柱,故又称为"捏脊疗法"。可用于治疗多种小儿疾病及成人腹痛、妇女月经病。

［功效］　疏通经络、活血化瘀。

9. 𢯐法　𢯐法是以手背面小指侧部分着力于体表一定部位上,通过腕关节的主动屈伸外转,使手掌连续来回滚动称为𢯐法(图30)。

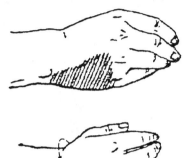

图 30　𢯐法

［操作方法］　操作时肩、肘、腕关节自然放松,以小指掌指关节背侧为着力点,吸定于治疗部位,紧贴体表,不能拖动、转动或跳动,保持一定的压力、频率,摆动幅度要均匀,频率为每分钟120～160次。压力要均匀,动作要协调而有节律。𢯐法压力大,接触面也较大。

［适用部位］　适用于肩背、腰、臀及四肢等肌肉较丰厚的部位。对风湿酸痛、麻木不仁、肢体瘫痪、运动功能障碍等病症尤为适用。

［功效］　舒筋活血,滑利关节,缓解肌肉、韧带痉挛并增强肌肉、韧带活动能力,促进血液循环及消除肌肉疲劳等作用。

10. 击法　击法,又称叩击法。在一定部位或穴位上,因用手指、手掌侧、拳头叩击的不同,故又分为指击法、掌击法和拳击法三种。

［操作方法］　常用的叩击手法有 3 种。①手指叩击法(图31):因动作如鸡啄米样,故又称啄法。其手形如梅花,故又称梅花叩。手指叩击法,可分中指端叩击法,即示指与拇指夹持中指进行叩击;三指叩击法,即拇指、示指、中指三指同时进行叩击;五指叩

击法即五指捏在一起进行叩击。②手掌叩击法(图 32):即将五指并拢伸直,拇指折于内侧,形如掌刀。用掌小指侧面,突击性叩击一定部位或穴位,反复叩击 12 次。如自行叩击,必须是在呼气时叩击,吸气时暂停。③拳击法(图 33):即将示指至小指向内侧强握,拇指轻置于屈指之上,形如拳头,然后用拳头(小指侧面)强力叩击,反复叩击 12 次。如自疗,呼吸方法同上。

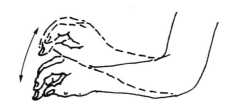

图 31 中指叩击

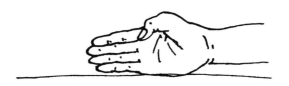

图 32 掌击法

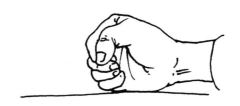

图 33 拳击法

　　以上 3 法,无论选择何法,在叩击时都要求手腕放松,要有弹性,防止手指僵硬,拳掌硬直。叩打时做到省力、力量集中,作用面积小或适中、刺激强度大、作用力深等。

　　此外,用桑枝棒击打体表或阿是穴(压痛点),则称为棒击法。

　　[适用部位]　手指叩击法,适用于身体各部位和穴位,常用于前额、颅顶、肩部、腰部和上下肢部位或穴位;手掌叩击法,适用于肩臂、后颈项部、腰背部、下肢大小腿部、足跟、足背、足底部和穴位,在没有药品应用时,最为适合;拳击法,适用于穴位范围广泛(即穴位集中部位)部位,尤其适用于下肢。因掌、拳叩击法叩击强度大,故又称为打击法。

　　[功效]　舒筋通络、行气活血;祛除瘀血、舒筋活络、消肿止痛;疏通经络、调和气血、散瘀消积。

　　11. 拍法　拍法,又称为拍打法。术者五指并拢,微屈,掌心呈空虚状,拍打体表一定部位,称为拍法(图 34)。

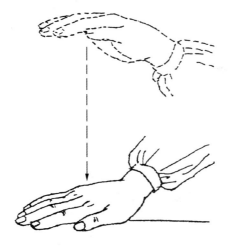

图 34　拍打法

［操作方法］ 操作时,术者腕关节放松,用力要轻。拍打时要稳而有节奏,频率为每分钟 100 次左右。

［适用部位］ 适用于腰背部及四肢等部位。

［功效］ 舒筋通络、理气止痛。

12. **振法** 振法,又称振颤法。有掌振法和指振法两种。

［操作方法］ 操作时用手指(中指或四指)或手掌着力于体表治疗部位上(或穴位上),前臂和手部用力按压,一轻一重,产生振颤动作(手指不可离开体表)。操作时力量集中于手指端和手指上。此法振颤的频率较高,着力稍重,常为单手操作,也可双手同时操作。

［适用部位］ 可用于人体各部位和穴位。

［功效］ 具有祛瘀消积、和中理气、消食导滞、调和肠胃的功能。

13. **点动法**

［操作方法］ 即医者在应用点穴法的同时,让患者根据病情运动关节,是一种医者与患者互相配合的方法。如颈椎病,在点压颈部时,让其活动颈部。

［适用部位］ 常用于骨外科和关节疾病的患部。

［功效］ 舒筋活络、行气止痛。

14. **分筋法** 又称拨筋法、刮法。

［操作方法］ 即用单拇指或双拇指的指端成垂直方向深压病灶、韧带,或肌纤维,并左右拨动。本法刺激较强,拨筋时用力不可过猛,防止再损伤。

［适用部位］ 本法适用于身体各部位,常用于肌肉、肌腱、韧带、骨膜的慢性损伤。

［功效］ 具有振奋经络、促进局部血液循环、分离粘连的作用。

15. **理筋法(又称顺筋法)**

［操作方法］ 即用单拇指或双拇指的指腹压于伤部,顺着韧

带、肌纤维或神经方向,自上向下地进行操作,保持平衡的指力,缓慢移动,舒展其筋。

〔适用部位〕 主要用于腰部和四肢损伤的软组织。

〔功效〕 舒筋活络、顺筋扶正。

病证有虚实,手法有补泻。上列 15 种点穴手法中,再根据刺激量和时间的不同,而又分为泻法和补法。即用轻刺激(指压用力稍轻)、指压时间短的(即每个穴位不超过半分钟)为补法,凡虚证皆宜;用重刺激(指压用力稍重或重的)、时间稍长(即每个穴位约1.5 分钟为宜)为泻法,凡一切实证皆可用之。一般来说,凡身体壮盛的病人,或急性疾病,大多宜用泻法;反之身体虚弱的病人,形体气血不足的虚寒,或慢性疾病,大多宜用补法;而虚实兼杂之证,宜介于两法之间或交替使用。15 法之中,又可各分补泻,由刺激量强弱、时间长短中求之。

(四)点穴的辅助与配合

在临床点穴治疗中,还可配合下列操作方法。

1. 辅助法 本法是医者与患者配合做下列动作,以增进疗效。一般常用的有下列两种操作手法。

(1)运动关节法:具体操作手法应随部位而定。

①颈部:常用的有旋转复位扳法(椎动脉型禁用)和垂直牵引法。

②肩部:常用的有摇法和提拉法。

③胸部:常用推伸法。

④腰部:常用的有扳法(即斜扳、侧扳、后扳)、旋转复位法(分坐位、卧位旋转复位法两种)、牵引法、背上摇晃法。牵引法又有卧式牵引法(也可加整复手法)、半悬垂直牵引推压整复法。背上摇晃法,即医者背上患者(背靠背),挽上患者两手,医者屈腰,立马桩左右摇晃数下。

⑤髋关节:摇法,仰卧位。

⑥膝关节：摇法，屈伸法。

⑦踝关节：摇法，屈伸法。

⑧腕关节：摇法，屈伸法。

运动关节手法操作时，用力应稳、准、狠，切忌蛮劲，防止加重伤情。

适用部位：用于运动整复颈部、腰部和四肢关节。

功效：滑利关节，恢复关节功能，顺筋整骨，整形复位。

（2）呼吸法：患者自疗之用。当采用点穴疗法时，如果患者呼吸不顺畅的话，会降低治疗效果，若能正确配合呼吸法，可以提高治疗效果3倍以上。具体操作方法如下。

①按压时的呼吸：即先吸一口气，一面缓缓吐（呼）气，一面进行点穴操作，点压6秒钟时将手指离开穴位。反复进行。

②叩击时的呼吸：即先深吸一口气，在叩击的同时，由鼻、口将气猛吐。

③抚摸时的呼吸：先深吸一口气，一面缓缓吐出，一面轻轻抚摸。

2. 配合法　在应用点穴疗法的同时，若能配合气功或其他民间疗法，可以提高临床治疗效果，缩短疗程，而收到事半功倍之效。例如：

（1）参用气功法：一方面可增强指力，提高点穴疗法的治疗效果；另一方面，又可祛病强身，巩固治疗效果。具体可见"功法"内容。

（2）以圆头针代指：当指力劲道不足，可以用圆头针代指进行点穴操作（图35）。现简述如下。

①圆头针的形状：一般常用的圆头针有两种。一种是小圆头针，即圆头较小只有小米大，像外科的探针，长度10厘米；一种是大圆头针，即圆头较大，其直径1.0～1.5厘米，长度10～17厘米，详见图35所示。圆头均是金属制的，再装配上其他材料的针柄即可。

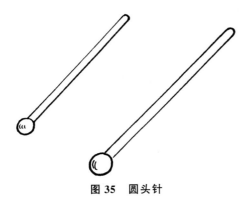

图 35　圆头针

　　圆头针的代用品比较多,如无专用工具可以利用类似圆头的东西代替。大圆头针可用钢笔柄端代替;小圆头针可用火柴、探针和秃头的铅笔等代替。

　　②握针手势和针刺方向:圆头针使用时不要刺伤皮肤和肌肉,只在体表一定的穴位上进行点按压。大小圆头针的执针手势和针刺方向各有不同。大圆头针握针柄的手势有两种:一种是手掌侧在里,手背侧在外,用于垂直刺的方向;另一种是手掌在下,手背在上,用于斜刺和横刺的方向。握针的手要指实掌实,有力而稳定。小圆头针,用拇、示两指,或拇、示、中三指执针柄,执针的手要指虚掌虚,柔中有刚,主要用于直刺,有时也可用于斜刺。

　　③使用和操作方法:大圆头针用于面积较大,而肌肉不易移动的部位。如背部、肩胛部、大腿外侧、膝关节以下足三里穴区,以及肘关节以下的新义、四渎穴区。如治疗风湿性肌肉痛、解除疲劳和日常保健,往往效果显著。操作时医者握针柄,圆头针贴在穴位上适当加压力,上下左右摇动或按住旋转(如揉压法)。还可以同时取附近的几个穴位,持圆头针上下来回按摩,例如取膏肓、神堂、大杼、风门、肺俞和肩外俞等穴。但应注意,不要碰到肌肉薄的骨头边缘,操作的手要柔软有力,运转灵活。不隔衣服点按时,按压不宜过重,在穴位上撒些滑石粉,以利滑动。

　　小圆头针适用性更大、更广,凡是可以用指尖掐和指压面压的部位都可以用,点穴法能治的病症它也能治,点穴不能使用的部位,它也可使用。它的针头又圆又小,点穴的范围小,如脚上的内庭穴和手上的液门穴等所在的部位,骨头多而面积狭窄,用点穴时不方便且会使患者不舒服,适宜用小圆头针治疗。有些敏感部位的穴位,也可以点按。

　　(3)必要时也可配用其他民间疗法,有利于提高临床治疗效果。

　　根据临床施术需要,还可配合《按摩疗法》中的摩法、拿法、擦法、抹法、搓法、抖法、捻法、刮法、摇法、扳法和拔伸法等操作手法操作。

(五)点穴操作中应注意的几个问题

　　1. 点穴的方向　点穴方向应以顺逆经络气血运行的方向为依据。即按顺方向为补,逆方向为泻。或依据向心点穴为补,离心点穴为泻。补虚泻实,以平为期。用以上方法定方向,也不是一成不变的,必要时还要根据病情,灵活掌握和运用,方为上策。

　　2. 点穴的顺序　一般而言,点穴时应男先左侧后右侧;女则相反。若时间不够,只要点按一侧穴位就可以了。在点穴治疗中,应根据病情,先点按主要穴位和部位,再点按配穴及次要穴位和部位。必要时,还可根据具体情况灵活变通。

　　3. 点穴的力度　点穴力度是取得疗效的重要一环。力度适宜,效果就好。一般而言,力度强一点,效果就好一些。特别是骨骼、关节、肌肉、韧带等部位的病痛,必须用较大的力度点按,才能取得较满意的效果,但也不宜用力过重,以免损伤骨膜。对年老体弱、关节较硬或肌肤娇嫩的患儿,不宜用力过重,只要有轻微的酸胀痛感就行了。有少数病人对痛感特别敏感,耐受能力较差,若术中发现病人脸色苍白时,应立即减轻力量或暂停手法。待病人休息片刻,恢复正常后,再行施术。

　　点穴时,用力要先轻后重,逐渐增加力度,一直增加到患者能接受的最大限度为止。同时术者点穴时,身体要放松,要善施巧劲,并不时变换手法和力度,以免引起自身疲劳。自我点穴时,若能持之以恒,长期下去,自然受益无穷。但应循序渐进,切不可操之过急。

4. 点穴的速度 点穴的速度应均匀和缓,切忌迅速。点按每一个穴位时,用力都要由轻到重,逐渐加大至治疗强度为宜。

5. 点穴的时间与疗程 治疗时间的长短,一般每个穴位以1~5分钟为宜;局部治疗以10~15分钟;大部位或多个局部的治疗,则需20~30分钟;有的疑难病症,则需要稍长的时间,约为50分钟。实际需要的时间,要根据具体情况而定,不宜划一。一般1日治疗1次,或隔日1次。疗程要视病种和病情来定,轻症1~3次为1个疗程,重症5~15次为1个疗程,有的慢性疑难病症,如半身不遂等,则以月或数月为1个疗程。1个疗程未愈,可隔日再行第2个疗程,直至疾病痊愈为止。

总之,慢性病、顽固性疾病,治疗时间宜长些;急性病、病因明确单纯,治疗时间可短些。同时,待疾病基本痊愈后,应坚持再治疗适当时间,以巩固疗效。

八、点穴疗法的优点与注意事项

(一)优点

点穴疗法,是民间疗法之精华,又是针灸疗法的重要组成部分,故而能长期在民间广为流传和应用,深受人民大众欢迎。因此,点穴疗法,既具针灸疗法的一般特点,又更具有自身特点。其优点很多,概括起来,主要有以下几个方面。

1. 简便易学 朱琏在《新针灸学》中说:"在防治疾病过程中,指针和金属针一样,可以起兴奋和抑制的作用,获得一定的疗效,它比金属针针术和艾卷灸术更为简便易学,随时随地可以进行。"

说明点穴疗法,简便易学,入门容易,比较容易掌握与应用,即使取穴,也不像针灸术那样难。因为点穴疗法接触的面积比针术大,作用于穴区,即使稍有偏差,亦不离穴区范围,故同样可以产生医疗效应。因此,诸多民间医生和普通群众都会使用,并且掌握了本疗法的一般知识和适用范围,在实际应用中也取得了一定的疗效。有文化基础的人当然更好,即使不懂医,没有文化的,也能学会使用,很适合城乡家庭民众互疗和自疗之用。若具有中医学功底,掌握脏腑经络学说理论的,则学起来更快,效果更佳。

2. **经济实惠** 本疗法的最大特点就是不用药物,不用医疗器械,不受条件限制,不花钱也能治好病。一般常见病,仅用本疗法治疗即可;即使有的病需配用中草药外治,也多是常用中草药,有的可以自行采集,取材甚便,花钱也少,所以能大大减轻患者的经济负担,而且节省药材、药品。因此,在缺医少药的地区,特别是边远农村、山区,更适用本疗法。

3. **治病范围广** 点穴疗法不仅能治疗慢性病,也能治疗急性病,临床各科都有适应病证。仅以本书收治的疾病为例,凡内科、儿科、妇科、伤科、外科、眼科和耳鼻咽喉科等临床学科许多常见多发病和部分疑难病症都可用本疗法治疗。朱琏在《新针灸学》中说:"点穴疗法,男女老幼都适用,尤其是对小儿和惧怕针刺的患者,更为适宜。点穴对许多常见的疾病,可以用来代替针灸,或者配合针灸进行治疗……特别是需要急救、手边又没有任何医具和药物的时候,可先用点穴抢救,我们曾多次在列车上、剧场和其他场所用点穴急救过晕厥的病人。"说明本疗法治病范围广,适用于男女老幼,又是急救良法之一。相信,通过医家和民间的不断实践总结、充实提高,本疗法能治好的疾病将日益增多,适用范围不断扩大。

4. **方便及时** 由于本疗法简便易行,疗效显著,不仅医疗部门使用,而且可作家庭自疗和互疗之用,既可节省治病往返时间,又可及早把病治好,即使赴医院就诊,也可即到即治。由于本疗法方便及时,随时随地可用,不受条件限制,正符合中医"贵在早治"的医疗观点。正因为如此,所以广大群众乐意接受本疗法治疗,也喜欢用本疗法自疗或互疗,日益受到人们的重视和欢迎。

5. 见效快、疗效高　无论是急性疾病、还是慢性疾病,是内病或外病,大多能用点穴疗法治疗,同时点穴疗法还可用于疾病的预防和美容、保健,而且,都有较好的疗效,有的用1次即可见效。即使对久治不愈的慢性病人,只要耐心坚持治疗,亦多获奇效。

6. 可补针术之不足　点穴疗法,既有针灸疗法相同之功,又有弥补针灸疗法之不足。《新针灸学》云:"人体上的头面部、颈后部、肩胛部、背部、锁骨下至第3肋间、臀部和四肢外侧等处的穴位,大都可以使用指针,并且可以产生与针术灸术基本相同的感觉。在有些穴位上,点穴刺激出现的感觉,有时比针术灸术来得快。在针疗时,如局部过敏致进针困难,或者起针时发生滞针和针刺不产生针感等,都可以使用点穴帮助。可在同一条线上点按别的穴位,往往立即可以见效。有些穴位不能针的,如在残废肢体或瘢痕,或者不能灸的,如口腔内的龈交穴,都可以使用指针……有些患者在病危时,可先试用点穴,观察其脉搏有无变化,以判断病情。"说明点穴疗法有其独特之处,可弥补针术灸术之不足,若配合针术又有相辅相成之效。

7. 安全可靠　点穴疗法比针灸疗法更加安全,它没有折针、弯针、滞针等的顾虑,也不会产生晕针和损伤皮肤。由于点穴治病是在"十二皮部"体表部位或穴位上施术,不刺入皮下,故而安全可靠,无不良反应。即使初学者,点穴手法不熟练,操作不规范,除给患者酸胀麻痛感觉外,绝不会有任何不安全的事故发生。所以,即使家庭自疗或互疗,也可放心大胆使用,不必顾虑。

由此可见,点穴疗法确具有许多优点,但绝不是说,不管是什么病,都可以用点穴疗法治疗,以"点穴"为万能,对其他疗法加以拒绝,这种思想是片面的,也是错误的。因此,在临床上应当根据不同的病情,选择不同的疗法,可以单用点穴疗法治疗的,就单用点穴疗法治疗,需要配合其他疗法治疗的,就配合其他疗法。总之,以能治好病,或减轻患者的痛苦为目的,切不可执一而论。

(二)注意事项

在应用点穴疗法治疗时,还必须注意下列各点。

1. 治疗前应详细询问病史,仔细检查,明确诊断,防止误诊。

2. 凡属前面所讲的"禁忌证和禁用部位"的患者,都不宜使用点穴疗法。如根据临床经验,可用本疗法,也只宜用轻手法或配合其他疗法使用,以策安全。

3. 根据病情制定好治疗原则与处方,选准穴位和应刺部位,选择好相应指法和操作方法。

4. 刺激强度要由轻而重,由重而轻。既要稳、准、狠,又要刚柔相济,用力均匀、适度。手法:虚证宜轻,实证宜重;年老体弱(或小儿)者宜轻,体壮坚实者宜重。时间:虚证宜短,实证宜长。实证多用泻法,故手法宜重,时间宜长;虚证宜用补法,故手法宜轻,时间宜短。而虚实兼见之证,又宜交替使用。如此掌握和操作,方能取得良好治疗效果。

5. 施术时要根据患者年龄、体质强弱和具体病情,灵活应用。对孕妇与禁针的穴位,也不可用点穴疗法。

6. 施行点穴后,若遇有被掐过的部位有刺痛时,可用手指轻揉几下,即可以解除,不必紧张。

7. 凡在冬季直接接触肌肤进行点穴时,实施者要事先温暖一下手指,以免患者受到冷刺激而感到不舒服。同时室内宜保持适宜温度,以免受寒着凉。

8. 术时思想要集中,切忌马虎大意、漫不经心,要随时注意患者的面部表情和面色的变化。如果不是昏迷的患者,应及时询问患者点穴中的感觉怎样,是否舒适。如出现异常情况,应及时调整手法,或改用穴位或中止治疗。如患者出现大汗、面色苍白等(一般不会发生),可能是因手法过重所致,应立即让患者取仰卧位,然后按照"晕针""昏厥"的穴位,如十宣、劳宫、人中穴等,采用掐法急救。

9.为了不断提高疗效,平时应加强练功,不断提高体力、臂力、指力和耐力,并不断进行手法(即指法)练习,这样,在应用时方能得心应手,运用自如,才能达到预期的治疗效果。

10.术者指甲要注意修整圆滑,指甲不宜过长,也不宜过短。过长,则容易刺伤皮肤;过短,又会影响疗效。同时,手指,尤其指甲部,术前要洗净,保持清洁。

11.患者与术者的体位要相适应,既要保持患者舒适,又要便于施术操作。患儿要由家长照顾抱好,以免因小孩哭闹而移动体位,术者也要随患儿体位变动而变换姿势(体位),以保证顺利操作。

12.对久治不愈的患者,应及时总结治疗方案(即处方)、刺激强度、指法和诊断等是否正确、恰当,必要时可作调整或配用其他疗法,或改用其他治疗方法,以免延误治疗。

下篇 疾病的点穴疗法

一、内科疾病

感　冒

感冒是以外感风邪为主的四时不正之气（六淫）或兼挟时疫之气所引起的一种外感发热性疾病，即西医学的上呼吸道感染性疾病。临床上以发热（体温一般不超过 39℃）、恶寒或恶风、头痛、全身酸痛、乏力、鼻塞流涕、打喷嚏、脉浮为主要特征。本病一年四季皆可发生，尤以冬、春两季为多见。因春冬两季气候多变，春为风气，冬为寒气，风寒相合，更易伤人，是临床常见多发病。又因为病人感受的病邪及兼邪之不同，体质强弱及感邪之轻重，所以在临床表现上也有伤风、风寒感冒、风热感冒和时行感冒（即流行性感冒）之分。

【病因】　六淫外袭，风为首领。"风为百病之长"，风邪侵袭，善行数变，每多兼挟，尤以挟寒、挟热之邪为多，或挟时疫之气。尤以身体虚弱，每遇气候变化，寒热失调时尤易罹患。一般来讲，感冒很少有发生传变的情况，且病程短而易愈，但时感重症、老人、婴幼儿、体弱患者，有时亦可变生他病。尤其年老体弱患者，一旦感冒，且多缠绵难愈，或反复发作。

【症状】　病邪有兼挟，病症有轻重。根据临床表现，凡外感以风邪为主的，称为"伤风"，症见头痛、鼻塞、流涕、怕风；挟寒邪的为

"风寒感冒"，以恶寒、发热、无汗、头痛、肢节酸痛、鼻塞声重、时流清涕、喉痒、咳嗽、痰稀白、脉浮紧、舌苔薄白而润为主；挟热邪的为"风热感冒"，以发热、微恶风寒、头痛头胀、咽喉肿痛、微渴欲饮、咳嗽、痰黄稠、汗出而不畅、脉浮数、舌苔薄黄为主；若兼挟非时之邪（时疫），且发病急，病情比风热感冒严重，并有传染性，易引起暴发或大流行，故称为"流行性感冒"，即古称"时行感冒"。

【疗法】

配穴方一　分为2组，一为大椎、曲池（双）；二为少商。治法：一组穴用指压法，以拇指或示指指腹，先强压大椎，再双手拇指指腹各强压曲池穴，每穴压1～1.5分钟，然后以三棱针点刺少商穴（双），各放血少许（1～3滴）。每日1次，至愈为止。主治：风热感冒。附记：验之临床，常收良效。

配穴方二　合谷（双）、风池（双）、大椎。治法：用指压法。强压风池，中压合谷，再轻压大椎。每穴各压0.5～1.5分钟，每日1次。若指压后，再在大椎穴上加灸3～5壮，效果尤佳。主治：风寒感冒。附记：多年使用，屡用皆验。

配穴方三　阳池、风池、大椎、曲池、合谷。治法：用指压法，或一指禅推法、点穴法。上穴每次交叉各取1穴，大椎每次必用，也可首次全用，后再按上法取穴。每穴各压0.5～1分钟，重复压2～3次。每日治疗1次，至愈为止。主治：感冒、发热、头痛等症。附记：多年使用，效果甚佳。

配穴方四　大椎至风门三角区。治法：用指压法。按三角区沿线和三角区内，自上至下，由内向外，依次强压，每次压6秒钟，重复进行2～3次，然后再在三点（即三穴上）各压0.5～1分钟。每日1次。主治：感冒。附记：多年使用，屡用屡验。

头　痛

头痛是患者自我感觉到的一种病症，在临床上较为常见。因头为"诸阳之会""清阳之府"。脏腑经络气血皆上会于头，故无论外感或内伤都可通过经络气血直接或间接地影响头部而致。头痛一证,既可单独出现,为病;亦可并发于其他疾病中,为症。中医学认为,头痛一证,急性为"头痛",慢性为"头风"。根据临床表现,一般又可分为外感头痛和内伤头痛两大类。又因其病邪随经络而致,故又有前额痛、后头痛、巅顶痛和偏头痛、满头痛之分。见症不同,治当详察。

【病因】 致因虽多,无非外感(六淫)和内伤(七情)所致。"伤于风者,上先受之"。"高巅顶之上,唯风可到"。所以外感头痛,以风邪为多。因"风为百病之长",为病每多兼挟,故又有风寒头痛、风热头痛、风湿头痛之分。内伤头痛,多因七情内伤,脏腑失调,气血不足所致,故又有肝火头痛、气滞血瘀头痛,或阴阳气血各有偏虚而引起血虚头痛、阴虚头痛、气虚头痛和阳虚头痛。

【症状】 急性头痛多为外感,慢性头痛多为内伤。

外感头痛,起病较急,常伴有恶寒、发热、鼻塞、流涕等表证。主要有以下3型:①风寒头痛,症见头痛时作、遇寒则甚、痛走项背、恶风畏寒、口不渴、鼻塞、苔薄白、脉浮紧。②风热头痛,症见头痛且胀伴眩晕,甚则如坐舟中,面目红赤,发热恶风,有汗,或尿短赤、便结,或渴欲饮,舌尖红、苔薄黄、脉浮数或弦数。③风湿头痛,症见头痛而沉重,如遇阴雨天气时尤甚,或伴有肢体困重疼痛,腰膝酸胀,有下坠之感,纳呆呕恶,舌苔白腻、脉濡缓。不过皆以头痛为主,其他伴随症状一般较轻。

内伤头痛起病缓慢,时发时止,缠绵难愈。主要有以下6型:①肝阳(火)头痛,症见头痛眩晕、心烦易怒、面红目赤、口苦、舌红、苔薄黄、脉弦有力。②痰浊头痛,症见头痛昏蒙、胸脘满闷、呕恶酸浊、舌苔白腻、脉滑或弦滑。③肾虚头痛,症见头痛且空、腰膝酸软、遗精带下、耳鸣眩晕、苔少、脉细或沉弱。④瘀血头痛,症见头痛日久,痛处固定不移,痛如锥刺,或有头部外伤史,舌黯有瘀斑、脉细涩。⑤气血不足头痛,症见头晕目眩、乏力、面色㿠白。⑥厥阴头痛,症见巅顶疼痛,甚则呕吐痰涎,肢冷,脉沉细、舌苔白。

【疗法】

配穴方一 压痛点:患者取俯卧位,用 10 厘米高的枕头垫在前胸,使头低下靠床,医生双手中指沿少阳三焦经在颈项段,循行路线上左右对照查找具有凸起顶手的压痛点,一般多在乳突后下方,胸锁乳突肌后缘,约平下颌角处的天牖穴触到,然后用钢笔记上符号。治法:用推压法。医生先在三焦经颈项段轻轻推拿,接着用拇指尖对准顶手的天牖穴向健侧同名穴顶推,若压痛点消散,表明点穴成功;若压痛点仍在,可再施穴 1 次,或者在手太阳小肠经的天容穴和阿是穴辅以点穴亦可奏效。手法分轻、中、强 3 种,因人体质而异。隔日 1 次,1～3 次即可。主治:颈源性头痛。附记:共报道治疗 461 例。结果:痊愈 161 例,显效 299 例,无效 1 例。

配穴方二 列缺(双)、太阳(双)、印堂、百会、风池(双)、合谷(双)。治法:用指压法。以拇指或示指指腹依次以中、强度手法各按压 0.5～1.5 分钟,头痛未止,可再施点穴 1 次。每日 1 次,一般 1～3 次即可。主治:头痛。附记:多年使用,一般头痛多可缓解,或痊愈。

配穴方三 分 2 组。一组为头窍阴、风池、脑空、后顶、后溪;二组为印堂、太阳、听宫、列缺。治法:用指压法、揉压法。后头痛取一组穴,前额痛取二组穴。一组穴依次各指压 0.5～1 分钟;二组穴从印堂向太阳、听宫推压多次,再强压列缺 1 分钟。效果不显,再重复施术 1 次。隔日 1 次,一般 1 次多可见效。主治:前、后头痛。附记:多年使用,屡用屡验。

配穴方四 阿是穴、头维、百会、风池、太阳、合谷。治法:用指压、揉压、一指禅和叩击法。先用拇指揉压百会,然后转用双手示指按压风池、头维、太阳,各 0.5～1.5 分钟,再强压合谷、阿是穴,最后用五指叩击阿是穴。隔日 1 次。主治:各种头痛。附记:临床屡用,效果甚佳。

偏 头 痛

偏头痛是由脑血管功能紊乱引起的一种剧烈性头痛。其痛多在一侧,时痛时止,多呈周期性发作。一发作可持续数小时或数日,以后逐渐减轻而至缓解,常在入睡后完全缓解。本病多见于女性,多在青春期发病,其中部分患者与月经周期有密切关系。男性亦可发生,而以中老年人为多见。

【病因】 多因痰浊中阻,或风邪上窜、痰扰清阳所致。病在少阳经,与肝胆有关。

【症状】 偏头痛多痛在一侧。开始发作前常有先兆症状,如患者先有嗜睡、倦怠、忧郁感或眼前出现闪光、暗点,有时还可出现面唇和肢体麻木、失语等,20~30 分钟即发生偏头痛,剧痛难忍,但多可自行缓解。本病多为慢性,可延至数年或十数年之久,反复发作,缠绵难愈。

【疗法】

配穴方一 太阳、风池、悬颅、头维、中渚。治法:用揉压、指压法。先以双手拇指揉压前 4 穴各 1.5~3 分钟,再强压健侧中渚穴 1 分钟。一般 1 次可缓解症状,隔日 1 次。主治:血管神经性头痛、偏头痛。附记:多年使用,效果颇佳。

配穴方二 印堂、太阳、颔厌、悬颅。治法:用推压、揉压法。先用双手拇指腹从印堂至眉棱骨上缘向太阳穴推压 5~10 遍。患侧用重手法,健侧用中轻手法。然后再揉压颔厌、悬颅各 1.5~3 分钟。一般 1 次多可缓解。隔日 1 次。主治:偏头痛。附记:多年使用,效果甚佳。

配穴方三 ①内关、外关。②太阳、风池。治法:任选一方。方①用捏指法:术者用拇指、示指同时叩掐对侧的内关、外关穴 30~50 下。必要时,左右交替进行。每日 2~3 次。方②用点按法:术者用一手拇指点按患侧太阳穴,另一手拇指、中指同时点按两侧风池穴 30~50 下。点风池穴时配合向下推按更好。每日

2～3 次。主治:偏头痛。附记:验之临床,效果均佳。用上 2 方各治疗 15 例,经治 3～7 日,方①治愈 5 例,有效 8 例,无效 2 例,方②治愈 7 例,有效 7 例,无效 1 例。

三叉神经痛

三叉神经痛,属中医学"面痛""偏头痛"范畴,是三叉神经分支范围内反复出现阵发性、短暂闪电样、刀割样、火灼样疼痛,无感觉缺失等神经功能障碍,检查无异常。多发生于 40 岁以上,尤以女性为多。

【病因】　原因不明。中医认为病因与头痛基本一致,多因风寒、风热阻络或肝火上逆,气虚瘀阻等所致。

【症状】　三叉神经痛,仅限于三叉神经感觉分布区内,不扩散至后头部,一般分为发作期与缓解期。发作期起病急骤,疼痛剧烈,为阵发性。痛如刀割、锥刺、火灼、电击样阵痛,其来去突然,持续时间仅几秒至几分钟。频率自 1 日数次至 1 分钟多次。多深夜发作,可将患者在熟睡中痛醒。疼痛可因触及面部某一点(如谈笑、刷牙、洗脸时)而诱发,该处称为扳机点。通常多发于三叉神经的第 2 支与第 3 支,单发于第 1 支者较少见。疼痛多于上下唇、鼻翼、眼眶等处开始向外放射。在发作数周或数月后常可自行缓解数月至数年,即为缓解期。病程越长,发作愈剧烈,缓解期愈缩短。

【疗法】

配穴方一　压痛点 2～3 个(可在头面部处寻找)。治法:用指压法。以示指或拇指指腹在压痛点上各强压 1.5～3 分钟,至痛缓解,然后在疼痛区内用五指叩击数遍。隔日 1 次。主治:三叉神经痛、面痛、偏头痛。附记:多年使用,屡用屡效。

配穴方二　太阳、颊车、肩俞(均取患侧)、合谷(健侧)。治法:用指压、揉压法。先在前 3 穴用前两法交替进行。视体质强弱,用中、强手法,然后强压合谷 3 分钟。效果不显则可再施术 1 次。隔日 1 次。主治:三叉神经痛。附记:验之临床多效。

配穴方三 ①眼支痛:阳白、头维、足临泣。②上颌支痛:颧
髎、合谷、外关。③下颌支痛:下关、颊车、内庭。治法:方①(眼支
痛)用示指或拇指指腹揉按阳白、头维穴,用力稍轻,各连续揉按
2～3分钟,直至局部出现酸胀感为止。再用示指尖用力切按足临
泣穴,每隔20秒钟放松1次,反复切按几十次,直至局部出现极强
酸痛感为止。

方②(上颌支痛)用按、扣法:用示指指腹扣按颧髎穴,用力中
等,每隔20秒钟放松1次,如此反复几十次,至现较强酸感为止。
再用拇指指尖切按合谷、外关穴,用力较重,至出现较明显的酸痛
感为止。

方③(下颌支痛)用按、扣法:下关、内庭穴治疗方法同上合谷
穴相同。用拇指指腹扣按颊车穴,用力中等,每隔20秒钟放松1
次,反复扣按2分钟后改用拇指指尖切按该穴,每隔20秒钟放松
1次,直至出现较明显酸胀感为止。

上3方均为每日或隔日1次,至治愈为止。主治:三叉神经
痛。附记:临床验证数例均效。

支 气 管 炎

支气管炎,属中医学"咳嗽""痰饮"等范畴。临床以咳嗽、咳痰
或干咳为特征,是临床常见多发病。

【病因】 古谓:"五脏六腑,无不令人咳。咳证虽多,无非肺
病"。原因虽多,皆可责之于肺。无论外感与内伤皆可诱发本病。
根据临床表现,一般分为急性支气管炎和慢性支气管炎两大类。
急性多因外感风寒、风热或风燥之邪;或由口鼻而入,或由皮毛而
受。邪袭肺卫,以致肺气不宣,清肃失职,痰饮滋生,肺气上逆或感
受燥气,肺津受灼,痰涎黏结所致。此多属外感咳嗽。慢性多因脏
腑有病,或脏腑功能失调,累于肺所致。或急性失治,或治不彻
底,或因反复发作,可变成慢性支气管炎。慢性继发感染,感受外
邪,也可引起急性发作。急性支气管炎,多属外感咳嗽;慢性支气

管炎,则多为内伤咳嗽。

【症状】　初起常有喉痒、干咳等上呼吸道感染症状,发病一二日后,咳出少量黏痰或稀薄痰,以后逐渐转为黄稠痰或白色黏痰,可持续 2～3 周,常伴有发热、头痛等全身症状,慢性支气管炎则早、晚咳嗽加重,痰多呈白色,稀薄或为黏性痰,反复发作。如继发感染,或伴有全身症状和吐脓痰,如经久不愈,严重者可导致肺气肿或肺源性心脏病,且患者的体质多比较虚弱。

【疗法】

配穴方一　厥阴俞、肺俞。外感咳嗽配大椎穴。治法:用指压法。只要在上穴各强压 6～10 秒钟,重复压 3 次,即可见效。采用此法时,必须边呼气边进行。隔日 1 次。主治:急性支气管炎。附记:多年使用,颇具效验。

配穴方二　肺俞、合谷、列缺(均取双侧)。治法:用指压法。从合谷→列缺→肺俞,同时强压各 3～5 分钟。若仍未缓解,再重复施术 1 次。隔日 1 次,至愈为止。主治:外感咳嗽。附记:有人多年使用,常收良效。

配穴方三　少商、商阳、合谷(均为双侧)。治法:用指掐法。依次各掐压 1.5～3 分钟。证重者,压后再在少商、商阳用三棱针点刺各放血少许。隔日 1 次。主治:风热咳嗽。附记:一般 1～3 次即可缓解或痊愈。

配穴方四　天突。咳痰困难配三间。治法:用指压法。配合呼吸法,每次强压 1 分钟,重复进行 3 次即可。隔日 1 次。三间穴用指掐法,每次掐压 3～5 分钟。主治:急、慢性支气管炎。附记:多年使用,屡收良效。若为小孩可减轻用力,增加次数,效果亦佳。

支气管喘息

支气管喘息,又称慢性喘息性支气管炎,属中医学的"咳嗽""痰饮""气喘""肺胀"等范畴,简称"咳喘"。本病一年四季皆可发病,尤以冬春二季发病较多或加重,是临床常见多发病,发病率高,治愈率低,严重地危害身体健康。成年人与小孩均可发病。

【病因】 多因身体虚弱,痰伏肺窍,复因气候骤变,外邪袭肺;或饮食不节,脾虚痰湿,壅遏于肺;或接触其他物品受刺激而诱发;或因脏腑功能失调,肾虚不纳,由此而影响及肺,均可导致肺失宣降而气上逆,咳喘并作或由慢性支气管炎转化而成。

【症状】 突然发病,多见于夜间,咳喘并作,先咳后喘,痰多、气急、胸闷,发作时呼吸困难而不能平卧,吸气短而急,呼气急而长,严重时有发绀现象。有时咳出少量黏液性痰,喘促也逐渐缓解。听诊时可听到弥漫性啰音。且经常反复发作,经久不愈。本病以肺脾虚弱者为多见,肾虚者少。

【疗法】

配穴方一 在第6、7颈椎棘突间的两旁及棘突部。治法:用指压叩击法。同时强压两旁3～5分钟,再叩击棘突部十数下。每日或隔日1次。主治:支气管喘息。附记:验之临床,确有一定的效果。本病贵在坚持治疗,可望获愈。若能配合中药汤剂内服,则效果更好。

配穴方二 颈椎第6、7棘突间的两旁。痰多配丰隆,外感配大椎。治法:用指压法。患者取正俯坐位,医者立于背后,强压上述穴位和部位各3～5分钟。一般1～2次即可见效。每日或隔日1次,坚持治疗,直至痊愈。主治:慢性喘息性支气管炎。附记:若同时配用第1～5胸椎棘突间的两旁强压,棘突部叩击,则效果尤佳,并可缩短疗程。若其他呼吸系疾病配用此法,效果亦佳。

配穴方三 第6颈椎至第3胸椎旁开1.5寸区。治法:用指压法和叩击法。依椎间隙旁,自上向下各指压1～1.5分钟,再重点强压各椎棘突间两旁各1.5～3分钟,棘突部各叩击10数下(用指重叩)。隔日1次。主治:支气管喘息。附记:多年使用,确有一定的疗效。坚持治疗2～6个月,大多可获显效。

支气管哮喘

支气管哮喘,早在《内经》中就有"吼病""喘急""呷咳"等名描述,至金元时期才以"哮喘"命名,是临床常见多发病。无论成年人或小儿,一年四季均可发病,尤以冬季及气候急骤变化时发病较多。

【病因】 多因身体素虚或因肺有伏痰,一遇外感风寒,精神刺激,抑郁或环境骤变,吸入粉尘,以及饮食不节等因素,皆可触动肺内伏痰,而诱发本病。发作时,痰随气动,气因痰阻,相互搏击,阻塞气道,肺气上逆而致哮喘发作。

【症状】 突然发作,呼吸急促,胸闷气粗,喉间有哮鸣声,喘息不能平卧,多呈阵发性发作,或伴有烦躁、神萎、面色苍白,或发绀、出汗,甚则神志不清等症状。临床一般分为急性(发作期)和慢性(缓解或迁延期)两类。前者病变在肺,症分寒热;后者累及脾肾,三脏皆虚。

【疗法】

配穴方一 肺俞(双)。治法:用揉压法。患者取俯坐位,医者站在患者背后,将两手搭在患者背肩上,用双手大拇指各按脊椎两侧肺俞穴上,以轻重适度的手法揉压,连续3～5分钟,其喘可止。主治:哮喘。附记:本病之治,先用点穴(取揉压法)缓其冲逆,平其哮喘以治标。继用散寒解热,化痰降气之加减射干麻黄汤以治本,每收良效。方用炒枳壳、炙麻黄、炙甘草、杏仁泥、前胡、款冬花、紫菀、法半夏各10克,海蛤粉15克,细辛、五味子各2.5克,鲜生姜3片,大枣3枚(此系成年人剂量,如系小儿一剂可分2～3日,8～15次服完)。水煎1小时,分3次温服。久病重病,可连服3日,其哮当平。如此配合用之,疗效显著。若患者用过激素治疗,则此方效果较差。

配穴方二 大椎、肺俞、合谷、丰隆。视病情可酌配喘息、膈俞,或华盖、天突。或配灸膻中、气海。治法:用揉压法。可先用双手拇指揉压上述主穴各1.5～3分钟,视病情,寒证用中手法,并加灸膻中、气海;热证用重手法。效果不显,可酌加揉压配穴。每日或隔日1次。主治:支气管哮喘。附记:对顽固性哮喘病例,常配用梅花针在颈前部和手指末梢部进行轻叩刺,则效果更好。

　　配穴方三　膻中、定喘、肺俞、尺泽、关元。治法:用按、压、揉法。先用拇指指腹轻轻扣按膻中穴2～3分钟,然后改用揉法轻轻揉按该穴1～2分钟,至局部出现胀感为止。再用拇指指腹用力扣按定喘穴,按压半分钟后,放松10秒钟,一按一松,反复数十次,至局部出现胀重感为止。然后用拇指指腹扣按关元穴,用力宜较轻,或与揉法结合进行,持续按压1～2分钟,至局部出现轻微胀感即可。此法适用于脾肺气虚和肾不纳气咳喘甚者。每日或隔日治疗1次,15次为1个疗程。主治:支气管哮喘。附记:坚持治疗,效果甚佳。若能配合药物内服与外敷,则可缩短疗程,提高疗效。

坐骨神经痛

　　坐骨神经痛,其痛始于臀部,沿股后侧、腘窝、小腿后外侧面而放射至足背,属中医学"痹证"范畴,是临床常见多发病。本病多为慢性,病程缠绵,根治颇费时日。

　　【病因】　多因风寒湿邪侵袭,阻滞经络所致。或为椎间盘突出,坐骨神经附近各组织的病变如髋关节、骶髂关节疾病、脊椎炎、肌炎、子宫及前列腺癌肿、腰骶脊髓及其神经根的肿瘤等均能引起本病的发生。前者多属痹证范畴,后者多继发其他疾病。

　　【症状】　腰和下肢疼痛,多限于一侧,痛先从臀部开始,并向大腿的外侧、后面、小腿的外侧后面、外踝、足背等的一部或全部放射,痛为间歇性或持续性,在走路、运动、咳嗽及用力大便时则痛剧,夜间比白天厉害。

　　【疗法】

　　配穴方一　环跳、风市、阳陵泉、绝骨(均取患侧,间配健侧)。或配委中(刺血)。治法:用指压、推压法。强压上穴区各3～5分钟,片刻后再重复施术 1 次。每日或隔日 1 次,5 次为 1 个疗程。主治:坐骨神经痛。附记:一般 1～3 个疗程即可见效。

配穴方二　压痛点(从臀部至大、小腿后外侧正中线上寻找压痛点、两侧同取)2～3 点。治法:用指压、点穴法。强压压痛点,每点每次压 1～1.5 分钟,如此重复做 10 次,或配合呼吸法。先压患侧,再压健侧。每日或隔日 1 次。主治:坐骨神经痛。附记:多年使用,效果颇佳,坚持治疗可愈。

配穴方三　环跳、秩边、承扶、委中、承山、关元俞(均取双侧)。治法:用指压、点穴、推压法。从关元俞、环跳至承山穴,先患侧到健侧,每穴强压 3～5 分钟,或两手同时进行操作。每日或隔日 1 次,或指压后,再用梅花针在上述穴位区重叩刺 5～10 下,则效果更好。主治:坐骨神经痛。附记:验之临床,确有良效。

配穴方四　关元俞、胞肓、环跳、秩边、承扶、委中、承山(均双侧)。治法:用指压法。首次取双侧,以后交叉取单侧。从上至下,依次强压,每穴 3～5 分钟,毕后,再重复揉压 1 次,每穴 5 分钟。隔日 1 次,5 次为 1 个疗程。主治:坐骨神经痛。附记:多年使用,效果显著。

肋间神经痛

肋间神经痛,属中医学"胁痛"范畴。两胁为肝胆经所布,故经云:"肝病者,两胁下痛"。

【病因】　多因情志失调、肝气郁结,或瘀血停留,或复受风寒侵袭而诱发。

【症状】　胁痛,多在一侧或两胁俱痛,痛连小腹或胁下结块,刺痛不移,或足寒转筋。

【疗法】

配穴方一　辄筋、膈俞、肝俞、膻中、期门、支沟(均取双侧)。治法:用指压、揉压、指掐法。前 3 穴用强压,每穴 1.5～3 分钟,膻中、期门用揉压(手法轻中度),每穴 1～3 分钟。再指掐支沟 3～5

分钟,均用双手同时操作。每日或隔日 1 次。主治:肋间神经痛。
附记:验之临床多有效。

配穴方二 外关、支沟、足临泣(均取双侧)。治法:用指压法。
自手至足,双手同时操作。每穴强压 1.5~3 分钟,手法用力由轻
到重。或配合呼吸法,每穴强压 10 余次,每次 6 秒钟。每日或隔
日 1 次。主治:肋间神经痛。附记:多年使用,颇具效验。

配穴方三 阿是穴(压痛点)、支沟、足临泣。治法:用指压、揉
压法。先揉压阿是穴 3~5 分钟,再强压支沟、足临泣各 1~5 分钟
后,一般多可缓解。每日或隔日 1 次。主治:肋间神经痛。附记:
临床屡用皆验。

配穴方四 支沟、太冲、内关、外关、期门、肝俞。治法:用按、
捏、揉法。先用拇指指端置于支沟穴上,其余四指置于该穴背面,
拇指用重力捏按支沟穴,每隔 20 秒钟放松 1 次,反复捏按 5~7 分
钟,至局部出现明显酸胀感为止。其次用拇指指端置于太冲穴上,
其余四指置于足底,拇指用重力捏按太冲穴,每隔 20 秒钟放松 1
次,反复捏按 5~7 分钟,至局部出现强烈酸胀感为止。又用拇指
指腹置于内关穴上,示指指腹置于外关穴上,两指同时用重力捏
按,每隔 20 秒钟放松 1 次,反复捏按 5~7 分钟,至局部出现强烈
酸胀感为止。然后用拇指指腹轻轻揉按期门穴 3~5 分钟,至局部
出现轻微胀感为止;用重力扪按肝俞穴,每隔 20 秒钟放松 1 次,反
复扪按 3~5 分钟,至局部出现较明显胀重感为止。每日或隔日治
疗 1 次。主治:肋间神经痛。附记:有人用本法治疗 50 例,经治疗
5~10 次后,痊愈 30 例,显效 9 例,有效 10 例,无效 1 例。

关 节 炎

关节炎,可分为风湿性关节炎与类风湿关节炎,属中医学"痹
证"范畴,是临床常见多发病。

【病因】 经云:"风寒湿三气杂至,合而为痹,风气胜者为行
痹,寒气胜者为寒痹,湿气胜者为着痹。"又三气杂至,非寒不成,虽

有风有湿亦附于寒而已。又寒从阳化热,遂成热痹。种种不一,皆因从化之故也。又三气杂至,非虚不受。故经云:"正气存内,邪不可干,邪之所凑,其气必虚。"所以本虚标实而以标为急,邪客关节,痹阻不通,不通则痛,遂成斯疾。

【症状】　关节炎皆以痛、酸、麻、重为主要临床特征,或有屈伸不利,活动受限,或红肿灼热,或关节变形。其痛多游走不定,或固定不移,或沉重胀麻。

【疗法】

配穴方一　风市、环跳、阳陵泉、足三里、三阴交、申脉。治法:用指压、点穴、推压法。在上述穴位上用拇指推压或用示指点压,指力由轻到重,各强压 1.5～3 分钟。反复进行 2～3 次。每日或隔日 1 次。配合运动关节。主治:下肢风湿性关节炎。附记:坚持治疗,必见其功。

配穴方二　膝眼、足三里、膝阳关、阳陵泉等穴。治法:用掌揉、搓,指揉、点、叩、运拉等手法。患者取坐位或卧位。医者站在患者体侧进行。在膝关节的周围指揉、点、叩上述穴位,在膝眼、膝阳关各点按 100～200 下;阳陵泉、足三里各 3～5 分钟。最后运拉膝关节。主治:膝关节炎(风寒湿痹)。附记:屡用有效。

配穴方三　根据病变部位取穴。肩关节炎取肩井、肩髃、肩髎、曲池。肘关节炎取曲池、天井、手三里。腕关节炎取外关、中渚、八邪、后溪。髋关节炎取秩边、环跳、关元俞、风市。膝关节炎取梁丘、血海、膝眼、阳陵泉、足三里。踝关节炎取悬钟、昆仑、解溪、丘墟。趾关节炎取申脉、足临泣、公孙、八风。四肢窜痛取曲池、合谷、阳陵泉、足三里。全身窜痛取风池、大椎、肝俞、关元俞、申脉。以上均配阿是穴(压痛点),同时上述配方可根据病情加减。原则是以局部取穴为主,即按病变部位而定。治法:用推压、揉压、指压、叩击和配合运动关节法。

随症选用上述手法在应刺部位或穴位上用推、压、揉、点、叩,反复操作。手法强度视病情、体质而定。最后活动、牵拉关节。每日或隔日 1 次,5～10 次为 1 个疗程。主治:风湿性关节炎。附记:原为针刺疗法处方。笔者改用点穴疗法,也收到较好的疗效。贵在坚持,久治必有效。

配穴方四 主穴:曲池、合谷、肩井、风池、内关、委中、足三里、阳陵泉、涌泉;配穴:阳溪、大陵、肩内陵、天宗、脾俞、肾俞、肝俞、三阴交、悬钟、太溪。治法:用按、捏、揉、拿、拔、擦法。先充分按揉拿捏病变的关节部;再按揉或拿捏曲池、合谷、肩井、风池、阳溪、内关、委中、足三里、阳陵泉、悬钟、太溪等穴位各 10～20 次。按揉脾俞、肾俞、肝俞穴各 100 次。然后尽量屈伸病变关节各 5～10 次,捻捏手指各关节 3～5 分钟,拔拉各指各 1 次,擦涌泉穴 200 次。每日治疗 1 次,1 个月为 1 个疗程。主治:类风湿关节炎。附记:本病为顽固之疾,根治颇费时日。若能坚持治疗,持之以恒,其效始著。曾用此法治疗 15 例,经治疗 1～3 个疗程,痊愈 3 例,显效 6 例,有效 5 例,无效 1 例。

若有脊柱病变的,要搽按脊柱两侧的肌肉 5～10 分钟,按压脊柱 3～5 遍。若配以热敷患部,有利于提高疗效。

肩关节周围炎

肩关节周围炎,简称"肩周炎",又名肩凝症,古称"漏肩风""五十肩",是临床常见多发病。

【病因】 多因露肩贪凉,风寒湿邪乘虚侵入,郁滞关节所致。

【症状】 肩关节酸痛,活动则痛剧,甚则活动受限,抬举不能等。

【疗法】

配穴方一 臑俞、肩髃、肩髎、肩贞、外关(均取患侧)。治法:用揉压法。前 4 穴,每穴用拇指揉压 1.5～3 分钟,再强压外关 3～5 分钟,然后活动、牵拉关节。每日 1 次。主治:肩关节周围炎。附记:多年使用,确有良效。

配穴方二 肩井、肩髃、肩贞。后伸困难配尺泽;肩臂上举困难配曲池、条口;内收困难配后溪、申脉;外展困难配膈俞、内关。治法:用指压、揉压法。主穴用指揉压各 1.5～3 分钟,配穴用指压各 1～3 分钟。然后活动、牵拉关节,再用手内掌搓热后按住患肩揉按数下。每日 1 次。主治:肩周炎。附记:多年使用,屡用皆验。

配穴方三　肩髃、肩前、肩贞。治法:用按、揉、击、掐法。先用单手或双手拇指重叠,重按、轻揉患侧肩髃穴 100～200 下;再以拇指、中指分别对准肩前、肩贞穴进行叩击、掐按各 100～200 下;然后双手指间交叉,合掌按住患者肩部,以掌根相对按揉 50～100 下。术毕令患者配合进行甩臂、耸肩活动。每日治疗 1～2 次。主治:肩关节痛。附记:用本法治疗 58 例,经治疗 7～15 次,全部获效。其中治愈率达 67% 或以上。

配穴方四　主穴:肩内陵、肩髃、肩井、曲池、合谷。配穴:天宗、极泉、内关、阳陵泉、足三里。治法:用𫐐、捏、按、拿、点、拍、摇、揉法。先用𫐐法或拿捏法施于肩前部及上臂内侧,往返 5～10 遍,并配合患肢的外展、外旋被动活动。此法适用于肩前部。次在肩外侧和腋后部施𫐐法或拿捏法,配合按、拿肩髃和局部压痛点及患肢上举内收等活动,往返 5～10 遍。再在颈项部及肩胛部施以𫐐法或拿捏法,并配合患肢后弯、上抬等活动,反复操作 5～10 遍,拿捏肩井、曲池、合谷穴各 20～30 次,按揉天宗、阳陵泉、足三里穴各 10～20 次(或 3～5 分钟);再用中指指端勾点极泉穴 10 次左右,用手掌拍打肩部 2～3 分钟。然后拉双手向后,由健手拉住患肢腕部,渐渐向上拉动 10～20 次。然后摇动肩关节,并使肩臂旋转至最大允许范围,顺、逆时针各 10 次左右。最后以手掌擦患肩部及上肢以热为度。每日治疗 1 次,10 次为 1 个疗程。主治:肩关节周围炎。附记:有人用本法治疗 85 例,痊愈 57 例,显效 11 例,有效 15 例,无效 2 例。

治疗期间免提重物,注意局部保暖,加强功能锻炼。局部可配合热敷,每日 1 次,每次 10 分钟。防止烫伤。

神 经 衰 弱

神经衰弱涉及中医学的"不寐""心悸""郁症""虚损""遗精""阳痿"等病症,是大脑皮质兴奋与抑制平衡失调引起的一种功能性疾病。临床所见,大致属功能减退一类病变反应,其证多虚。

【病因】 中医学认为,人的意识、思维、情志等活动,皆属心肝所主,所以神经衰弱一证离不开心肝功能活动的衰退或亢进,但与脾肾有关。所以本病之起多因思虑过度、劳伤心脾;房事不节、肾气亏损;情志不舒、肝气郁滞;肝肾阴虚、虚火上扰;心胆气虚、神志不宁;脏腑失调,阳不交阴所致。

【症状】 症状繁多,临床表现极为复杂,一般常见的有头痛、头晕、耳鸣眼花、疲劳气短、消化不良、失眠多梦、心悸健忘、焦虑不安、精神不振、遗精阳痿或月经不调以及其他的症状。

【疗法】

配穴方一 神门、百会、印堂、风池、三阴交(前穴、后2穴均取两侧)。治法:用指压、揉压、推压法。先揉压百会,再用双拇指从印堂各向头额部推压,再双手拇指或示指指腹压风池、神门、三阴交。每穴揉压1~1.5分钟,然后再重复揉压1次。每日或隔日1次,5次为1个疗程。主治:神经衰弱。附记:多年使用,坚持治疗,确有一定效果。

配穴方二 主穴:百会、率谷、风池、关元、三阴交、足三里、太冲、涌泉、太阳。配穴:中脘、气海、华佗夹脊、心俞、肝俞、脾俞、肾俞、身柱、内关。治法:用推、按、揉、摩、拿、捏、点、擦法。先用双手拇指桡侧缘交替推印堂至前发际30遍。次用双手拇指螺纹面分推印堂至两侧太阳穴30遍。用拇指指面按揉百会约50次。用大鱼际按揉太阳穴30次,即向前向后各转15次。摩关元或中脘穴各2~3分钟。再拿三阴交、足三里、太冲穴各20~30次。轻轻拿捏风池穴10次。然后由前向后用五指拿头顶至后头部改为三指拿,顺势从上向下拿捏项肌3~5遍。又用双手大鱼际从前额正中线抹向两侧,在太阳穴处按揉3～5次,再推向耳后,并顺势向下推至颈部。做3遍。擦涌泉100次,至脚心发热为止。然后自上而下,用双手掌根相叠按压脊柱2～3遍。用力点揉心俞、肝俞、脾俞、肾俞、身柱等背俞穴各20～30次。再自上而下,以双手拇指和示、中指指面相对用力捏提脊柱两侧的皮肤2～3遍。每日治疗1次,15天为1个疗程。主治:神经衰弱。附记:若患者能坚持每天自我点穴,效果会更好。若伴有恶心,加按揉内关穴100遍;伴有月经不调,性功能低下或遗精、早泄、阳痿加拿捏大腿内侧肌群100遍。

配穴方三　神门、三阴交、内关、太冲、安眠。治法:用按、掐、揉、压法。先用拇指指尖轻轻切按神门穴2～3分钟。又用示指或拇指指腹轻轻扪按三阴交穴2～3分钟,后改用揉法按压3～5分钟,再用拇指或示指指腹轻揉内关穴2～3分钟。然后用拇指指尖置于太冲穴上,用力稍重,切(掐)按1分钟左右。再用拇指指腹揉按安眠穴2～3分钟,用力宜轻。

在施术时,均应至局部出现酸胀感为止,每日治疗1次,10次为1个疗程。主治:神经衰弱。附记:屡用有效,坚持治疗,其效显著。

配穴方四　神门、内关、三阴交、百会、安眠。心肾不交加太溪、肾俞,心脾两虚加足三里、脾俞;肝火上扰加太冲、行间、风池;胃肺不通加内庭、丰隆。治法:用按揉法。每次取4～6穴。依次按揉所选穴位各3～5分钟。每日1次,5次为1个疗程。主治:神经衰弱。附记:屡用有效,久用效佳。一般3～5个疗程即见效或近愈。

眩　　晕

眩晕,眩谓眼黑;晕者,头旋也,古指头旋眼花是也,是临床常见多发病或继发宿疾中。

【病因】　多因肝风内动。古谓:"诸风掉眩,皆属于肝",或湿痰壅遏或气虚挟痰上扰或肾水不足,虚火上炎,或命门火衰,虚阳上浮所致。由此观之,六淫外感,七情内伤皆能致病。

【症状】 头旋眼花,起则晕倒,或伴随兼症,致因不同,兼症亦异,治当详察。

【疗法】

配穴方一 百会、四神聪、头维。治法:用揉压、叩击法。先用五指叩击百会、四神聪各1.5～3分钟,再揉压头维穴5分钟,每日1次。主治:眩晕。附记:多年使用,效果甚佳,久治即愈。

配穴方二 中渚、液门(均取双侧)。治法:用指压法。用双手中、示二指各压一侧穴位1.5～3分钟,每日1次。主治:眩晕或久蹲后起立即感头晕眼花。

配穴方三 解溪、中渚(均取两侧)。治法:用指压法。先用双手拇指或示指压解溪,再压中渚,各强压0.5～1.5分钟。每日1次。主治:眩晕。病程长短,均可用之。附记:多年使用,屡收良效。

配穴方四 主穴:百会、风池、印堂、太阳、桥弓、神门、太冲、涌泉。配穴:攒竹、肾俞、气海、足三里、行间、三阴交。治法:用点、推、按、揉、捏、拿、擦法。先用双手拇指桡侧缘交替推点印堂至前发际30遍;次用双手拇指指面分推攒竹至两侧太阳穴30遍。再用拇指指面按揉百会、肾俞、气海穴各30～50次。用大鱼际按揉太阳穴30次,即向前向后各转15次。拿捏神门、足三里、太冲或行间各30～50次,拿捏风池穴10次。以局部有酸胀感为宜。又用拇指指面自翳风穴向下直推至缺盆穴(桥弓穴)左右交替各10遍。然后由前向后用五指拿头顶,至后头部改为三指拿,顺势从上向下拿捏项肌3～5遍。即用双手大鱼际从前额正中线抹向两侧,在太阳穴处按揉3～5遍,再推向耳后,并顺势向下推至颈部,做3遍。擦涌泉穴100次,至脚心发热为止。每日治疗1次,1个月为1个疗程。可连续治疗3～4个疗程。主治:眩晕,凡内耳性眩晕、迷路炎、晕动病、基底动脉供血不足和全身疾病引起的眩晕均可用之。附记：用本法配合中药等方法治疗，效果较好。

配穴方五　取穴：百会、风池、太阳、丰隆、太冲、肝俞、肾俞。治法：用点、揉、按法。先用拇指指腹揉按百会穴，用力较轻，持续揉按 3～5 分钟，直至局部出现轻微热感或胀感为止。再用拇指、示指用较轻力量同时扣按双侧风池穴，每隔 15 秒钟放松 1 次，反复按压 2～3 分钟，直至局部出现胀重感为止。又用双拇指指腹同时揉按双侧太阳穴，用力较轻，连续揉按 2～3 分钟，直至局部出现胀重感为止。用拇指指腹轻轻扣按丰隆穴 2～3 分钟，直至局部出现酸胀感为止。用拇指指尖以中等力量切按太冲穴，每隔 20 秒钟放松 1 次，反复切按 2～3 分钟，直至局部出现明显酸胀感为止。用五指指端合成梅花指状，用中等力量叩击肝俞穴、肾俞穴，各连续叩击 2～3 分钟，直至出现较强酸胀感为止。每日 1 次，15 天为 1 个疗程。主治：眩晕，常见于梅尼埃病、颈椎病、椎-基底动脉系统血管病、高血压、脑动脉硬化及贫血等疾病。附记：坚持治疗，多收良效。

高 血 压

　　高血压属中医学的"头痛""眩晕"等范畴，是一种以动脉血压增高为特点的临床综合征，多发生在 40 岁以上中老年人，是临床常见多发病。高血压，可分原发性和继发性两种。继发性高血压是由其他疾病引起，如肾脏病、内分泌疾病、颅内病变等所引起的一种症候，而不是一个独立的病；原发性高血压则称为高血压病。

　　【病因】　多因肝肾阴虚，肝阳上亢或肾虚、阴虚阳亢，或受精神刺激、大脑紧张所致。可见原发性高血压是由于"阳亢"（或因虚因实）而导致人体大脑皮质功能紊乱而引起的。

　　【症状】　高血压病除了血压增高外，还伴有颈后或头部胀痛，头晕眼花、心慌，或胸闷、四肢发麻，或头重脚轻如坐舟中。日久不愈，严重者还可引起动脉硬化或诱发中风等病变。

　　【疗法】

配穴方一 高血压点、血压点、内关、落零五(在手背面第2、3掌骨间,掌关节后1寸)。治法:用指压法。两手拇指指腹强压上穴(双),先压高血压点,再压内关、落零五,然后在血压点,各压1.5~3分钟,各重复压15次,每日或隔日1次。主治:高血压。附记:坚持治疗,疗效显著,若配用外敷方,则疗效更好。方用吴茱萸、桃仁各15克,麦面粉9克,鸡蛋1枚。先将前两味分别研成粉末,入面粉和匀,用鸡蛋清调和成稠糊状,做成两个小药饼,贴敷两足心(涌泉穴),外以纱布包扎固定,翌晨去掉,连续敷数次。

配穴方二 天柱、内关、阳陵泉(均取双侧)。治法:用指压、揉压法。先强压1分钟,再揉压2分钟。每穴压3分钟,每日1次。主治:高血压。附记:屡用有效。

配穴方三 印堂、曲池、内关、足三里、绝骨、降压沟。治法:用点、压、按、揉法。先用拇指点压印堂穴,然后依次点压足三里、曲池、内关、绝骨穴各100~200下,每日1次或2次,每次取一侧穴位,两侧交替使用。当血压降至正常,患者可每日或隔日自行按揉绝骨穴50~100下,或以拇指、示指掐揉降压沟至出现发热为止。主治:高血压病。附记:屡用有效,久用效佳。

低 血 压

低血压属中医学"虚损""眩晕"范畴。

【病因】 多因素体虚弱、气阴不足所致。

【症状】 低血压,多伴有面色萎黄、消瘦、眩晕、心慌、气短等。

【疗法】

配穴方一 心俞、厥阴俞、血压点(均取双侧)。治法:用指揉压法。自上至下,揉压上穴各1.5~3分钟,每日1次。主治:低血压。附记:在临床应用时,常配用加味扶正升压汤内服(《千家妙方》),效果颇佳。药用人参10克(或用南五加皮15克),麦冬15克,五味子12克,生地黄20~30克,炙甘草15克,陈皮15克,枳壳10克,阿胶(烊化兑服)15克,黄芪30克。水煎服,每日1剂。

配穴方二 内关、百会、足三里、气海、膈俞、脾俞、肾俞。治法：用按、掐、揉、击法。先用拇指指尖置于内关穴上，示指指尖置于外关穴处，两指用较重力相对切按，每隔30秒钟放松1次，反复切按3～5分钟。又用拇指指腹揉按百会穴，用力中等，持续按揉3～5分钟。再用中指指端，用较重力扣按足三里穴，每隔30秒钟放松1次，反复扣按3～5分钟。然后用拇指指腹揉按气海穴，用力中等，持续揉按2～3分钟。又将五指撮合成梅花指状，用中等力量，叩击膈俞、脾俞、肾俞穴，各持续叩击2～3分钟。上法施术时，均至有胀重或酸胀感为宜。每日或隔日治疗1次，10次为1个疗程。主治：低血压。附记：坚持治疗，效果甚佳。若配合对证汤剂内服，则效果更好。

配穴方三 主穴：肾俞、脾俞、足三里、三阴交、关元。配穴：百会、风池、合谷、太冲、涌泉、印堂、太阳、率谷。治法：用推、按、揉、点、捏、扫、擦法。先用双手拇指桡侧缘交替推印堂至前发际30遍；又分推印堂至两侧太阳穴30遍。再用拇指指腹按揉百会、印堂穴各30次。拿点合谷、太冲穴各30～50次。又用拇指指腹按揉脾俞、肾俞、关元、足三里、三阴交穴各30～50次。以率谷穴为重点扫散头侧面左右各30遍。用力拿捏风池穴各10次，以局部有较强烈的酸胀感为宜。然后由前向后用五指拿头顶，至后头部改为三指拿，顺势从上向下拿捏项肌3～5遍。用双手大鱼际从前额正中线抹向两侧，在太阳穴处按揉3～5下，再推向耳后，并顺势向下推至颈部，做3～5遍。擦涌泉穴至热，不拘次数。每日治疗2次，10天为1个疗程。当基本恢复正常，改为每日1次。主治：低血压。附记：坚持治疗，效果甚佳。如配合用艾条悬灸足三里穴（双），每日早、晚各1次，每次灸30分钟，则效果更好。

神 志 不 清

神志不清，简称"神昏"，又称"晕厥"，多见于危急病证。主要是由于高热蒙闭心窍；或因精神刺激，或虚脱所致。临床所见，本证有实证、虚证,病情较重。

【疗法】

配穴方一 苏醒穴(位于听敏穴上 3 分、下颌角外后沿,紧贴耳垂下缘)。治法:用指压法。用两手示指尖强力按压,力点向内上方,以神志清醒为度。主治:神志不清。附记:有人用本方治疗神志不清 317 例,其中因精神刺激而致者 249 例,因发热惊吓者 47 人,其他为癫痫、心阳虚、煤气中毒等因素所致。经按压本穴后均全部见效。

配穴方二 人中、合谷、神门、十宣。治法:用指掐法。患者取仰卧位,术者站立患者体侧,交替重掐上述穴位。主治:虚脱,脸色苍白,额出大汗,两手发颤,身体倾斜,晕倒。附记:临床应用,效果极显著。

配穴方三 人中、龈交、合谷、颊车、劳宫、神门、三阴交、太冲等穴。治法:用指压法和指掐法。患者取仰卧位,术者站在体侧,依次快速进行指压或指掐,即可见效。主治:突然晕倒,四肢强直,牙关紧闭,脸色苍白,大汗淋漓。此多因低血糖和疲劳所引起。

配穴方四 人中、涌泉、内关、合谷、素髎。治法:用掐、按、捏法。先用中指指尖用重力切(掐)按人中穴,每隔 20 秒钟放松 1 次,反复掐按至苏醒为止。再用拇指指端用重力捏按涌泉、内关、合谷穴,每隔 20 秒钟放松 1 次,各反复捏按至苏醒为止。然后用拇指指尖用重力切(掐)按素髎穴,每隔 10 秒钟放松 1 次,反复切按至苏醒为止。主治:晕厥。附记:屡用效佳,多 1 次即效。

配穴方五 主穴:人中、十宣。配穴:十二井穴(少商、中冲、少泽、商阳、少冲、关冲、涌泉、至阴、足窍阴、厉兑、大敦、隐白)。治法:用掐、按、点法。先用拇指指尖掐按人中穴,掐点十宣穴至苏醒为止。或掐点十二井穴,先手后足,依次掐点,至苏醒为止。主治:晕厥。附记:1 次即效。若患者喉中有痰,先用吸痰器或进行口对口吸痰,再以此法治之即效。

中 暑

中暑,俗称"发痧",是发生在夏季的一种急性病症。若不急治,或治不得法,可致死亡。根据临床表现,一般又分"伤暑""暑风"或"暑厥"。

【病因】 多因长期处在高温环境或烈日下(夏秋季节)作业。温热秽浊毒气侵入人体,使气血滞塞而发热。轻者为"伤暑",重者为"暑风"或"暑厥"。

【症状】 猝然出现头晕、头痛、心中烦乱、无汗、眼发黑、恶心、倦怠、四肢发冷、指甲与唇口乌青,甚则突然晕厥、口噤不能言、转筋抽搐,或壮热、烦躁;或汗出气短,四肢厥冷,神志不清,血压下降,或腹痛剧烈,欲吐不出。

【疗法】

配穴方一 人中、十宣。治法:用指掐法。先重掐人中,再掐十宣,交替进行,手法要快捷。主治:中暑、突然晕厥、不省人事。附记:多年使用,疗效满意。

配穴方二 印堂、大椎、大杼。治法:用推压、掐压法。先给患者抓筋、开三关,再推压印堂数次,然后掐压大椎、大杼穴各0.5~1分钟,病情会立即缓解。主治:中暑(轻症)。附记:多年使用,多1次见效,疗效满意。

配穴方三 人中、内关、中冲、仆参。治法:用指掐法。快速交替重力掐压以上各穴,如1次无效,可再重复做1次,多能苏醒。主治:中暑晕厥。附记:多年使用,疗效满意。

配穴方四 合谷、外关、苏醒穴。治法:用指掐法。先交替掐压合谷、外关,再强压苏醒穴,至苏醒为度。主治:中暑晕厥。附记:多年使用,效果良好,多1次苏醒。

配穴方五 取穴:人中、内关、曲池、委中、阳陵泉。治法:用点、按、捏、冲法。神志不清时先用中指指尖用重力切按人中穴,每隔20秒钟放松1次,反复切按数分钟,以患者神志恢复为止。再用拇指指端用重力捏按内关穴、曲池穴,每隔 10 秒钟放松 1 次,反复捏按 2～3 分钟,直至局部出现明显酸胀感为止。用中指指腹用重力扣按委中穴,每隔 10 秒种放松 1 次,反复扣按 1～2 分钟,直至局部出现明显酸胀感并向小腿后侧传导为止。用中指指腹以重力扣按阳陵泉穴,每隔 20 秒种放松 1 次,反复扣按 3～5 分钟,直至局部出现强烈酸胀感为止。也可改用点冲法按压本穴,每分钟 200 次,连续点冲按压 2～3 分钟。每日 1～2 次,中病即止。主治:中暑。附记:屡用效佳。

高　　热

高热,多见于外感热性病中,在临床中较为常见。

【病因】　外感温热之邪,由卫入气所致。

【症状】　高热不退,体温多在 39℃ 以上,无汗或伴有其他症状。

【疗法】

配穴方一　厉兑、合谷、风池。配穴:少商。治法:用指掐、指压法。先掐压两侧厉兑、合谷各 0.5～1 分钟,再强压两侧风池 1.5～3 分钟。3 小时后效果不显,再重复做 1 次,并用三棱针在厉兑、少商穴上点刺放血。次日再施点穴 1 次。主治:高热、汗不出。附记:临床屡用多效。

配穴方二　孔最、肺俞、风门、大椎、合谷。配穴:十宣。治法:用指压法。先在主穴上依次交替(两侧)强压各 0.5～1 分钟,再在配穴上用三棱针点刺放血少许,然后再在主穴上施点穴术 1 次。每日 1 次,直至治愈。主治:高热。附记:多年使用,疗效满意。

配穴方三　主穴:太阳、风池、大椎、肩井、合谷、少商。配穴:曲池、迎香、率谷、十宣、睛明。治法:用点、按、推、揉、擦法。先用双手拇指指端点揉两侧太阳穴 2 分钟,后改用拇指桡侧缘从前额中央分推至两侧太阳穴 30 遍。再用拇指螺纹面点按迎香、大椎、睛明穴各 30～50 次。以率谷为重点扫散头侧面左右各 30 遍,再用力拿点风池穴 10～20 次,以局部有强烈的酸胀感为宜。用拇指指甲掐点少商、十宣左右各 5 次。又用掌根由上向下推按或搓点华佗夹脊及两侧膀胱经各 20～30 次。用掌根击点身体后侧督脉、两侧膀胱经及两下肢后侧,自上而下,做 2～3 遍,由前向后用五指拿头顶,至后头部改为三指拿,顺势从上向下拿捏项肌 3～5 遍。然后用双手大鱼际从前额正中线抹向两侧,在太阳穴处按揉 3～5 次,再推向耳后并顺势向下推至颈部,做 3～5 遍,拿点合谷、曲池穴各 20～30 次,肩井穴 10～20 次,并顺经络拿捏上肢 3～5 遍。每日治疗 2 次,直至热退身凉。主治:发热。附记:屡用效佳。

配穴方四　印堂、攒竹、鱼腰、神庭。治法:用按、推、揉法。先用两拇指指腹从眉间(相当于印堂穴)交叉向两眉内上方(攒竹穴至鱼腰穴)推按各 50～100 下,然后从攒竹穴向上按揉至神庭穴各 20～30 次;最后,以顺时针方向按揉两太阳穴 50～100 下。必要时,每日 2～3 次。主治:小儿高热。附记:屡用效佳,若配合用三棱针点刺大椎、少商穴出血少许,奏效尤捷。

配穴方五　大椎、曲池、合谷、外关。治法:用掐、按、捏、击法。先用示指指尖置于大椎穴上用力切(掐)按,每隔 5 秒钟放松 1～2 秒钟,反复切按 2～3 分钟,改用点冲法按压 1～2 分钟。又用拇指指端置于曲池穴上,示指置于该穴背面做捏按,用力宜重,持续捏按约 3 分钟。再用拇指指端置于合谷穴上,示指置于该穴背面做捏按,每隔 10 秒钟放松 2～3 秒,反复捏按 3 分钟左右。然后用中指叩击外关穴,每分钟约 200 次,叩击 2～3 分钟,改用拇指切按该穴 2～3 分钟。上法均至局部有较强烈的酸胀重感为宜。每日治疗 1～2 次,直至热退身凉。主治:高热。附记:笔者用本法治疗 85 例,经治疗 1～2 天全部获效,其中有 15 例配用了三棱针点刺大椎、少商、商阳穴各放血少许。

疟　　疾

疟疾是由蚊虫叮咬感染疟邪(疟原虫)所致的一种急性传染病。本病四时皆可发生,且多发于夏季。

【病因】 本病虽以感染疟邪所致,但饮食不节、劳累过度、起居失常等亦是造成正虚邪入的内在因素。

【症状】 寒战、壮热、出汗。休作有时,或为一日一发,或二日一发、三日一发。

【疗法】

配穴方一 大椎(第 7 颈椎与第 1 胸椎棘突间,及两旁)。治法:用指压、推压法。上穴大椎与两旁是在一横线上,可用中、示、环三指同时强压上穴和部位 1.5～3 分钟。每日 1 次,至愈为度。主治:疟疾。附记:此法最好在发作前 1 小时施术。多年使用,一般多 1～3 次即效,效果尚佳。

配穴方二 合谷、曲池、大椎。治法:用指压法。先掐压合谷,强压曲池、大椎,每穴各压、掐 0.5～3 分钟,于发作前 1 小时施术。压后再配用截疟散塞鼻。每日 1 次,至愈为度。主治:疟疾。附记:临床屡用,效果甚佳。截疟散,方药见《中药鼻脐疗法》。

配穴方三 内关、大椎、疟门(手背面第 3、4 指缝间赤白肉际处)。治法:用指压法。于发作前 3 小时,在大椎→内关→疟门穴上强压 0.5～1.5 分钟,压后用胡椒 7 粒(研末)置于大椎穴上,外用纱布覆盖、胶布固定,4～8 小时取下,未愈次日如上法再施治 1 次。主治:疟疾。附记:多年使用,疗效满意。

肺　　炎

肺炎,属中医学“咳嗽”“肺闭”“肺风痰喘”“马脾风”“风温”“冬温”等病证范畴,是临床常见多发病。根据临床表现,一般分为大叶性肺炎和支气管肺炎两类。大叶性肺炎,多见于青壮年;支气管肺炎,则以婴幼儿和年老体弱者为多见。本病一年四季均可发生,尤以冬春寒冷季节及气候骤变时发病居多。

【病因】 西医学认为,肺炎为肺炎双球菌引起。中医学认为,多因卫气不固、风热犯肺、内蕴痰浊所致,或因感冒引起。

【症状】 大叶性肺炎以高热、咳嗽、胸痛、咳出铁锈色痰为主要症状。支气管肺炎,初起似感冒症状,继则发热、咳嗽、气急、鼻翼扇动、口唇和指甲发绀,甚则抽搐、昏迷。较大儿童可出现寒战、胸痛、痰中带血等症状。

【疗法】

配穴方一　孔最、肺俞、大椎、风门。高热配十宣,昏迷配人中、合谷,抽搐配太冲、大敦,咳喘配天突、定喘。治法:用指压法。强压主穴各 1.5～3 分钟,配穴用三棱针点刺放血。其中人中、合谷用指掐法。每日 1 次。主治:各型肺炎。附记:验之临床多有效。若病情危重,应配合中药内外治之。

配穴方二　大椎、肺俞、风门、鱼际、少商、十宣。治法:用指压配合刺血法。强压前 4 穴各 1.5～3 分钟,后 2 穴用三棱针点刺放血。每日 1 次。主治:各型肺炎。附记:多年使用,均有一定疗效。若配合药物内外治疗,则效果更佳。

配穴方三　大椎、肺俞、风门、耳后背静脉。治法:用指压配合刺血法。强压前 3 穴各 1.5～3 分钟,再用三棱针点刺耳后背静脉,出血如珠。每日 1 次。主治:肺炎。

颜面神经麻痹

颜面神经麻痹,简称"面瘫",中医学称为"口眼㖞斜"。多见于青壮年,为脑神经疾病中的常见病。

【病因】　多因面部着凉受风,风邪阻遏经络,致使面神经管的骨膜发炎肿胀,面神经受压而麻痹所致。

【症状】　口眼㖞斜,或口歪斜,眼不能闭合。病侧呈松弛状态,口歪向健侧,笑时口角歪斜更加明显,做鼓腮、吹哨、露齿等动作时则歪斜亦加重。

【疗法】

配穴方一　风池、合谷、睛明、太阳、四白、颊车、地仓(均取双侧)。治法:用指压法。以双手拇指为主,示指为辅,在上述穴位上,依次进行按压。每穴指压 5 分钟,以达到酸、麻、胀、重为宜。

每日 1 次。指压后若患者属寒证,在患侧阳白、翳风、地仓穴施以艾灸,每穴灸 3～5 分钟。局部疼痛者,在患侧阳白、颊车穴上拔火罐 10 分钟。主治:面瘫。附记:治疗 20 例,结果:痊愈(症状消失,颜面恢复正常者)12 例;显效(主要症状显著减轻,颜面基本恢复正常)4 例;进步(部分症状有改善)3 例;无效 1 例;总有效率达 95％。在治疗期间要求患者注意休息,面部保暖,防止冷风侵袭。

配穴方二 分 2 组:一组为地仓、四白、翳风、颊车、阳白(均取患侧)、人中;二组为合谷、曲池(均取健侧)。治法:用揉压、叩击、指压法。第一组穴先揉压,每穴 1.5～3 分钟,再用五指轻轻叩击 2 分钟,再强压;第二组穴,每穴指压 5 分钟,以出现强指感为度。每日 1 次。主治:口眼㖞斜(面神经瘫痪)。附记:多年使用,疗效尚属满意。

配穴方三 头维、阳白、攒竹、丝竹空(均取双侧)。治法:用揉压法。以双手拇指依次揉压,每穴 3～5 分钟,每日 1 次。主治:面瘫,兼治前额肌麻痹。附记:多年应用有效,但须坚持治疗。

配穴方四 主穴:四白、地仓、下关、颊车、翳风、合谷。配穴:迎香、风池、曲池、足三里、三阴交、太冲。治法:用点、揉、按、捏法。先用拇指指面点揉四白、地仓、下关、颊车、翳风穴各 100 次。又用大鱼际按揉患侧 3～5 分钟,以至局部有温热感为佳,再拿捏风池、曲池、合谷、足三里、三阴交、太冲穴各 20～30 次,以至局部有较强的酸胀感为宜。然后用大鱼际按揉健侧 1～3 分钟,按揉患侧 3～5 分钟,以局部有温热感为宜。每日治疗 1 次,10 次为 1 个疗程。一般治疗 3～4 个疗程。主治:面瘫。附记:笔者用本法治疗 30 例,结果痊愈 17 例,显效 3 例,有效 9 例,无效 1 例。在治疗期间应注意:①按揉面部要用润滑剂;②患部应保暖免受风寒;③可配合温热敷患部,每日 2 次,每次 10 分钟;④忌食生冷食物。

中风(脑血管意外)

中风,西医学称为脑卒中。因本病发病急骤,变化迅速,如风之卒中使然,故名中风。且病势凶险,后遗症又比较多,治疗颇难。

【病因】 古人论中风,有外风与内风之争,众说纷纭,莫衷一是。其实《内经》早有明训。真中风,以外风为主,所中为轻,如面瘫一类;内中风,以内风为主,所中为重,即这里所讲的脑血管意外。内风多因心火暴盛;或肝郁化火,肝阳上亢;或正气自虚,血液运行迟缓,瘀血阻遏经络;或因肾阴亏虚,肝阳偏亢,阳动化风等所致。致因虽多,而"热极生风""阳动化风"与"虚风内动"是导致风自内生而致病为主要原因。

【症状】 突然晕倒(或不昏倒)、不省人事、口眼㖞斜、舌强语涩、半身不遂等症状。根据临床表现,一般分为风中经络和风中脏腑两种。风中经络为轻,风中脏腑为重(古分中经、中络、中脏、中腑四种)。重者(如脑出血),如治不及时,每易恶化而致死亡,或留有后遗症。

【疗法】

配穴方一 分型取穴,具体详见各证型所列配方。治法:用揉压、点穴法。其操作程序和手法如下。

1. 患者俯卧,单指端分别施术

(1)肝盛阴虚型:轻揉、轻点肾俞、太溪穴各3分钟(均行补法,先揉后点。揉法从左向右转动)。

(2)心血不足型:轻揉、轻点心俞、膈俞、脾俞穴各4分钟(均行补法,先揉后点。揉法从左向右转动)。

(3)湿痰壅阻型:轻揉、轻点脾俞(补法),重揉重点肺俞(泻法),各3分钟。

2. 患者仰卧,单指端分别施术

(1)肝盛阴虚型:重揉、重点百会、太冲穴各5分钟(均行泻法,先点后揉。揉法从右向左转动)。

(2)心血不足型:轻揉、轻点膻中穴3分钟(补法)。

(3)湿痰壅阻型:轻揉、轻点中脘、足三里穴各3分钟(均行补法,先揉后点。揉法从左向右转动)。

3. 单指端分别选用

(1)肝盛阴虚型:揉点颊车、地仓、肩髃、曲池、合谷、阳陵泉、昆仑穴各 2 分钟(平补平泻、边揉边点)。每次 30 分钟。

(2)心血不足型:揉点肩髃、曲池、内关、足三里、昆仑穴各 3 分钟(平补平泻,边揉边点)。每次 30 分钟。

(3)湿痰壅阻型:重点、重揉太渊穴 3 分钟(泻法,先点后揉。揉法从右向左转动)。还可用单指指端分别揉点颊车、地仓、肩髃、内关、阳陵泉穴各 3 分钟(平补平泻,边揉边点)。每次 30 分钟。主治:中风后遗症。附记:经治疗多例,效果颇佳。

配穴方二 按患病部位取穴:腰背及下肢取天宗、肝俞、胆俞、膈俞、肾俞、环跳、阳陵泉、委中、承山、风市、殷门、伏兔、膝眼、解溪。上肢取肩髃、曲池、手三里、合谷。头、面部取印堂、睛明、太阳、角孙、风池、肩井。治法如下。

(1)腰背及下肢的操作:用掌揉、压、点、叩、运拉等法。患者取俯卧位,医者在患者的体侧进行操作。在患者的腰背部有关穴位进行点、叩,接着揉压臀部及下肢后侧,揉(指)点、叩有关穴位,最后运拉下肢,做髋、膝关节的屈伸动作。俯卧位治疗后,令患者取仰卧位,揉、压患侧的大腿前面、小腿的腓侧,接着施一指禅,点、叩有关穴位。最后运抬下肢,做髋、膝关节的屈伸活动。

(2)上肢的操作:用揉捏上肢,揉(指)、点、叩、摇、运拉等法。患者取坐位,医者站在患者的体侧。先揉(掌)、压肩部,揉捏上肢,接着揉、点、叩上述穴位,最后摇肩关节,运拉肘、腕关节,使其屈伸。

(3)头、面部的操作:用推(指)、揉(指)、点穴等法。患者取坐位,医者站在患者的前面。推(指),指揉、点上述有关穴位。然后医者站在患者的后面,指揉、点风池、肩井穴。

以上各操作每日 1 次,1 个月为 1 个疗程。主治:中风后遗症。附记:本法有舒筋活络,行气活血,改善肢体功能的作用。须坚持治疗,疗效始显著。

配穴方三　足三里、阳陵泉、环跳、肩髃、曲池。治法：用擦、揉压、点、叩等法。先在患肢用手掌心反复摩擦，至有热感，然后用揉、点、压、叩等手法在有关穴位上进行操作，每穴 5 分钟，再用手掌拍打患部，运拉关节。每日 1 次，30 次为 1 个疗程。主治：半身不遂。附记：若能坚持治疗，多能获效。

配穴方四　头顶部、百会、背部俞穴、关元、三阴交、缺盆、极泉、环跳、委中、气冲、阳陵泉等穴位和部位。治法如下。

1. **操作方法**（以左侧为例）

（1）摩偏顶法：患者仰卧，脸偏向左侧，医者以左手固定其左侧额顶部，使头在施术时保持稳定，以右手大鱼际着力自中央前回透影区，中点环摩至整个偏顶区，持续 3 分钟，拇指压百会、右中央前回透影区敏感点各持续半分钟。

（2）按背脊法：患者右侧卧位，医者以拇指交替连续按压风府至命门 5～10 遍；两拇指分压两心俞、肝俞、脾俞、肾俞，各持续半分钟。患者改为仰卧位，医者一手掌揉瘫痪肌群肌腹，另一手同时活动该肌所支配的关节，持续 2 分钟。做毕上肢揉肌腹、活动关节后，加拇指压患侧缺盆、极泉；做毕下肢揉肌腹、活动关节后，加拇指压患侧环跳、委中、气冲、阳陵泉。各持续半分钟。

2. **辨证施治**　中风后轻症即可用手法治疗，重症须待抢救脱险、病情稳定后约 10 天方可用手法治疗。但均以摩偏顶为主。治疗 1 周后，再按照上法全面进行施术治疗。血压高者，加拇指、示指揉捻耳后降压沟，多指下推桥弓，手掌下推腹段冲任脉。拇指压石门、足三里、内关。口歪语謇或失语者，加两指捏捻患侧面肌，揪地仓，拇指压颊车、下关，揉合谷（双）、压哑门、健侧语言中枢透影区敏感点。癫痫者，加拇指按压枕骨下缘、印堂至百会、太冲、合谷。

3. **手法要求**　手法要柔和深透，恰到实处，使施术局部或瘫痪侧肢体及胸腹部有不同程度的得气感，如患者自觉有热、胀、麻等感觉传至患侧手、足、头或胸腹部。

上法,每次 25 分钟,每日 1 次,20 次为 1 个疗程,疗程间隔停治 1 周,再行下 1 疗程。主治:中风偏瘫症。附记:有人用本法治疗 102 例,结果:痊愈(诸证消失,功能恢复)33 例,显效(主要症状明显好转或消失,瘫痪肌力达 Ⅳ 级)52 例,好转(部分症状减轻,瘫痪肌力达 1~2 级)14 例,无效 3 例。

配穴方五 按病变部位取穴。①上肢瘫痪:肩髃、曲池、手三里、外关、合谷。②下肢瘫痪:环跳、风市、梁丘、足三里、阳陵泉、承山、委中、丘墟。治法:上肢瘫痪用按、掐、点、捏法。先用拇指指尖用重力切(掐)按肩髃穴,每隔 20 秒钟放松 1 次,反复切按 3~5 分钟,直至局部出现明显酸胀为止(部分患者因感觉障碍而不出现酸胀感,此时可适当延长切按时间 5~7 分钟为宜。下同)。又用拇指指腹用重力扪按颈臂部穴位,每隔 20 秒钟放松 1 次,反复按压 3~5 分钟。再用中指指端点冲按压曲池穴,用力由轻渐重,每分钟 200 次,连续 2~3 分钟,至局部出现明显酸重感为止。又用拇指指腹置于手三里穴,其余四指置于该穴背面,拇指用重力捏按手三里穴,每隔 20 秒钟放松 1 次,反复捏按 3~5 分钟,以局部有明显酸胀感为宜。然后用拇指指尖置于外关穴上,其余四指置于该穴背面,拇指用较重力切(掐)按外关穴,每隔 10 秒钟放松 1 次,反复切按 2~3 分钟,以局部有酸胀感为止。最后用拇指指端置于合谷穴上,示指指端置于该穴背面,两指用重力捏按,每隔 20 秒钟放松 1 次,反复捏按 3~5 分钟,直至局部出现明显胀重感为止。下肢瘫痪用按、压、捏法。先用左拇指指腹置于环跳穴上,右拇指指腹压在左拇指背面,两拇指同时用重力扪按环跳穴,每隔 15 秒钟放松 1 次,反复按压 3~10 分钟,以局部有明显酸胀感为宜。又用拇指指腹用力扪按风市穴,每隔 15 秒钟放松 1 次,反复按压 5~7 分钟。局部反应同上。用上法扪按梁丘、足三里穴,每隔 20 秒钟放松 1 次,各反复扪按 3~5 分钟。局部反应同上。再用拇指指腹置于阳陵泉穴上,其余四指置于该穴背面,拇指用重力捏按阳陵泉穴,每隔 10 秒钟放松 1 次,反复捏按,2~3 分钟,以局部有明显酸重感为止。又用拇指指腹置于承山穴上,其余四指置于该穴背面,拇指用重力捏按承山穴,每隔 15 秒钟放松 1 次,反复捏按 1～2 分钟,以局部有明显酸胀感为止。然后用中指指腹置于委中穴上,拇指指腹置于髌骨下缘处,两指用力捏按,每隔 10 秒钟放松 1 次,反复捏按 2～3 分钟,以局部有胀重感为止。最后拇指指腹置于丘墟穴上,其余四指置于足背内侧面,拇指用较重力捏按丘墟穴,每隔 10 秒钟放松 1 次,反复捏按 1～2 分钟,至局部有明显酸胀感为止。每日治疗 1 次,1 个月为 1 个疗程。主治:脑血管意外后遗症。附记:坚持治疗,对于恢复病变肢体功能活动确有较好的疗效。

胃炎(呕吐)

胃炎,属中医学的"恶心""呕吐"范畴。中医学认为,有声有物为"呕",有物无声为"吐",有声无物为"干呕"。在临床上呕与吐常同时出现,故统称"呕吐"。无论男女老幼皆可发生,是临床常见多发病。

【病因】　主要是胃失和降,胃气上逆所致。此多因胃腑被外邪所伤,或饮食不洁,过食生冷之物,损伤脾胃;或痰饮内阻,肝气犯胃等脏腑病邪干扰所引起;或因饮食不节,食滞伤胃;或脾胃虚弱,胃阳不足所致。

【症状】　以呕吐为主症。病有急性和慢性之分,证有寒热虚实之辨。病情复杂,兼证颇多。如呕吐清水痰涎、口干渴、喜热饮、四肢厥冷为寒吐;或呕吐,或酸苦,或嗳气,喜冷饮、口渴、小便短赤为热吐。急性多突然呕吐,慢性多时吐时停,反复发作等。

【疗法】
配穴方一　涌泉(左侧)、板门穴(拇指下手掌桡侧大鱼际处)。治法:用揉压、点穴法。一是按顺时针方向点、揉左侧涌泉穴,病程短、体质好者,可用强刺激,必要时可用点穴器(木制、金属制均可)刺激,以局部疼痛能忍受为度,病程长、体质差者用中等度刺激,儿童用拇指指腹重按(即强压);二是用拇指指腹,按顺时针方向点、揉患者板门穴;三是自拇指指腹小横纹起向板门穴按推(即推压法)100 次,手法刚柔结合。

以上各做 100 次(儿童做 60 次)为 1 遍,频率为 30 次/分钟,每日做 1 遍。主治:呕吐。附记:用本法治疗 27 例,经施术 1 次后,显效(8 小时后呕吐停止)20 例,有效(8 小时呕吐 1 次)3 例,无效(8 小时呕吐 2 次以上)4 例。

配穴方二 中脘、内关、足三里。治法:用点、压、掐法。用拇指或示指点、压、掐上述穴位。病程短,体质壮者可用强刺激;病程长,体质差者用中度刺激。每穴 5 分钟,多 1 次见效。主治:呕吐。附记:验之临床,确有良效。

配穴方三 足三里、人中、十指(趾)尖。治法:用掐压、弹拨法。双手同时操作,一手拇指掐压足三里,另一手的小指掐人中穴,时掐时停,停的时候,在 10 指头、10 足趾头上弹拨。每次操作 10 分钟。主治:呕吐(重症)。附记:用上述方法治疗反复呕吐 9 个月婴儿病例,经 1 次治疗痊愈,收到立竿见影的疗效。

配穴方四 上脘、巨阙、内关。治法:用揉压、掐压法。揉压上脘、巨阙各 1.5～3 分钟,掐压内关(双)5 分钟后,即效。主治:呕吐。附记:多年使用,疗效尚属满意,同时对呃逆和急性胃痛,效果亦佳。

胃 脘 痛

胃脘痛,简称"胃痛",是临床常见多发病,男女皆可发生,尤以中年人居多。城市居民多于农村居民。

【病因】 多因长期饮食不规则,饥饱失常;或饮食不节,喜吃辛辣,过食生冷,损伤脾胃;或因精神刺激,情志不畅,气机逆乱,肝邪犯胃;或外邪内侵,劳累受寒,克犯脾胃等所致。每遇劳累过度,饮食失节,精神刺激或气候变化而反复发作、迁延不愈或加剧。

【症状】 多以胃脘部(上腹部)疼痛为主症。在背部从膈俞至胃脘部之间腧穴出现压痛点。大多数患者呈胃脘隐痛,神疲乏力,伴泛吐清水等脾胃虚寒症状;或胃脘疼痛,痛及两胁,嗳气吞酸,口苦等肝气犯胃症状;或饥或饱则痛剧。本病发生常与饮食、情绪、气候变化有关,多呈节律性。由于致因不同,兼证亦较为复杂,根据中医辨证分型,一般分为脾胃虚寒、肝气犯胃、湿热郁蒸、胃阴不足、瘀血阻络等型。临床所见,尤以肝气犯胃和脾胃虚寒型为多见。

【疗法】

配穴方一　中脘。胃酸过多配阳陵泉,胃酸减少配足三里。治法:用指压法。患者取仰卧位,放松肌肉。用拇指或示指指腹强力揉压中脘穴或配穴(随症取),先压后揉1.5～3分钟;或配合呼吸法,即一面缓缓吐气,一面用指头使劲地压6秒钟后将手离开、重复10次,配穴亦同。若仅胃痛,或胃酸过多或减少,则分别取上穴指针。胃痛时施术,则效果更好。每日1次,至愈为度。主治:慢性胃炎、胃痛。附记:治疗期间,要注意调节饮食,有利于巩固疗效。

配穴方二　梁丘(双)、中脘。治法:用指压、揉压法。强压梁丘,揉压中脘,每穴5分钟,若证属寒或虚寒,则在指压后,用艾条悬灸中脘穴3～5分钟。每日1次。主治:胃脘痛。附记:多年临床使用,疗效尚属满意。

配穴方三　阿是穴(在第9～12胸椎两侧区寻找压痛点1～2个)、中脘。治法:用指压、揉压法。强压阿是穴,揉压中脘,每穴5分钟,得气为度。每日1次。主治:各种原因引起的胃痛。附记:多年临床使用,疗效满意。

配穴方四　①胃俞、内关、足三里、内庭。备选中脘、脾俞、肝俞、梁丘、陷谷。②胃俞、内关、足三里、梁丘、陷谷。备选中脘、脐中、脾俞、肝俞、内庭。治法:方①用点、按、拿、揉、搽、搓、振法。先点按胃俞穴100次,拿点内关穴100次;再点揉足三里、内庭穴各50～100次;顺时针摩腹3～5分钟;再以搓点法在脊背部往返操作 5～10 遍。又按揉脾俞、肝俞、足三里等穴位各 30～50 次。然后搓擦患者两胁肋部 5～10 遍;用掌按振腹部 5～10 遍,每日治疗 1～2 次。疼痛剧烈者,可先用力点按脾俞、胃俞、足三里等穴,等疼痛缓解后,再按上述点穴方法治疗。方②用点、按、揉、摩、擦、振法。先用力点按胃俞穴 100 次,拿点内关穴 100 次,点揉足三里、梁丘、陷谷或内庭穴各 50～100 次;顺时针摩腹 5～10 分钟。再以㨮法在背脊部往返操作 5～10 遍;点按脾俞、肝俞等穴位各 30～50 次。然后搓擦患者两胁肋部 5～10 遍。掌振中脘及脐中各 1 分钟。每日治疗 1 次(痛甚者每日 2 次),10 天为 1 个疗程。待症状减轻后仍需坚持。患者可自己点揉内关、足三里、梁丘、陷谷等穴位以巩固疗效。主治:胃脘痛(用方①)慢性胃炎——浅表性胃炎、萎缩性胃炎和肥厚性胃炎(均用方②)。附记:验之临床,均有较好的疗效。坚持治疗其效必著。同时应戒烟酒、少喝茶、忌辛辣、免疲劳等有利于巩固疗效。

胃及十二指肠溃疡

　　胃及十二指肠溃疡的形成可能与中枢神经系统功能紊乱和胃液中胃酸和胃蛋白酶的消化作用有关,故亦称消化性溃疡,属中医学的"胃脘痛""胃心痛""心口痛"范畴,是临床常见多发病。

　　【病因】　多因情志不舒,饮食失调,气滞血瘀,络脉受损所致;或由慢性胃炎(胃脘痛)转化而成。

　　【症状】　胃溃疡多在进食后 30～60 分钟出现疼痛,疼痛位于上腹稍偏左,并持续 1～2 小时方可缓解;十二指肠溃疡,多在空腹饥饿时或饭后 2～4 小时出现疼痛,疼痛位于上腹稍偏右,进食后缓解。凡溃疡病发作,均有节律性。疼痛有自觉压迫感、膨胀感,可多为钝痛、灼痛或剧痛,一般呈周期性,常伴见恶心呕吐、嗳气吞酸,严重者甚至伴有黑粪或吐血。胃俞和膈俞、肝俞穴处出现压痛。

　　【疗法】

　　配穴方一　胃俞、肾俞、大肠俞。治法:用推压法。让病人俯卧在床上、术者站在左侧,拇指按于患者左侧腧穴,示指按于患者右侧(成对)腧穴,用力由轻到重,随患者呼吸上下推压。每穴 1～3 分钟。主治:上述穴位治疗对溃疡病、阑尾炎、胃炎、胃肠痉挛、胃肠功能紊乱、胆道蛔虫症、胆石症等所致的疼痛证均可用之。胃、肝、胆疾患多取胃俞、小肠俞;泌尿系疾患多取肾俞;阑尾炎、大肠疾患多取大肠俞。附记:凡手术绝对适应证及极度衰弱、休克、神志不清和心肺功能严重不全者则禁用本疗法治疗。本疗法仅作为止痛措施,止痛效果:所治 282 例中,显效(疼痛立即停止者)177 例,减轻 98 例,缓解 7 例。一般于推按过程中,或推按后,立见止痛效果,再次疼痛仍可用此法止痛有效。

配穴方二 阿是穴(在胃脘相对称背部区寻找压痛点)、中脘、足三里(双)。胃溃疡配胃俞,十二指肠溃疡配大肠俞。治法:用揉压法。实证先压后揉,虚证先揉后压,刚柔相济,力度视体质而定。每穴 5 分钟,每日 1 次。主治:消化性溃疡。附记:多年临床使用,效果甚佳,若随症配用散剂内服,则疗效更好。

配穴方三 梁丘(双)、中脘、内关(双)、公孙(双)。治法:用指压法。依次以中强度压上述穴位(中脘用揉压法),每穴 5 分钟,每日 1 次。主治:胃溃疡,胃酸过多症。附记:屡用皆效。若配用自拟复方元胡散(延胡索、乌贼骨各 30 克,瓦楞子、高良姜、制香附各 15 克。共研细末。每次服 1.5～3 克,日服 3 次)内服,则效果更佳。

配穴方四 内关、梁丘、胃俞、足三里、公孙、太冲。治法:用掐、点、按、揉法。先用拇指指尖置于内关穴上,示指指尖置于该穴背面(即外关穴处),两指用较重力量切(掐)按,每隔 20 秒钟放松数秒钟,反复切按 3～5 分钟,以局部有胀重感为宜。此法适用于胃、十二指肠溃疡伴有疼痛、呕吐、嗳气、反酸等症状的治疗。

用拇指指腹用重力扣按梁丘穴,每隔半分钟放松 10 秒钟,反复扣按 3～5 分钟,以局部有明显胀痛感为止。此法适用于胃部疼痛不止的治疗。用拇指指腹用力扣按胃俞穴,每隔 20 秒钟放松数秒钟,反复扣按 5 分钟,以局部有较重酸胀感为止。此法有一定的止痛解痉作用。

再用拇指或中指指腹轻轻揉按足三里穴持续 3～5 分钟,以局部有轻微酸胀感为宜。此法可治疗腹胀、便秘、泄泻等症状。又用拇指指尖置于公孙穴上,其余四指置于足背,拇指用较重力量切(掐)按公孙穴,每隔 20 秒钟放松 3～5 秒钟,反复切按 2～3 分钟,以局部有明显酸胀感为佳。此法对治疗胃部疼痛有较好疗效。

然后以示指指端点冲按压太冲穴,用力逐渐加重,每分钟按压 200 次左右,持续 1～2 分钟,以局部有明显胀痛为宜。此法尤其适合胃、十二指肠溃疡伴有呕吐酸水者。

上法每日或隔日治疗 1 次,15 天为 1 个疗程。主治:胃及十二指肠溃疡。附记:笔者用本法治疗 100 例,经治疗 3～5 个疗程后,结果痊愈 51 例,显效 25 例,有效 21 例,无效 3 例。

胃神经官能症

胃神经官能症是神经官能症的一种类型,在临床上较为常见。

【病因】 多因胃功能障碍,加之精神长期受到恶性刺激,使高级神经失去平衡所致。

【症状】 上腹部不定位的疼痛,胃脘部有灼热感,嗳气,反酸,腹胀,恶心呕吐,食欲减退,有时便秘,腹泻甚至全身无力等。但检查多无阳性发现。

【疗法】

配穴方一 胃俞、内关、足三里、大肠俞、肝俞。治法:用推压、指压法。先从上至下,以双手拇指指腹推压、弹拨各 5～10 遍,再强压双侧内关、足三里穴各 3～5 分钟。每日 1 次。主治:胃神经官能症。附记:验之临床多有效。

配穴方二 脊椎两侧(从膈俞至大肠俞和两侧棘突间两旁,共 4 条线)、中脘、足三里(双)。治法:用推压、揉压法。先在脊椎两侧自上到下,从内到外,用双拇指推压各 15 遍,再揉压中脘和足三里穴,每穴 5 分钟。强度视病情和体质而定,每日 1 次。主治:胃神经官能症。附记:多年临床使用,均有较好的疗效。

胃　下　垂

胃下垂是一种慢性疾病。一般以胃小弯弧线最低点下降至髂嵴联线以下,或十二指肠球部向左偏移时,称为胃下垂。中医学无此病名,但在《内经》中有类似胃下垂症状的描述。临床以瘦长体型者为多见。

【病因】　多因暴食暴饮,损伤脾胃;或七情内伤,肝气郁结,横逆犯胃,致脾胃受伤;或脾虚失运,痰湿水饮结聚于胃,积液潴留,有加无已,脾胃愈虚,终致气虚下陷,升举无力,从而脾气升提之力日薄,下陷之势日增,因而导致内脏下垂,遂成本病。

【症状】　胃下垂。胃部呈凹状,下腹部突出,食后常觉胃脘压重而有饱胀感,嗳气恶心、呕吐,肠鸣,自觉有胃下坠之感。有慢性腹痛,或伴便秘、腹泻、眩晕、乏力、心悸、失眠、多梦等。在劳动时,腹内有抽掣牵引之感。

【疗法】

配穴方一　气海、中脘、天枢(双)、足三里(双)。治法:用叩击法。用二指或四指在上述穴位上轻轻叩击 30～40 下。每日 1 次。主治:胃下垂和慢性胃肠炎。附记:坚持治疗,确有一定效果。若配合隔盐灸神阙穴 10～20 分钟,或敷脐治疗,则效果更好。

配穴方二　从至阳至命门及脊椎棘突和两侧旁开 0.5 寸处、胃俞、中脘、气海。治法:用推压、揉压法。先在脊椎 5 条线上,自下到上,自中到左右,轻轻推压 15～30 遍后,再揉压上脘、气海、中脘、足三里(双)穴,每穴 5 分钟,每日 1 次。主治:胃下垂。附记:要有耐心,必须坚持久治,同时在胃脘部、下腹部、肚脐部按摩 10～15 分钟,每日 1 次,并用胃托以助之,可提高治疗效果。

配穴方三　主穴:百会、中脘、气海、足三里。配穴:胃俞、脾俞、肾俞、关元。治法:用击、按、揉、振、掐、擦法。以百会穴为中心,用拇指指端叩击头部 3～5 分钟。按揉中脘、气海、关元、胃俞、脾俞、肾俞穴各 50～100 次,掌振腹部 1～2 分钟。再用一手五指端掐入胃体下缘,边振动,边向上托起,称为托法。重复 3～5 遍。一手按住肩胛骨的肩峰端,另一手掌心向外,自肩胛骨的下端斜向上方用力掐入肩胛骨与肋骨之间,称为掐法。左右各 5 次。掌摩腹部 3～5 分钟。按揉足三里穴 30～50 次。又用手掌擦热背部两侧的膀胱经。每日治疗 1 次,一个月为 1 个疗程。待症状改善后,可改为隔日 1 次。主治:胃下垂。附记:长期坚持,有利无弊。本病之治,应以药物治疗为主,本法为辅,并同时配用胃托,并坚持每天早、晚各做 10～20 次的深呼吸,这是加强腹肌,改善胃下垂的简便而有效的方法。

膈肌痉挛(呃逆)

膈肌痉挛,中医学称"呃逆",俗称"打呃"。是以气逆上冲,喉间呃逆连声,声短而频,令人不能自主的一种症状。本病大多单独出现,如继发其他疾病中,则为病势转重之预兆。

【病因】 主要是胃气上逆所致,与脾、肾、肝关系密切。多因受寒凉刺激,干扰胃气;或因饮食过急;或饮食不节,过食生冷,损伤胃气;或情志抑郁,肝气犯胃;或脾胃虚弱,中气虚损,脾胃失和所致。亦可因肾气不纳,致使气逆上冲,动膈而作呃逆连声,其病较重。

【症状】 呃逆连声,症有轻重之分,若偶然发作,大多轻微,多可不药而愈;若反复发作,迁延不止者,其证多重;若继发其他疾病中,其症尤重,治当详察。

【疗法】

配穴方一 止呃点〔位于耳轮脚消失处(胃穴)向前伸展,即胃与胸脊(对耳轮)之间的中央肌松点稍上方〕。治法:用掐压法。用两手拇指指甲紧按压"止呃点"2～3 分钟,一般呃逆当时即止。个别顽固性病例需配合电针治疗:取膻中、鸠尾、内关等穴,得气后,接 G6805 治疗仪,用连续波通电 15～20 分钟,输出量以患者能忍受为度。主治:呃逆。附记:用本法治疗 30 余例,均收到显著疗效。

配穴方二　内关、足三里(均取双侧)。治法:用指压法。首先在足三里穴进行常规消毒,然后用 7 号针头吸取阿托品药液 0.5 毫升,分别注入左右足三里穴中,随后医者用手指头按压内关穴,由轻而重,使患者有酸、胀、麻的感觉(以患者能耐受为度)。同时一边按压,一边与患者谈话,转移其注意力,疗效更佳。每次指压内关穴 5～10 分钟,每日治疗 1 次。主治:呃逆。附记:一般 1 次即愈,顽固的 2～3 次即效。有的患者在注射药液时,呃逆即止或大减。

配穴方三　内关、外关(均取双侧)。治法:用指压法。患者取坐位,掌面朝上,屈肘成 90°,施术者面对患者,以双手拇指分别平放于患者左右手内关穴上,示指及中指分别置于外关穴及其下方,以中指托住双肘,然后用拇指、示指用力捏压内、外关穴,给予强度或中度刺激,同时令患者做深呼吸运动。每次指针 3～5 分钟,一般患者可每天施术 1 次,个别可进行 2～3 次。主治:膈肌痉挛。附记:用本疗法治疗 30 例。结果:痊愈 29 例(其中 1 次治愈者 12 例,2 次治愈者 8 例,3～4 次治愈者 5 例,5 次治愈者 4 例,有 2 例配合中药治疗),无效 1 例。

配穴方四　取穴:①天突;②攒竹、率谷、角孙;③天宗;④听宫。治法:方①用按压法。先用拇指指腹按压天突穴 100～200下,同时嘱患者配合闭目默诵,多 1 次见效。方②用点、按、压法。用双拇指指端点压双侧攒竹穴,两中指指腹对准率谷穴或角孙穴同时按压 100～200 下,余指配合紧贴颞颥,稍微着力,1 次即效。方③用按压法。用双拇指指端重按双侧天宗穴,患者同时配合叩齿默数 100～200 下,1 次见效。方④用按压法。用两拇指指端重按双侧听宫穴,患者同时配合闭目,叩齿默数 100～200 下。呃止后持续按压 1～3 分钟以巩固疗效。主治:呃逆。附记:临床屡用,1 次即效。

胃酸过多症

胃酸过多症,属中医学"胃脘痛"范畴。

【病因】 多因急食、快食,咀嚼不充分;或因牙齿有疾,未经细嚼而吞下,损伤脾胃;或脾胃虚弱,肝气犯胃而致;或因神经衰弱,过食淀粉与香味食物,刺激分布于胃腺之分泌神经而发;亦有因惊惧、精神刺激而致者。

【症状】 初起胃部有重压、不适感,有反酸、嘈杂、嗳气,再进而出现胃痛。胃痛每在食后 2 小时发生,向背部两肩胛部放射。但患者食欲甚佳,多伴有便秘。如病进一步发展,而发生胃溃疡症者居多。

【疗法】

配穴方一 梁丘(双)。治法:用指压法。强压此穴 3～5 分钟,每日 1 次。主治:胃酸过多症。附记:屡用有效。

配穴方二 阳陵泉(双)。治法:用指压法。强压此穴 3～5 分钟,每日 1 次。主治:胃酸过多症。附记:屡用效佳。若配用自拟元胡散(延胡索 15 克,乌贼骨、瓦楞子各 5 克,共研细末)内服外敷,效果尤佳。内服:每次服 3 克,日服 2～3 次。外敷:每次 2.5 克,以生姜汁调和成稠糊状,敷于神阙、中脘穴上,外以纱布覆盖,胶布固定,每日换药 1 次。

食 管 痉 挛

食管痉挛,属中医学"胸口痛""气痛"等病范畴,尤以妇女为多。

【病因】 多因烟酒过度、身心过劳,或受精神刺激所致;或因脑脊髓疾病、食管炎、神经衰弱、癔症、子宫疾病之神经反射而起。

【症状】 常为发作性食管痉挛性疼痛,在食物咽下时,疼痛更甚,但咽固体食物较液体食物而易作。本病发作之时间、部位与强弱,并不一致。疼痛部位有时在食管上段,有时又在食管下段。

【疗法】

配穴方一　在第 5、6、7、8 胸椎棘突间的两旁。治法：用指压法。以双手拇指强压上述部位的两旁（两侧共 6 点）各 3～5 分钟。每日 1 次。主治：食管痉挛。附记：坚持治疗，效果颇佳。

配穴方二　风池、大杼、肺俞、膻中、上脘、气海、中极、曲泽、足三里、三阴交。治法：用指压、振颤、揉压、点穴法。每取 4～5 穴交替进行。运用上述手法在有关穴位上压、揉、振、点各 1.5～3 分钟，每日或隔日 1 次。主治：食管痉挛。附记：验之临床，如坚持治疗，效果甚佳。

配穴方三　天柱、肩井、厥阴俞、玉堂、巨阙、关元、内关、地机。治法：用指压、振颤法。依次强压有关穴位各 1.5～3 分钟，每日或隔日 1 次。主治：食管痉挛。

配穴方四　阳溪、三间、间使、天突。治法：用指压、振颤法。强压并振颤上述各穴，每穴 3～5 分钟，每日或隔日 1 次。主治：食管痉挛和咽喉气梗。附记：多年使用，疗效满意。

胃　痉　挛

胃痉挛是继发于其他疾病（如急慢性胃炎、胃及十二指肠溃疡及胃神经官能症等）中的一个症状。中医学无此病名，多属"胃脘痛"范畴。

【病因】　多因胃酸分泌过多，刺激胃黏膜，导致平滑肌痉挛所致。一般认为与烟、茶、酒之过用，或与女子生殖器官疾病、月经异常、妊娠等的刺激有关。

【症状】　突发性剧烈腹痛，其痛如钻、如刺、如灼、如绞。患者常屈其上肢或以拳重按腹部，以缓解疼痛。疼痛往往向左胸部、左肩胛部、背部放射。同时腹部肌肉亦发生挛急，或伴有恶心、呕吐，甚则颜面苍白、手足厥冷、冷汗直流，乃至不省人事。约经数分钟或数小时，作嗳气或呕吐后而缓解。其发作 1 日数次。或数日数月 1 次。

【疗法】

配穴方一 阿是穴（中脘穴附近，相当于人体解剖胃幽门部位）。治法：用指压法。先摸触找出腹部最痛点（即阿是穴），然后以右拇指指腹，由轻到重按压 30 秒钟，再行轻、重交替按压 3 次，每次 0.5～1 分钟，以重压 1 分钟后结束，再令患者站面对墙壁，做深吸气、闭气、再呼气、闭气，反复做 3 次。主治：胃痉挛。附记：用本疗法配合呼吸治疗 160 例，均在发病后 10 分钟至 2 小时内施行指针治疗。结果：痊愈（疼痛、呕吐、恶心完全消失，自诉无不适感觉）117 例，好转（疼痛、症状明显减轻，患者可忍受，恶心、呕吐消失）31 例，无效 12 例。以单纯性胃痉挛、饮食停滞的患者疗效较佳。此手法不仅能达到解痉止痛的效果，且对部分单纯胃痉挛可达到治愈的目的。对合并其他疾病而引起的胃痉挛性疼痛需对原发病治疗。对某些严重器质性病变，如胃癌、消化性溃疡大出血等禁用。

配穴方二 中脘。治法：用点穴法。用手指点压中脘穴 50～100 下，并加原处按摩 5 分钟。主治：幽门痉挛。附记：用本疗法治疗 110 例，X 线钡剂透视下可见全部病例点压后胃蠕动增强；94 例的波频增加，波速增快，幽门痉挛随之解除，钡剂即通过幽门进入小肠；12 例经 3～5 次点压并加压推挤后，钡剂通过幽门；余 4 例未能通过。

配穴方三 足三里、公孙、厉兑（均取双侧）。治法：用指压法。以双手拇指强压以上各穴位，每穴 5 分钟。每日 1 次，至愈为度。主治：胃痉挛发作。附记：多年临床使用，效果尚佳，多 1 次见效。

配穴方四 内关、梁丘、胃俞、足三里、公孙、太冲、天枢、大横。治法：用掐、按、揉、压法。先用拇指指尖置于内关穴上，示指指尖置于该穴背面（即外关穴处），两指相对用较重力量切（掐）按，每隔 20 秒钟放松数秒钟，反复切按 3～5 分钟，以局部有胀重感为宜。此法适合胃、十二指肠溃疡伴有疼痛、呕吐、嗳气、反酸等症状的治疗。再用拇指指腹用重力扪按梁丘穴，每隔半分钟放松 10 秒钟，反复扪按 3～5 分钟,以局部有明显胀痛感为止。此法常用于胃部疼痛不止的治疗。拇指指腹用力扪按胃俞穴,每隔 20 秒钟放松数秒钟,反复扪按 5 分钟,以局部有酸胀感为止。此法有一定的止痛解痉作用。

再用拇指或中指指腹轻揉按足三里穴,持续 3～5 分钟,以局部有轻微酸胀感为宜。此法可用治疗腹胀、泄泻等症状,又用拇指指尖置于公孙穴上,其余四指置于足背,拇指用较重力量切(掐)按公孙穴,每隔 20 秒钟放松 3～5 秒钟,反复切按 2～3 分钟,以局部有明显酸胀感为佳。此法对治疗胃部疼痛有较好疗效。

然后用示指指端点冲按压太冲穴,用力逐渐加重,每分钟按压 200 次左右,持续 1～2 分钟,以局部有明显胀痛感为宜。此法尤其适合胃、十二指肠溃疡伴有呕吐酸水者。用两拇指指腹置于天枢穴或大横穴上扪按,用力较重,持续 2～3 分钟,其间可放松数次,以局部有明显酸胀感为佳。此法适合于肠道痉挛者。每日治疗 1 次,5天为 1 个疗程。主治:胃肠痉挛。附记:屡用有效,久治效佳。

肠 痉 挛

肠痉挛又称肠绞痛。

【病因】 多因受凉着寒刺激所致;或因神经衰弱与骨髓痨引起;疟疾、铅中毒、痛风、月经不调、肠寄生虫等也可引发。

【症状】 腹痛。痛前有鼓肠、肠鸣,疼痛逐渐加剧。也有突然发作,腹痛如绞、如刺,多在脐部,并向腰部、四肢、关节放射。按压脐部患者有轻快感。经过数分钟至数小时后疼痛逐渐减轻,或者呕吐、嗳气后,症状可消失。

【疗法】

配穴方一 急脉穴(位于腹股沟的正中线偏内侧,按之有股动脉搏动,左右各 1 穴)。治法:用指压法。一般在疼痛的同侧取穴,如整个下腹疼痛,可两侧穴同用。患者仰卧位,伸直下肢,术者用大拇指压在穴位处,逐渐加力,至感到似搏动非搏动时为适宜。按压约 10 秒钟,即放松压力,再加压再放松。每次放松压力时,患者感到有股热气,从穴处向下放散至膝部或至足部。主治:肠痉挛。附记:曾治疗 25 例,都是按压 1 次疼痛消失,一般不超过 5 分钟即获效。如 1 例 50 岁女性患者,因肠痉挛,致下腹部剧烈疼痛,用上述方法治疗,疼痛消失,经 8 次治疗痊愈,随访 2 年未复发。

配穴方二 足三里。治法:用指压法。以指强压一侧或两侧足三里穴 4~5 分钟,或在指压后,加艾条悬灸几分钟,即见效。主治:肠痉挛。附记:有一次我们在从太原回北京的列车上,凌晨 2 时许,在朦胧中听到上铺发出打哆嗦的声音,伴有很小的呻吟声。原来有一位怀孕 3 个月的旅客,上车后发生剧烈的腹痛,有位医生诊断是先兆流产,准备到丰台站即去医院。我为患者诊视和检查后,认为是肠痉挛,不是流产,立即在她的一侧足三里进行指针,经四五分钟时间,不呻吟了。这时请她到下铺继续治疗,她深恐多动容易流产,不肯下来,我们安慰她,说明主要是因受凉发生的肠痉挛,不是流产,不必担心。她到下铺后,继续指针足三里,并给她喝些热茶。半小时后,她已完全不痛了。接着在她两侧足三里用香烟各灸了几分钟。最后建议她下来走走,她摇摇晃晃地来回走了几步,这才喜悦地笑了。

腹　痛

腹痛,其病变部位较广,这里是指肚脐以下耻骨以上的整个部位发生疼痛者,概称之为腹痛,是临床常见多发病。男女老幼皆可发病。本病既可单独出现,亦可继发其他疾病中。

【病因】 多因外感风、寒、暑、湿;或贪食生冷、内伤饮食;或情志失常,气滞血瘀所致;或由其他疾病引起。

【症状】 腹痛。病位有大腹、小腹、少腹之分,证有寒、热、虚、实之辨,治当详察。

【疗法】

配穴方一 在第 9、10 胸椎双侧旁开 1.5 寸(相当于肝俞、胆俞穴)。治法:用指压法。在上述部位或在膈俞与胆俞之间找到压痛点(反应点),用拇指及示指,或双拇指紧贴穴位,滑动指压按摩,先轻后重,至局部出现酸、麻、胀感,3~5分钟疼痛即可缓解或消失。主治:急性腹痛。附记:用本法治疗20例因胆道蛔虫、肠道蛔虫、急性胰腺炎、胃痛等所致的急性腹痛,均收到疼痛缓解或消失的效果。

配穴方二 承山。治法:用指压法。患者取坐位或侧卧位,术者右手握住患者小腿下部(男左女右),拇指按压穴位,先轻后重、先柔后刚、先浅后深地进行按压,至患者感觉穴位部酸胀明显时,术者拇指用力重按深压,同时令患者用腹式呼吸深吸一口气(以吸至最大限度为准),约停半分钟,然后将气慢慢呼出,术者拇指随之逐步放松,然后再轻揉穴位数次,其痛可止。必要时可重复做1次。主治:各种原因所致的腹痛,兼治呃逆。附记:屡用屡效,多施术1次痛止,最多2次必效。本法只作止痛之用,痛止之后,应根据原发病因进行治疗。

施术中,凡年老体弱、妇女、小孩用力不宜过猛。孕妇禁用。

配穴方三 自肺俞至肾俞穴即第3胸椎至第2腰椎棘突间两旁。治法:用推压、揉压法。患者取俯卧位。第一步:术者两拇指沿脊椎两侧,自上而下,推压3~5遍;第二步:以右手掌按压两侧棘突部,自上而下,顺时针揉压;第三步:再沿肾俞至肺俞穴线自上而下,上下提拉、推背部皮肤。每次25~30分钟。主治:急性腹痛。附记:多年使用,疗效满意。

配穴方四 上巨虚、天枢(均取双侧)。治法:用指压法。双拇指同时操作,强压上述穴位各3~5分钟。每日1次,至愈为止。主治:结肠炎引起的急性腹痛。附记:屡用屡验,效果甚佳。

腹　　胀

腹胀,一般单纯性腹胀甚少,多见于其他疾病(如急性肠炎、肝病、胃病、小儿疳积、术后等)之中,或与腹痛并见。

【病因】 病因较为复杂,多与宿疾或术后有关。多由湿热、食积、气滞所致,其证多实。但亦有久病虚胀。大概食后胀甚者,多在肠胃;二便通调者,胀多在脏。

【症状】 腹胀。时轻时重,或食后胀甚,或遇情志变化而加重,矢气稍舒,或与腹痛并见。腹胀,一般多有兼证,但较腹胀为轻。

【疗法】

配穴方一 建里、上脘、天枢(双)、足三里(双)。治法:用指压、叩击法。先用示指或五指叩击前3穴,频率为80~150次/分钟,再强压双侧足三里3~5分钟,每日1次。主治:腹胀、肠鸣,兼治消化不良。附记:连治5次左右即显效或消失。

配穴方二 天枢(双)、上巨虚(双)。治法:用叩击、指压法。先指压、后指叩,每穴5分钟,1日2次,至愈为度。主治:腹部术后腹胀。附记:多年使用,效果甚佳。

配穴方三 脐周2寸处、足三里。治法:用叩击、指压法。先以四指绕脐周2寸处做环状叩击5遍,频率为100次/分钟,再强压两侧足三里穴3~5分钟,以得气为度。每日1次。主治:各种腹胀。附记:多年使用,多1次见效,多可治愈。

嗳气、矢气

嗳气与矢气(放屁),是两个不同性质的症状,可单见,亦可并见。偶尔或术后出现,是脉气畅通的表现,是生理现象,不作病态。若嗳气不断,或矢气连续,则是病理反应,虽无大碍,也有碍身心和影响环境,应加以治疗。

【病因】 多因饮食过饱,食物发酵异常,而致肠胃功能紊乱,或肝气犯胃,肝胃不和,气机逆流所致。

【症状】 嗳气连续,或矢气不断。

【疗法】

配穴方一 中脘。治法:用指压法。配合呼吸法,一边吐气一面强压中脘穴 6 秒钟,重复做 3～5 次。主治:连续嗳气。附记:临床使用,疗效显著。

配穴方二　止屁穴(位于乳下肋骨下端旁边两侧处)。治法:用揉压法。由肋骨下端旁边两侧向腹按抚,先慢慢吐气,边按 6 秒钟,如此重复 3 次即效。主治:矢气(放响屁或连声屁)。

急慢性肠炎

急慢性肠炎,属中医学"泄泻""腹泻"范畴,是临床常见多发病。一年四季男女老幼皆可发生。

【病因】　多因湿邪侵袭,寒凉内犯,饮食所伤,情志失调,脾胃虚弱,命门火衰等因所致。病在肠胃,但与肝肾有关。

【症状】　腹痛、肠鸣、大便次数增多(一日数次或十数次)、稀便,甚至泻物如水样,但无脓血和里急后重之证。外感,饮食所伤,多为急性肠炎,且发病急骤;脾肾不足,多为慢性肠炎,且反复发作,日久不愈。

【疗法】

配穴方一　三间、阴陵泉(均取双侧)。治法:用指压法。以双拇指强压上穴各 3～5 分钟。每日 1 次。主治:腹泻,肠鸣。附记:多年使用,均获良效。

配穴方二　天枢(双)、中脘、气海、足三里(双)。治法:用指压法。依次用拇指强压上述穴位,每穴 5 分钟。操作时应一压一松,刚柔相济。每日 1 次。主治:急、慢性肠炎。附记:验之临床,确有良效。同时对腹痛、痢疾和肠麻痹,亦有较好疗效。

配穴方三　下巨虚(双)。消化不良性腹泻配中脘、关元;急性肠炎配天枢(双)。治法:用指压法。在主穴及配穴上用双拇指强压 3～5 分钟,并在压时抖动数下。每日 1 次。主治:急性肠炎和消化不良性水泻。附记:多年使用,效果颇佳。若证属寒性,可在关元、神阙穴上灸 10～15 分钟,效果尤佳。

配穴方四　天枢、合谷、足三里、阴陵泉、大横、关元。治法:用按、揉、捏法。先用两拇指指腹置于天枢穴上,急性肠炎用扪按法,用力较重,扪按 2～3 分钟,其间放松数次;慢性肠炎用揉按法,用力较轻,持续揉按 5 分钟。用拇指指端置于合谷穴上,示指指端置于该穴背面,两指用力捏按,每隔 20 秒钟放松数秒钟,反复捏按多次,以局部有明显胀重感为止。再以中指指端用较温和的力量扪按足三里穴,每半分钟放松 10 秒钟,反复扪按多次,以局部有酸胀感为宜。又用示指或拇指扪按阴陵泉穴,用力稍重,每隔半分钟放松 10 秒钟,反复扪按 2～3 分钟,以局部有明显酸胀感为宜。用拇指指腹揉按大横穴,用力中等,每隔半分钟放松 5 秒钟,反复揉按约 5 分钟,以局部有轻微胀感为宜。此法尤其适用于腹痛、泄泻等症状的治疗。然后用中指或拇指指腹揉按关元穴,用力中等,揉按约 1 分钟后改用扪按,用力较重,扪按 20 秒钟后放松 5～10 秒钟,再扪按 1 次,方法同前,可用此揉扪交替术反复操作数次,以局部有明显酸胀感为宜。此法对于慢性肠炎久延不愈者尤宜。每日或隔日治疗 1 次,5～10 次为 1 个疗程。主治:急、慢性肠炎。附记:经临床反复验证,疗效确切。只要坚持治疗,操作得法,每收良效。

痢　疾

　　痢疾,又名"滞下""肠澼"。西医学命名与《济生方》谓之"痢疾"基本一致。本病多发生在夏秋季节,为肠道传染病。

　　【病因】　根据临床表现,本病虽有"赤痢""白痢""赤白痢"之分,皆是湿热为患,或兼暑湿热毒。多因饮食不节或不洁,伤及脾胃,湿热熏蒸,气血凝滞,化为脓血。虽有虚寒,然必素体虚弱,痢下过久,凉泄太过,由湿热转化为虚寒。痢疾初犯,断无虚寒。

　　【症状】　下痢频行不畅,里急后重,赤白黏液。又以赤多为"赤痢",白多为"白痢",赤白相兼为"赤白痢"。证属湿热为多。又下痢稀白黏液,且有腥臭气味,四肢厥冷,虽有里急后重而不甚明显,脉象细弱,此属虚寒。

【疗法】

配穴方一　足三里、天枢、大肠俞(均取双侧)。治法:用指压法。以双拇指强压穴道,依次施术,每穴 3～5 分钟。每日 1 次,症状缓解后,改为隔日 1 次。主治:痢疾。附记:验之临床多效。

配穴方二　大肠俞(双)、足三里(双)、天枢(双)、中脘、气海。治法:用指压法。以单或双拇指或示指强压上述穴位,每穴 1.5～3 分钟,必要时可重复做 1 次。每日治疗 1 次。主治:痢疾,兼治肠炎。附记:多年使用,效果尚佳。

配穴方三　天枢、合谷、气海、上巨虚、曲池。治法:用按、揉、捏、点、压法。先用拇指指腹揉按天枢穴,用力较轻,连续揉按 3～5 分钟后改用扣按法,用力稍重,扣按半分钟放松 10 秒钟,反复扣按 7～10 次,以局部有轻微胀感为宜。又用拇指指腹置于合谷穴上,示指指腹置于该穴背面,两指用重力捏按,每隔 20 秒钟放松 5 秒钟。反复捏按 3～5 分钟,以局部有明显酸胀感为宜。再用示指指腹揉按气海穴,用力较重,持续揉按 3～5 分钟后,改用点冲法按压 2～3 分钟,以局部有较强酸胀感为宜。此法适用于腹痛较剧者,具有导滞、行气、止痛的作用。又用中指指腹用重力扣按上巨虚穴,每隔 20 秒钟放松数秒钟,反复扣按 3～5 分钟,直至局部出现较剧烈酸胀痛感为止。然后用拇指指端用力重按曲池穴,每隔半分钟放松数秒钟,反复扣按 3～5 分钟,以局部有胀重感为止。此法适用于伴有发热等症状的治疗。每日治疗 1 次,5 天为 1 个疗程。主治:细菌性痢疾。附记:笔者用本法治疗 35 例,经治疗 1～2 个疗程,痊愈 27 例,显效 3 例,有效 4 例,无效 1 例。

急性胃肠炎

急性胃肠炎,中医学称上吐下泻,简称"吐泻"。

【病因】　多因饮食不洁,过食生冷所致。如食腐败变质、有毒、有刺激性的或不易消化的食物。胃阳伤则吐,脾阳伤则泻。

【症状】 初起胃脘痛胀,渐则腹中剧痛,继则呕吐馊腐食物及泻稀大便,大便中夹有不消化之食物残渣。目眶凹陷、精神疲乏者,其病甚危。

【疗法】

配穴方一 尺泽、委中(均取双侧)。治法:用指压法。强压上穴,每穴5分钟。必要时,可重复做1次,或压后点刺放血。主治:吐泻。附记:多年使用,常获良效。

配穴方二 曲泽、委中(均取双侧)。治法:用指压配合刺血法。强压上穴,每穴1.5～3分钟,指压后再用三棱针点刺放血少许。主治:暑温高热,上吐下泻。附记:多年使用,效果甚佳。

配穴方三 足三里(双)、天枢(双)、中脘、气海。治法:用指压法。以双拇指依次强压上述穴位,每穴3～5分钟。每日1次。主治:急、慢性胃肠炎,兼治消化不良。附记:多年使用,多1次见效,久治效佳。

配穴方四 合谷(双)、上脘、天枢(双)、足三里(双)、大肠俞(双)。治法:用指压法。先手足后腹背,依次强压,每穴1.5～3分钟,必要时再揉压1次。每日1次。主治:急、慢性胃肠炎。附记:验之临床,确有良效。

胆囊炎、胆石症

胆囊炎、胆石症,有急、慢性之分,多属中医学的"胁痛""黄疸""结石"等范畴,是临床常见多发病。

【病因】 胆附于肝,互为表里。胆汁是储肝之余气,溢入于胆,积聚而成。肝失疏泄,脾失健运,可导致气滞血瘀,湿热内蕴,而致胆囊肿大、发炎;又肝失疏泄,胆汁排泄不畅,日积月累,久受煎熬,聚结成石,结石阻滞,"不通则痛"。

【症状】 右上腹疼痛或绞痛,放射至右肩(胆石症绞痛尤剧)。伴有恶心呕吐、发热恶寒、头痛无力,或有黄疸,或纳呆、口苦等症。

【疗法】

配穴方一 胆俞。治法:用揉压法。用拇指按在右侧胆俞穴上,用力揉压,即感到右背部有酸、重的感觉,并向上下方向放射,此时疼痛顿时减轻,若揉压至 15 分钟以上,即有轻松舒适和饥饿的感觉,欲进饮食。主治:胆绞痛。附记:临床屡用,止痛效佳。

配穴方二 右侧肩胛下角处。治法:用指压法。患者取坐位,双肩自然下垂,术者以右手拇指指腹压迫患者的右侧肩胛下角处,待酸胀感出现后,继续强压 1～3 分钟,并加局部按摩直至疼痛缓解。主治:胆绞痛(多因结石或胆道蛔虫症所引起)。附记:用本法治疗胆绞痛 56 例(均因胆道蛔虫或结石所致),结果:显效 30 例,减轻 18 例,无效 8 例。

配穴方三 依结石的位置取穴。肝内胆管结石取肝俞(双),胆囊结石取胆俞(双),胆总管结石取胃俞(双)。选穴位时以右侧腧穴为主。治法:用点穴、一指禅推法。以手指(或点穴棒)持续点压有关穴位(以按压为主),至疼痛缓解为止。一般点穴 2～3 分钟开始见效,10 分钟左右即可完全缓解。症状重者,点穴时间相应延长。主治:胆绞痛(胆结石引起)。附记:用本法治疗 100 例胆绞痛,总有效率为 99.7%,其中完全缓解为 52.1%,明显缓解为 47.6%,无效 1 例。本疗法有疏肝理气,通经活络,扶正祛邪的作用。点穴时,以感觉强烈的位置(即穴位)为佳。一般 10 分钟左右疼痛缓解,症状重者,则需延长。

配穴方四 胆俞、日月(均取右侧)。治法:用指压法。以拇指强压胆俞,示指揉压日月,用力由轻到重,以患者能忍受为度,待出现强烈酸、胀、麻感后,再持续指压 20～30 分钟,至疼痛完全缓解为止。主治:胆囊炎、胆石症。附记:临床屡用,止痛效果颇佳。待疼痛缓解后,再配用自拟加味三金汤[金钱草 30 克,海金沙 15 克,鸡内金 10 克(研末兑服),延胡索 12 克,柴胡 6 克]水煎内服,每日1 剂,有利巩固疗效,达到治愈的目的。

配穴方五 胆囊穴、太冲、胆俞、内关。治法:用按、捏、揉、掐法。先用拇指指端用重力扪按胆囊穴,每隔 20 秒钟放松 1 次,反复扪按 3～5 分钟,以局部有明显酸胀感为止。又用拇指指腹置于太冲穴上,中指指腹置于该穴背面,两指用重力捏按,每隔 10 秒钟放松 1 次,反复捏按几十次,以局部有强烈的酸胀且不可忍耐为止。再用拇指指腹轻轻揉按胆俞穴 3～5 分钟,以局部出现胀感即可。若为急性发作,则可用拇指指端重力扪按胆俞穴,每隔 10 秒钟放松 1 次,反复扪按几十次,直至胆囊区疼痛缓解为止。然后用拇指指尖置于内关穴上,其余四指置于该穴背面,拇指用力切(掐)按内关穴,每隔 10 秒钟放松 1 次,反复切按几十次,以局部有明显胀重感为止。每日治疗 1 次,5 次为 1 个疗程。主治:胆囊炎、胆绞痛。附记:笔者临床验证多例,均收良效。

慢 性 肝 炎

慢性肝炎,属中医学的"胁痛""黄疸""湿阻""虚证"和"癥积"等范畴。在临床上较为常见,且病程缠绵,根治颇难。

【病因】 多由急性肝炎失治或治疗不彻底转化而成。病由实致虚,终成肝郁脾虚,肝肾不足,脉络瘀阻等虚实夹杂的病理表现。

【症状】 肝区(或胁)作痛,头晕乏力,面色少华,肝大,口苦胁胀,或脘腹胀满,或纳谷不香,或形体消瘦,或睡眠不佳。化验检查有肝功能异常。

【疗法】

配穴方一 分 2 组穴:一组为肝俞、胆俞、肾俞(均取双侧);二组为中脘穴。治法:用指压法。一般取第一组穴,用双拇指压穴位,指压时一面吐气,一面强压 6 秒钟,每回压 5 次,每天压 5 回。如果指压中脘穴很有效,可依上法,由左右向中压。主治:慢性肝炎。附记:治疗时一要注意指压的力量,不可一律用强压法,要视病情和体质、年龄而定,如果患者是老人或严重者,用强压反而会使病情恶化;二要配合食物疗法,适当休息,禁饮酒。

配穴方二 肝俞、胆俞、期门、中脘、足三里、三阴交。治法:用指压法。依次以双拇指压穴位(中脘由左右向中压),每穴指压1.5～3分钟,指力视具体情况而定,如病程短、证实和体质尚健壮者用强压法,反之,病程长、证虚和年老体弱者,则用中、轻度指力压之。每日或隔日 1 次,10 次为 1 个疗程。主治:慢性肝炎。附记:本法肝脾并治,扶正祛邪并施:坚持调治,颇具效验,若配合对证汤剂内服,则效果更佳。

配穴方三 肝俞、脾俞、足三里,并随症加配穴。治法:用揉压法。以双拇指依次揉压双侧穴道,每穴 3～5 分钟。先压后揉,刚柔相济,指力灵活,随症而施。每日 1 次,10 次为 1 个疗程。主治:慢性肝炎。

配穴方四 第 9、10、11、12 胸椎棘突间的两旁及棘突部、肝俞(双)、脾俞(双)。治法:用推压、揉压、指压法。先以双手拇指,自上到下,先揉压上述胸椎棘突间两旁(各 3 点共 6 穴)各 3～5 分钟,再自上到下推压棘突部 5～10 遍,然后强压双侧肝俞、脾俞穴各 3～5 分钟。每日或隔日 1 次,10 次为 1 个疗程。主治:慢性肝炎,肝、脾大。附记:指压力度应视病情和体质而定,灵活施用。若能坚持治疗,均有一定效果。

胆道蛔虫症

胆道蛔虫症,属中医学"蛔厥"范畴,是临床常见的急腹症之一。

【病因】 多因消化道功能紊乱,肠管蠕动失常,激惹虫体异常活动;或胆道口括约肌松弛,致使肠道蛔虫钻入胆道所致。虫体进入胆道内而导致肝气逆乱、胆管拘挛、胆汁淤滞、感染而产生各种临床症状。

【症状】 剑突下突然发生阵发性"钻顶"样剧烈疼痛或绞痛。患者抱腹屈膝,伏卧床上,或辗转不安,恶心、呕吐,或大汗淋漓,呻吟不止,或伴见面色苍白、四肢厥冷,或寒战、高热、黄疸等。疼痛有时向肩背或腰部放射。

【疗法】

配穴方一 右侧肩胛下角处。治法：用指压法。患者取坐位，双臂下垂，术者以右拇指指压，待酸胀出现后，继续压迫1～3分钟，并加局部按摩，直至疼痛缓解。主治：胆道蛔虫症。附记：多年使用，止痛效果颇佳。

配穴方二 足三里（双）、中脘、天枢（双）、血海（双）。治法：用指压、点穴法。强压上述穴位各3～5分钟，待出现酸、胀、麻感觉后，再继续压迫足三里穴直至完全缓解为度。主治：胆道蛔虫症。附记：临床使用，确有较好的止痛效果。

配穴方三 阿是穴（在脊背部寻找压痛点）、胆俞（右侧）。治法：用指压法。以拇指指腹强压阿是穴和胆俞穴，待出现酸、胀、麻感觉后，继续压迫直至疼痛缓解为度。待疼痛完全缓解后，再用对证汤剂内服。主治：胆道蛔虫症。附记：临床屡用，内外并治，效果颇佳。方药可详见《名老中医秘方验方精选》一书。

冠 心 病

冠状动脉粥样硬化性心脏病（简称冠心病），又称"缺血性心脏病"，属中医学"胸痹""真心痛""胸痛"等范畴，是中老年人的多发病。

【病因】 多因心阳不足，六淫寒邪乘虚侵袭，以致寒凝气滞，拘急收引；或饮食不慎，膏粱厚味，变生痰湿，痰湿侵犯，占据清旷之区；或痰热灼络，火性上炎，或气血津液阴阳不足，以致虚而血行缓慢；或七情内伤，气机郁滞，均可导致气滞血瘀，血脉瘀阻，郁遏于胸所致。现代医学认为：是由于胆固醇类脂质沉积在冠状动脉内膜壁下，内皮细胞，平滑肌细胞，结缔组织增生及血小板凝集形成粥样硬化斑块，引起管壁狭窄或闭塞；或者由冠状动脉内膜平滑肌强烈收缩引起冠状动脉痉挛，导致心肌缺血所致。

【症状】 胸痹（心绞痛），或心肌梗死、心律失常、心力衰竭等。正如《金匮要略》所说："胸痹不得卧，心痛彻背，背痛彻心""胸痹胸中气塞短气""阳微阴弦,即胸痹而痛。"又因致因不同,故兼症亦异。

【疗法】

配穴方一　灵道穴(左侧灵道区有明显压痛反应)。治法:用揉压法。术者用拇指指腹按于灵道穴上,先轻压1.5分钟,然后重压按摩2分钟,最后轻揉1.5分钟。每日1次,15次为1个疗程。疗程间隔3天,医者每周操作1次,余均由病人自己按摩、揉压,半个月复查1次心电图。主治:冠心病心绞痛。附记:用本法治疗48例,结果:显效20例,改善17例,无效10例,加重1例。治疗前口服硝酸甘油者28例,治疗后停用者21例,心电图改善者16例。

配穴方二　内关、肺俞、心俞、厥阴俞、膻中及后背两侧膀胱经(胸段)。治法:用揉压、肘推压法、一指禅推法。随穴位及部位,灵活施以上述手法。每次30分钟,隔日1次,15次为1个疗程。主治:冠心病伴左心功能不全。附记:有人用本法治疗9例,病程为1~11年,均有心绞痛发作史,并多伴高血压病。治疗1个疗程后随访2个月,仅1例发生心绞痛1次,心悸、气短、胸闷、头晕乏力、阵发性呼吸困难均有不同程度改善,尤以胸闷、乏力、心悸改善较明显。治疗期间均停服洋地黄类或其他影响心功能的药物。

配穴方三　分2组穴:一组为心俞、曲泽、劳宫、阴郄;二组为厥阴俞、少府、内关、郄门。治法:用指压法。每取一组穴,交替使用。每穴强压1.5~3分钟,必要时可重复做1次。每日1次,15次为1个疗程。主治:冠心病。附记:本法有缓解冠状动脉痉挛、扩张血管、改善心脏供血障碍等作用,故临床屡用,确有良效,止痛尤佳。

配穴方四　主穴:心俞、极泉、膈俞、至阳、内关、神门。配穴:肝俞、脾俞、膻中、太冲、足三里、关元、涌泉。治法:用按、揉、推、拍、点、振法。先用拇指指端按揉心俞穴并挤推至膈俞、肝俞、脾俞穴各3~5分钟。重按至阳穴(背部中线第7、8胸椎棘突之间)

50～100 次。以空拳拍打患者肩背部 1 分钟,手法要轻柔适当。再按揉双侧内关穴各 100 次。又用手掌由外向内直推上肢内侧左右各 10 次,然后以手掌在心前区做快速的揉搓 2～3 分钟。再以手拿揉上肢内侧肌肉 3～5 遍,并以中指勾点按极泉穴 30～50 次。点按神门、膻中穴各 50 次,掌根按振关元穴 3～5 分钟。然后按揉足三里、太冲穴各 50～100 次。按揉并搓擦涌泉穴,以热为度。每日治疗 1 次,要坚持不断,其效始著。主治:冠心病。附记:①治疗本病应以药物治疗为主,本法为辅,内外并治,效果更佳。②预防:本病常于夜间发作,故每睡前可轻拍心前区 20～30 次,点按极泉、内关穴各 1～3 分钟,可起到较好的预防作用。③注意事项:睡前忌饱食、饮酒和吸烟,睡衣宜宽松,切勿蒙头而睡,不要独睡一室。④兼治:本法可兼防治心律失常。

配穴方五 ①内关、郄门、曲池、少海。②心俞、肩井。③内关、外关、膻中。治法:上列 3 方,可临证任选一方。治法如下。

方①用点掐法。用一手拇指重点一侧内关或郄门穴同时另一手拇指、中指分别对准另一侧的曲池穴和少海穴,施行重力叩掐150～200 下,必要时,左右侧交替进行,先左后右。

方②用按、压、掐、拨法。先用双手拇指按压左右心俞穴 50～100 下,再用中指(拇指协助)叩掐双肩井穴,并配合弹拨 5～7 次。

方③用掐压法。先用拇指、示指或中指叩掐一侧内关、外关穴15～30 分钟。必要时可左右交替,先左后右掐压之。另一手拇指掐压膻中穴 3～5 分钟。

上 3 法均为每日治疗 1 次,中病即止。主治:心绞痛。附记:屡用效佳,多 1～2 次即痛止。

心 动 过 速

心动过速,属中医学"心悸"范畴。

【病因】 多因阴虚阳浮,心肾不交所致;或劳累、活动过度;或精神受刺激所致。

【症状】　心悸气短,眩晕,倦怠,失眠,健忘,呼吸急促,脉急数无力。

【疗法】

配穴方一　内关、神门(均取双侧)。治法:用指压、点穴法。强压上穴,虚证则用中或轻压,用力渐加,每穴 3～5 分钟。指压后再按摩 2 分钟。每日 1 次。主治:心悸(又称心慌)。附记:坚持治疗,一般多可缓解或痊愈。

配穴方二　膺窗(双)、膻中、内关(双)。治法:用揉压法。以拇指指腹轻力揉压膺窗、膻中,然后重力揉压内关。每穴 5 分钟。主治:心动过速,或心律失常和心前区痛。附记:临床屡用,确有良效。

配穴方三　分型取穴:①心血不足型取郄门、神门、膻中、足三里、心俞、脾俞等穴。②痰火扰心型取郄门、内关、神门、心俞、曲泽、丰隆。③水饮上逆型取郄门、神门、心俞、脾俞、胃俞、三焦俞。④心血瘀阻型取郄门、神门、心俞、巨阙、大陵、膈俞、少海。治法:用揉压、点穴法。患者取坐位,按分型取穴位,以揉压、点穴等操作手法进行治疗。痰火扰心和心血瘀阻型用泻法,余二型则用补法。每日或隔日 1 次。主治:惊悸,怔忡。附记:本法以养心安神为主。心血不足,补气养血;痰火扰心,辅以清热化痰;若水饮上逆,则温阳利水;心血瘀阻,则活血化瘀,调气通络,因而用之有效。

配穴方四　内关、神门、三阴交、郄门、大陵、劳宫、心俞。治法:用点、掐、按、捏法。先用拇指指尖置于内关穴上,其余四指置于该穴背面,拇指用力切(掐)按,按压时间不少于 2 分钟,以局部有明显酸胀感或者心律有所恢复为宜。此法特别适用于心动过速或心动过缓者,有调整心律和心率的作用。再用拇指指腹置于三阴交穴上,示指指腹置于该穴背后,拇指、示指相对捏按,用力宜稍重,持续捏按半分钟,放松 10 秒钟后再次捏按,可反复捏按十余次,以局部有明显酸胀感为止。然后用拇指指腹置于心俞穴上,用重力扪按 10～20 秒钟,放松数秒钟后再次扪按,用力逐渐加重,可反复扪按 7～10 次,直至局部出现明显胀感为止。神门、郄门、大陵、劳宫四穴的治法与内关穴相同,但按压时间约为 1 分钟。每日治疗 1 次,10 次为 1 个疗程。主治:心律失常。附记:临床屡用均可收到较好的疗效。又民间经验方,取哑门穴,术者一手扶持患者头部,一手轻轻点叩(叩击)哑门穴,每分钟叩击 80～120 下,叩点力量不超过 0.4 千克,每次点叩治疗 5～10 分钟,每日 1 次。用治心律失常,效果亦佳。

糖 尿 病

糖尿病,属中医学"消渴"范畴,是目前临床多发病,根治颇难。

【病因】 《普济本事方》云:"消渴者,肾虚所致,每发则小便必甜。""盖火炎于上,阴亏于下,水火不相既济所致,真阴亏耗,水源不充,相火偏亢,虚极妄炎,热伤肾阴,精气亏虚,尿频量多;热伤肺阴,津液干竭,渴饮无度;热伤胃阴,消谷善饥,肌肤消瘦,标虽有三,其本则一,一者阴虚也。"论述透彻,确为经验之谈。

【症状】 一般以"三多一少"临床表现和化验检查血糖增高、尿糖阳性为特征。多饮(口干思饮,渴饮无度)、多食(消谷善饥,食不知饱)、多尿(饮一溲二,尿频量多,夜间尤甚)和形体消瘦。其因不一,证有虚实,兼证亦异。临床所见,以虚证、热证为多,实证、寒证较少,尤以虚热和气阴两虚之证居多。

【疗法】

配穴方一 天枢、膻中、阴陵泉、气海、三阴交、关元、中脘、梁门、章门、肩井、内关、脾俞、胃俞、肾俞。治法:用揉压、点穴、叩击法。患者取仰卧位与俯卧位,术者站其体侧,分别揉、压、点、叩上述穴位。每穴 3～5 分钟,每日或隔日 1 次,10 次为 1 个疗程。主治:糖尿病。附记:本法有清胃泻火,养阴保津,滋阴固肾之功,故而用之多效。

配穴方二 支正、中脘、足三里、脾俞。治法:用揉压、叩击法。

以拇指指腹（或双手拇指）揉压有关穴位,每穴 3～5 分钟,再叩击（用指）10～20 下,指力适中,不可用力过猛,刚柔相济,灵活施术。每日 1 次。主治:糖尿病。附记:耐心治疗,自可获效。

　　配穴方三　阳池、脾俞、肾俞、三阴交、照海。治法:用揉压、叩击法。以双拇指指腹先揉压,再以手指(四指或五指并拢)叩击上述有关穴位。指力适中,灵活施术。每次操作 20～30 分钟,再用糖尿克消散或降糖散敷脐。每日治疗或换药 1 次。主治:糖尿病。附记:多年使用,二法并用,效果颇佳。上列二方详见《中药鼻脐疗法》一书。

　　配穴方四　肺俞、胃俞、脾俞、肾俞、足三里、三阴交、太溪。治法:用按法。先用拇指指腹扣按肺俞、胃俞、脾俞、肾俞穴。用力中等,各持续扣按 3～5 分钟,以局部有胀重感为度。再用拇指指腹用较重力量扣按足三里穴,每隔 30 秒钟放松 10 秒钟,反复扣按 3～5 分钟,以局部有明显酸胀感为止。又用拇指指腹置于三阴交穴上,其余四指置于小腿外侧面,拇指用较重力量扣按,每隔 20 秒钟放松数秒钟,反复扣按 3～5 分钟。以局部有明显酸胀感为宜。然后用中指指端,用力中等,扣按太溪穴,每隔 20 秒放松数秒钟,反复扣按 3～5 分钟,以局部有酸胀感为止。每日或隔日治疗 1 次。1 个月为 1 个疗程。主治:糖尿病。附记:本法对早、中期患者及轻型患者效果较好。同时应配合控制饮食,适当运动和药物治疗。长期调治,控制血糖。

腰　　痛

　　腰痛,系指腰部一侧或两侧疼痛而言。"腰为肾之府",故腰痛与肾有关。是临床常见多发病。

　　【病因】　多因风寒湿热等外邪侵袭;或体弱精衰,不能濡养经脉;或负重跌扭,气滞瘀阻所致;或因职业关系,如过度弯腰负重,屈伸过频,日久致劳倦虚损,气血不和,瘀阻经脉而致腰肌劳损。

【症状】 腰部一侧或两侧疼痛,转侧屈伸活动受限,动则痛剧。致因不一,兼症亦异。临床所见,一般分寒湿腰痛、湿热腰痛、肾虚腰痛、瘀血腰痛和腰肌劳损等。

【疗法】

配穴方一 第2、3腰椎棘突间两旁。治法:用指压法。以双拇指指腹强压上述部位3～5分钟,用力先轻后重,待出现酸、胀、麻等感觉后,继续强压至疼痛缓解为度,每日或隔日1次。主治:腰痛。附记:临床屡用,止痛效果甚佳。坚持治疗,可获痊愈。

配穴方二 按证取穴:①寒湿腰痛与湿热腰痛:取肾俞、委中、阳陵泉、阿是穴;②肾虚腰痛:取肾俞、大肠俞、八髎、太溪、志室;③瘀血腰痛:取腰阳关、肾俞、委中、阿是穴。治法:用推压、擦、揉、点、叩、摇法。患者取俯卧位。按证取穴,先推、擦,然后揉、点。瘀血腰痛加侧扳法;肾虚腰痛用补法;余三证用泻法。每穴3～5分钟,每日或隔日1次。主治:腰痛。附记:屡用有效。

配穴方三 腰天应(痛区)、委中(双)。治法:用指压法。强压腰天应3～5分钟,然后用三棱针点刺委中,使出血如珠。隔日1次,至愈为止。主治:风湿腰痛,每于过劳或天气变化时疼痛加重。附记:屡用效佳,一般1～5次即见显效或痊愈。用治腰扭伤,效果亦佳。

配穴方四 肾俞、关元俞、委中(均取双侧)。治法:用揉压法。以双手拇指指腹各按1穴,依次揉压,每穴3～5分钟。若证属瘀血或外邪所致者,压后再点刺委中放血少许。隔日1次。主治:各种腰痛。附记:临床验证有效。

失 眠

失眠(不眠),又称不寐。清·张景岳说:"不寐证,虽病有不一。然惟知正邪二字则尽知矣……有邪者多实证,无邪者皆虚证"。属西医学之神经衰弱范畴。

【病因】 多因思虑忧郁,劳倦过度,心脾血虚,或病后、产后气血虚弱等因所致。病多内因,证有虚实。血虚为病之本,痰火、饮食,阳亢为病之标。盖血虚多责之于心、肝、脾三脏,血虚则心火偏亢,或肝阳偏亢,或心肾不交。

【症状】　失眠,即当睡不睡,难入睡意,或整夜反侧难眠。多伴见面色不华,肢体疲倦,头晕目眩,记忆力减退,或烦躁多汗,口干舌燥,或胸闷,或夜梦纷纭,二便不畅。

【疗法】

配穴方一　足三里、神门、三阴交。治法:用揉压法。先足后手,以双手拇指指腹在有关穴位上先揉后压,指力渐加,以患者忍受为度,每穴 3～5 分钟,每日 1 次。虚证用补法,实证用泻法。虚实权衡,灵活施术。主治:失眠。附记:坚持治疗,多能逐渐好转而愈。

配穴方二　神门、三阴交。心脾两虚型配心俞、脾俞、足三里;肝阳上亢型配肝俞、太冲;心肾不交型配肾俞、心俞、八髎。治法:用揉压、指压、点穴法。每取主穴加配穴,以双拇指揉、压、点、推。虚证用补法,实证用泻法。每穴 3～5 分钟,每日或隔日 1 次。主治:失眠。附记:随证灵活施术,耐心治疗,多获良效。

配穴方三　①涌泉、关元。②天容、人迎、风府、天柱、肩井、百会、足三里、太冲、合谷。治法:上列 2 方,可任选一方治之。

方①用按、揉、擦法。患者于每晚睡前,用 45℃ 左右的温水浸泡双脚,水宜浸至小腿肚,两足底与背面在水中相互交替轻轻擦搓10～15 分钟,抹干后,将左足搁置于右腿上,用右拇指指腹以每秒钟 2～4 下的频率,轻力按揉涌泉穴 100 下,使局部产生热感;完毕,如法按揉右涌泉穴。最后上床平卧,以示指、中指、环指并拢、指腹轻缓按揉关元穴 100～200 下。同时闭目默数,术毕,一身轻松便可入睡。每日治疗 1 次,中病即止。

方②用点、按、压、掐、揉法。第一步,先用示指点压颈侧上方的天容穴或人迎穴,先左后右,各点压 10～15 下,接着以拇指、示指扪按颈侧的胸锁乳突肌两旁,自上而下配合循按 3～5 遍,再以拇指持续掐风府穴约 1 分钟,然后以拇指、示指叩掐天柱穴 30～

50下,并沿两筋旁自上而下循按至颈根3～5遍。第二步:用拇指按揉百会穴100下,再配合示指叩掐天柱穴、肩井穴,加拨法各15下,接着双手分别揉按两侧足三里穴、太冲穴、合谷穴各10～30下。最后,再点压天容穴10下,并以一手掌压双眼,一手掌压心窝部10～15分钟。每日治疗1次,中病即止。主治:失眠。附记:屡用效佳。

配穴方四 主穴:百会、率谷、安眠、风池、三阴交、太冲、涌泉、太阳。配穴:中脘、关元、足三里、肝俞、脾俞、肾俞。治法:用点、推、按、揉、捏、抹法。先用双手拇指桡侧缘交替推点印堂穴至前发际正中30遍。再用双手拇指指腹分推印堂至两侧太阳穴30遍。再按揉百会穴约50次。用大鱼际按揉太阳30次,即向前向后各抹15次。再用中指指端勾点安眠、风池穴各30～50次。按揉中脘、关元穴各2～3分钟;点揉肝俞、脾俞、肾俞穴各20～30次;拿点三阴交、足三里、太冲穴各20～30次。然后轻轻拿捏风池穴10次。并由前向后用五指拿头顶,至后头部改用三指拿,顺势从上向下拿捏项肌3～5遍。又用双手大鱼际从前额正中线推向两侧,在太阳穴处按揉3～5次,再推向耳后,并顺势向下推至颈部,做3遍。点揉涌泉穴30～50次,接着搓擦涌泉至脚心发热为止。每日治疗1次,15天为1个疗程。主治:失眠。附记:一般治疗1～2个疗程即可见效或痊愈。如患者能坚持每天自我点穴,效果会更好。对于严重失眠者,可配合捏脊疗法,以提高疗效。

嗜　　睡

嗜睡,多因肾阳虚所致。阳虚盛则瞑目,故可见神疲欲卧,闭目即睡、蒙眬迷糊之症。一般多兼心虚,或脾虚。西医学多称之为自主神经功能紊乱症。

【疗法】

配穴方一 前额发际点(位于太阳穴直上发际痛处)。治法:用叩击法。以手按发角找到疼痛之处,一面缓缓吐气,一面用手掌左右强劈疼痛处,用力适中,每次劈 10 下,每天连做 3 次。主治:嗜睡。附记:屡用有效。

配穴方二　头维(双)→额中、天柱→天柱、百会、四神聪。治法:用叩击法。先从百会→四神聪→头维→额中,再天柱→天柱,以四指叩击(强叩)各 30～40 下。每日 1 次。主治:嗜睡。附记:本法有醒神清脑,消除睡意之力,多年使用,效果颇佳。

癔　症

癔症,是中医学的"郁证""脏躁"范畴。是常由明显精神因素引起的一种急性神经官能症,多发于青年,且以女性多见。

【病因】　多因怒气伤肝,或情志不遂所致。

【症状】　多突然发作,可持续数小时至数天,发作后如常人。一般常见症状有哭笑无常,乱话乱语,手舞足蹈;或情志抑郁,闷闷不乐,恐惧多疑,表情淡漠;或喉间有异物感有时类似癫痫发作;发作时喊叫、咬人、撕破衣物及运动和感觉障碍等。

【疗法】

配穴方一　大横、人中、合谷。治法:用揉压、指掐法。以双手拇指指腹揉压大横 3～5 分钟,再掐压人中和合谷(双)各 3～5 分钟。发作后仅揉压大横、合谷。每日或隔日 1 次。主治:癔症发作。附记:临床用之,有一定效果。

配穴方二　人中、巨阙、灵道、合谷。治法:用指掐、指压法。先以指尖掐人中,次掐巨阙(双),再以双手拇指强掐或强压双侧灵道、合谷。每穴 1.5～3 分钟。每日或隔日 1 次。主治:癔症。附记:多年使用,有一定效果。

配穴方三　分 2 组穴:一组为肺俞、心俞、三焦俞、次髎、中脘、关元、三阴交;二组为膻中、中脘、气海、合谷。均配人中。治法:用叩击法。一般取第一组穴;癫痫样发作取第二组穴。以四指叩击,每穴 30～40 下,频率为 100～120 次/分钟,其中合谷、人中用掐压法。第一组穴用轻中叩刺;第二组穴用重叩刺。每日 1 次。叩击

后在关元穴施以温灸。主治:癔症,或癫痫样发作。附记:治疗时
应保持乐观,避免精神刺激,若能配合中药内服,效果尤佳。

配穴方四 人中、太冲、阳陵泉、内关、天突、天枢、中极、三阴
交。治法:用点、掐、按、捏、揉法。先用拇指或示指指尖,用力切
(掐)按人中穴,昏厥者一直按至神志恢复为止,精神障碍,哭笑无
常者按压3~5分钟,其间可放松数次。又用拇指指尖用力切按太
冲穴3~5分钟,其间可放松数次。此法适用于癔症失明、失聪及
假性痴呆等症状。再用拇指指腹置于阳陵泉穴上,其余四指置于
该穴背面,拇指用重力捏按阳陵泉穴,每隔半分钟放松数秒钟,反
复按压至局部出现明显酸胀感为止。此法适用于癔症性瘫痪,抽
搐等症状。又用拇指指端置于内关穴上,其余四指置于该穴背面,
做对捏按压,用力宜重,每隔半分钟后放松1下,数秒后再捏按,反
复多次,以局部有强烈胀重感为宜。此法对癔症性呃逆、呕吐等症
状有效。用中指指腹轻轻揉按天突穴3~5分钟,其间可放松数
次。此法适用于治疗癔症。然后用拇指指腹置于天枢穴上,用中
等力量,扪揉按压5~10分钟,其间可放松多次,此法适用于治疗
鼓肠、腹痛等症状。中指指端轻轻揉按中极穴3~5分钟,每隔半
分钟放松1次,以局部有轻微胀感为宜;再配合拇指指腹捏按三阴
交穴2~3分钟,可治疗癔症性尿频症状等。每日治疗1次,10次
为1个疗程。主治:癔症。附记:坚持治疗对改善症状,减少发作
确有较好的疗效。

阑 尾 炎

阑尾炎,属中医学"肠痈"范畴。是临床常见的急腹症,以青壮
年发病居多。临床上分急性和慢性两种。

【病因】 多因寒、湿、热邪夹瘀,积于肠道所致。若由湿热夹
瘀所致则发病迅速;寒湿瘀血互结,郁久化热而起,则发病缓慢。

【症状】 初起时中上腹或脐周围呈阵发性疼痛,数小时后,转
移到右下腹(天枢穴)附近(阑尾所在部位),呈持续性隐痛,或阵发

性绞痛,伴轻微寒热、恶心呕吐等。如腹痛增剧、高热持续不退者,多为化脓期;若下腹有明显肿块,甚则腹部膨胀,转侧闻水声音等,则为脓成期。

【疗法】

配穴方一 足三里、阑尾穴、天枢、曲池、压痛点(右下腹麦氏点)。治法:用点穴法。先手足后腹部,强点压上述有关穴位,每穴1～1.5分钟。高热加配十宣,用三棱针点刺放血如珠,每日1次。主治:急性阑尾炎。附记:若证重者,可指压后点刺放血。

配穴方二 阑尾穴(双)、压痛点对侧(左下腹)。治法:用指压、揉压法。强压阑尾穴,揉压左下腹,均用泻法。每穴3～5分钟。或指压后点刺放血。每日1次。主治:阑尾炎。附记:若发热恶寒甚者配大椎,高热者配十宣(刺血)。多年使用,均有较好的疗效。

配穴方三 上巨虚、大肠俞、阑尾穴。寒热配大椎,高热配十宣,恶心、呕吐配中庭、内关,疼痛剧烈配公孙、内庭。治法:用指压配刺血法。每取主穴,随症加配穴。先以拇指强压,每穴1.5～3分钟,指压后再用三棱针点刺放血各少许。每日1次,至愈为度。慢性阑尾炎只压不刺血。主治:急、慢性阑尾炎。附记:多年使用,治验甚多,二法合用,效果尤佳。

配穴方四 阑尾穴、上巨虚、合谷、天枢、曲池。治法:用捏、按、揉法。先用拇指指腹置于阑尾穴上,其余四指置于小腿内侧面,拇指用力捏按阑尾穴,每隔20秒放松1次,反复捏按3～5分钟,以局部有酸胀感为宜。上巨虚穴治法与阑尾穴相同,两穴可交替使用。再用拇指指端置于合谷穴上,示指指腹置于该穴背面,两指用力捏按,每隔20秒钟放松1次,反复捏按3～5分钟,以局部有明显酸胀感为止。用拇指指腹揉按天枢穴,用力不宜过重,以免加剧腹痛,每揉按1分钟放松1次,反复揉按5～7分钟,以局部有胀感为宜,然后用拇指指腹置于曲池穴上,示指指腹置于该穴背面,两指用力捏按,每隔20秒钟放松1次,反复捏按3～5分钟,以局部出现酸胀感为宜。每日治疗 1 次,10 次为 1 个疗程。主治:慢性阑尾炎。附记:治疗本病,尤其是急性阑尾炎,应以药物治疗为主。本法为辅,内外并治,效果尤佳。

癃 闭

癃闭,又名尿潴留,是指排尿困难,甚则闭塞不通,多属危候。古谓:"大便 7 日,小便 1 日,过则危。"

【病因】 多因肾虚而气不化,膀胱不利所致,且与肺、脾、肾三脏功能失调有关。如上焦肺热气壅、中焦湿热壅阻、下焦肾阳不足,均可导致膀胱气化无度而致病。或由前列腺肥大而引起。

【症状】 小便短涩,点滴而下,小腹胀坠不舒;或小便突然闭塞不通,小腹胀急欲死,多属危候。

【疗法】

配穴方一 中极。治法:用指压法。术者用中指(或示指)在中极穴上成 60°向下方稍加压力,持续 30 秒至 10 分钟后即可排尿,待尿排尽后放手,结束治疗。主治:尿潴留。附记:屡用效佳,多 1 次即通。

配穴方二 气海、关元、中极。治法:用推压法。患者仰卧位,术者站在患者左侧,依据膀胱充盈位置,相应按压气海、关元、中极穴。按压时,术者的手掌(或指)顺着患者呼气,由浅入深,徐徐向耻骨联合脊椎方向用力推压,并配合振法维持。1~3 分钟尿即可排出。当排尿时,应随膀胱充盈程度的降低,继续用力深压,直至膀胱排空,方可将手掌(或指)缓缓抬起,结束治疗。主治:尿潴留。附记:一般 1 次即可见效或痊愈。

配穴方三 利尿穴(由左眉峰上界向右眉峰上界一水平线,再由百会穴向鼻尖拉一垂直线,量取由鼻尖到两线交叉点的长度,按此长度做一取穴标尺。然后标尺的一端放于肚脐中心,标尺沿少腹正中线垂直而下,标尺的另一端尽处即是"利尿穴")。治法:用指压法。以一拇指按压利尿穴,逐渐加大压力,至一定程度则小便畅通无阻。直到尿排尽后,再停止按压,切勿中途停止。主治:尿潴留。附记:用本法治疗 13 例,均取得满意疗效。

配穴方四 穴位:①关元;②关元、中极;③列缺、利尿穴。治法:上述三组穴位任选一组以治之。

方①用揉、按、推法。用一手拇指按揉关元穴 50～100 下,另一手掌同时自膀胱底部向尿道口稍用力往下推按,嘱患者加大腹力,配合用劲排尿。可反复 1～2 次,每次间隔 10 分钟。

方②用按压法。用中指指端置于中极穴上,指尖向下与腹面成 60°角,再行按压 50～100 下;同时揉压关元穴,并嘱患者配合加大腹力排尿。必要时可反复 1～2 次。

方③用掐、按、揉、推法。用一手拇指叩掐一侧列缺穴 100～200 下;另一手掌同时在膀胱部轻轻按揉或拇指向下推按利尿穴,力度由轻到重,逐步加大,切勿时紧时松或中途停止用力,操作 10～15 分钟。

上述 3 方均为每日治疗 1～2 次,中病即止。主治:尿潴留。附记:屡用效佳,多 1～2 次即有效。

膀　胱　炎

膀胱炎,属中医学“淋证”范畴,是临床常见多发病。

【病因】 多属湿热下注所致。

【症状】 小腹胀满、疼痛,尿意频数而少。排尿时尿道有灼热、疼痛、排尿不畅或觉尿闭。急性多伴有发热恶寒、食欲缺乏、烦渴;慢性则无寒热现象,且病程缠绵不愈。

【疗法】

配穴方一 大肠俞、膀胱俞、八髎、足三里、血海、阴陵泉、大椎。治法:用指压法。依次强压上述有关穴位,每穴 3～5 分钟,其中八髎穴由上向下推压 10～15 次,每日治疗 1 次。主治:急性膀胱炎。附记:验之临床多效。

配穴方二 肾俞、八髎、气海、中极。治法:用揉压、推压法。

先揉压肾俞(双)5分钟,再推压八髎穴(自上向下推),然后从气海向中极穴推压,各10数遍。每日·1次。主治:慢性膀胱炎。附记:坚持治疗,效果甚佳。

配穴方三 肾俞、膀胱俞、中极、筑宾。治法:用指压、揉压法。揉压两侧肾俞、膀胱俞穴,再强压筑宾(双),再向下推压中极穴。每穴3～5分钟,每日1次。若慢性指力稍轻,指压后再温灸肾俞穴各3壮。主治:膀胱炎。附记:坚持治疗,确有良效。

配穴方四 太溪、膀胱俞、中极、水道。治法:用指压法。依次缓压,指力适宜,每穴3～5分钟,每日1次。急性用泻法,慢性用平补平泻法。主治:膀胱炎,兼治尿路感染。附记:屡用有效。

膀 胱 麻 痹

膀胱麻痹,古称"癃闭""遗溺"。

【病因】 多因素体虚弱,房劳过度,损伤肾气,膀胱气化失司所致。或因脑、脊髓、膀胱、盆腔疾患,或产后、手术后等所引起。

【症状】 视麻痹部位而异。如膀胱压缩肌麻痹,则排尿困难,膀胱充满尿液,小腹胀满;括约肌麻痹,则尿淋漓而出;若两部分均发生麻痹,则小便长流(遗溺不禁);或随因伴有不同兼症。

【疗法】

配穴方一 第2、3腰椎棘突间两旁及棘突部。治法:用指压、推压法。强压棘突间两旁,推压棘突部,每次5～15分钟,视病情和体质而定。每日1次。主治:膀胱麻痹及痉挛。附记:验之临床,确有良效。

配穴方二 神阙至曲骨正中线及腰骶椎棘突间两旁及棘突部。治法:用推压法。自上到下,用一拇指或两拇指各推压数遍,若癃闭则重点推压神阙线。每日1次,可在推压中加以抖动振颤。主治:膀胱麻痹及痉挛。附记:多年使用,效果颇佳。用治癃闭,效果亦佳。

运动神经麻痹

【病因】　多因局部肌表着凉受风,客于经脉,致生炎症,压迫神经经络所致。或由邻近疾病侵及而起。

【症状】　神经麻痹并影响其功能活动而导致功能障碍。部位不同,见症亦异。除前面介绍的颜面神经麻痹外,现将临床常见的神经麻痹及症状特点附于各疗法中。

【疗法】

配穴方一　小海、支正、阳谷、腕骨(均取患侧)。治法:用叩击、振颤法。以二指或四指依次在上述有关穴位施以强叩击,每穴20～30下,频率为80～100次/分钟,同时沿神经分布线叩击2～3遍。每日1次。主治:尺神经麻痹。附记:耐心治疗,效果甚佳。

配穴方二　外关、阳池、腕骨、局部(患指关节)。治法:用叩击、振颤法。操作方法同"配穴方一"。主治:小指、四指麻木,兼治腕关节炎。附记:耐心治疗,效果甚佳。

配穴方三　前谷、外关、阳谷(均取患侧)。治法:用叩击、振颤法。操作方法同"配穴方一"。主治:小手指麻木。附记:屡用有效。

配穴方四　三间、后溪(均取患侧)。治法:用指压、拉伸法。先强压上穴各5分钟,然后拉伸活动关节。每日1次。主治:手指拘紧。附记:屡用效佳。

配穴方五　附分、肩井、肩髃、肩髎、曲池。治法:用指压、叩击法。一般取双侧,但重点在患侧。先以双拇指按压双侧上述穴位,每穴1.5～3分钟,再以指叩击5～10遍(重叩击),每日1次。主治:肘臂麻木。附记:多年使用,久治有良效。

配穴方六　环跳、秩边、飞扬、附分(均取患侧)。治法:用指压、叩击法。以拇指强压,每穴3～5分钟。然后五指并拢,沿经络叩击20～30下,频率为80～100次/分钟,每日1次。主治:下肢外侧麻痹或疼痛。附记:坚持治疗,确有良效。

配穴方七 风池、颊车、下关、地仓、合谷。治法:用指压、叩击法。依次指压双侧有关穴位,每穴3～5分钟,然后用指(二指或四指)叩击数遍。健侧穴用强压,患侧用中、轻压,每日或隔日1次。主治:三叉神经麻痹(咀嚼及吞咽功能障碍)。附记:屡用皆验。

配穴方八 风池、天柱、肩井、天鼎、金津玉液、龈交。治法:用指压、点穴、叩击法。前4穴双侧穴用指压、叩击法,每穴5分钟,后2穴用点穴法,每穴点压3～4下,每日或隔日1次,至愈为度。主治:舌下神经麻痹(语言、咀嚼、吞咽功能障碍,口内流涎)。附记:本病为难治之证,收效迟缓,必须久治才能见效。

配穴方九 肩井、肩髃、曲池、上廉、手三里、孔最、合谷。治法:用指压、叩击法。取患侧穴,必要时加用健侧穴。依次指压,指力视病情和体质而定。每穴3～5分钟,然后沿患侧神经分布线以四指或五指进行反复叩击,一般5～10遍,频率为80～120次/分钟,再按摩至患侧皮肤透热为度。每次操作约30分钟,每日或隔日1次。主治:桡侧神经麻痹(手腕无力)。附记:屡用有效,早期治疗效果较好,晚期久治才能见效。

配穴方十 分5组穴:一组穴为天柱、肩外俞、中府、胸乡、天池;二组穴为大杼、肩中俞、曲垣、附分、肺俞、曲池;三组穴为肩外俞、肩井、秉风、臑会、风门、天井;四组穴为曲垣、肩贞、肩髃、曲池;五组穴为天宗、臑俞、肩髃、臑会。治法:用指压、点穴、揉压、叩击法。随症用穴:胸长神经麻痹取第一组;肩胛臂神经麻痹酌情选第二组或第三组;肩胛下神经麻痹酌情选第四组或第五组。先指压、点穴、揉压,再叩击,然后按摩,以透热为度。每次操作15～25分钟,每日或隔日1次,5次为1个疗程。主治:肩胛部麻痹(胸长神经麻痹表现手不能牵;肩胛背神经麻痹表现臂不能后转;肩胛下神经麻痹表现臂不能反)。附记:屡用效佳。

配穴方十一 天柱、肩髎、臑会、巨骨、曲池。治法:用指压、叩击法。每穴先指压1.5～3分钟,叩击20～30下,然后沿神经分布线推压、按摩,以透热为度,每日或隔日1次。主治:腋窝部神经麻痹。附记：多年使用，屡用效佳。

配穴方十二　腰骶椎棘突间两旁及中脘、气海、足三里、三阴交。治法：用指压、揉压、推压、叩击法。先自上到下推压腰骶椎棘突间两旁数遍，再叩击 20～30 下，进行按摩，以透热为度，随后揉压以中脘、气海穴为中心的上、下腹部，先揉压，再叩击，再强压足三里、三阴交（双）各 3～5 分钟，每日或隔日 1 次，5 次为 1 个疗程。主治：腹肌麻痹（腰尻强直）。附记：多年使用，效果甚佳。

配穴方十三　八髎、肾俞、髀关、阴市、环跳、曲泉、阴陵泉、大都。治法：用指揉压、推压、叩击法。先从上到下推压八髎，再揉压其余各穴，然后叩击 20～30 下，最后按摩，均以透热为度。每次操作约 30 分钟，每日或隔日 1 次。主治：股神经麻痹。附记：屡用皆效。

颜面、颈项、腓肠肌痉挛

颜面、颈项、腓肠肌（小腿）痉挛均为局部性肌痉挛，在临床上较为常见。

【病因】　多因感受风寒湿冷，客于经脉，或受精神刺激，或因运动疲劳、睡眠不当所致，亦可由邻近病变累及所引起。

【症状】　局部肌肉痉挛、疼痛、功能障碍等。

【疗法】

配穴方一　取足跟部和内踝、外踝后面的太溪、昆仑、大钟、仆参、水泉和申脉等穴，小腿上的漏谷、外陵、三阴交和悬钟等穴。治法：用指压法。顺序指压，一紧（压）一松，一升一降，如此反复进行，以达到症状缓解或消除。主治：腓肠肌痉挛，小腿痛，怕冷，兼治失眠和胃肠胀气等症。附记：用本法治疗，常有明显效果。

配穴方二　秩边、委阳、承山、三阴交。治法：用指压法。依次指压，每穴 1.5～2 分钟，然后再压承山穴，仍用一紧一松法（即升降法），直至痉挛消除为止。主治：腓肠肌痉挛。附记：一般取患侧穴即可，多 1 次即愈。

配穴方三 风池、四白、阳白、颊车、地仓、手三里。治法:用指压法。强压风池、手三里穴 1.5～3 分钟后,再叩击 10～15 下,然后用一紧一松的升降法指压面部穴,每穴 20 下左右,直至症状缓解或消除为止。主治:颜面神经性痉挛(颜面抽掣)。附记:急性 1 次即愈,慢性坚持治疗效佳。

配穴方四 风池、天柱、风府、廉泉、龈交、手三里。治法:用指压、点穴、叩击法。先在风池、天柱、风府穴区内用手掌叩击 10～20 下(用力适中),再强压手三里 3 分钟,然后用点压廉泉、龈交穴 10 下左右,每日或隔日 1 次。主治:舌下神经痉挛(舌强)。附记:屡用效佳。

配穴方五 风池、翳风、颊车、下关、合谷。治法:用指压法,每次强压 1.5～3 分钟,再指压颊车、合谷,一紧一松,反复进行,直至缓解。每日或隔日 1 次。主治:三叉神经痉挛(口噤)。附记:多年使用,均有一定效果。

配穴方六 风池、天柱、完骨、手三里、腕骨及颈后椎。治法:用指压、叩击法。以手掌叩击颈后椎,指叩风池、天柱、完骨各 10～20 下,再强压手三里、腕骨穴各 3～5 分钟,每日或隔日 1 次。主治:颈项肌痉挛(失枕、歪头、摇头)。附记:屡用效佳。

配穴方七 承山、承筋(取患侧)。治法:用推压、叩击法。自上到下,先推压数遍,再用五指并拢叩击 10～20 下,直至症状缓解或消失。主治:小腿痉挛(抽筋、转筋)。附记:屡用效佳,多 1 次即愈。

自汗、盗汗

自汗、盗汗,是一种不因用发汗药或气候炎热、运动、精神刺激等因素而不自主的自然出汗症。一般以醒后出汗,睡则汗收为自汗;入睡出汗,醒后汗收为盗汗,或两者同时并见,且以局部性出汗为多。

【病因】 中医学认为,自汗多因气虚而卫阳不固;盗汗多因阴虚而阴不敛阳。但亦有认为自汗属阴虚,盗汗属气虚之例。

【症状】　自汗或盗汗。

【疗法】

配穴方一　复溜、合谷（均取双侧）。治法：用揉压法。依次以双拇指揉压各穴，每次 3～5 分钟，每日或隔日 1 次。主治：自汗、盗汗。附记：屡用有效。

配穴方二　阴谷、肾俞（均取双侧）。治法：用指压法。一面缓慢吐气，同时用力按压两侧穴位 6 秒钟，至发痛的程度为止。每日耐心重复做 30 次。主治：多汗症（自汗或盗汗）。附记：坚持治疗，多可治愈。

配穴方三　肺俞、膈俞、肾俞、膏肓、百劳、中府、太渊。治法：用揉压法。依次先揉后压，双拇指指腹同时操作，每穴 3～5 分钟，用补法。每日或隔日 1 次。主治：骨蒸盗汗。附记：坚持耐心治疗，均有良效。

配穴方四　主穴：三阴交、阴郄、太溪、涌泉。配穴：心俞、肾俞、气海、关元。治法：用点、拿、按、揉、擦法。先拿点三阴交、阴郄、太溪穴各 30～50 次。再用拇指指腹按揉心俞、肾俞穴各 50～100 次。然后擦涌泉穴至热，不拘次数；按揉关元穴 50～100 次。病为虚证，手法宜轻。每日治疗 1～2 次，15 天为 1 个疗程。主治：盗汗。附记：屡用有效，若配合服用六味地黄丸，疗效会更好。

前 列 腺 炎

前列腺炎属中医学"白浊"范畴，在临床上较为常见。

【病因】　多因饮酒过度，会阴损伤；或手淫、房事不节、下元虚惫，从而导致湿热之邪乘虚入肾，下注膀胱与气血壅滞，结滞会阴所致。

【症状】　尿急、尿频、尿痛，终至血尿，尿道口常有乳白色或无色黏液分泌物，晨起时有的被黏液封闭尿道口。急性期多伴有恶寒发热，头痛乏力，腰骶部会阴区及大腿内侧有不适感等；慢性多伴有腰部酸痛，小腹及会阴区有坠胀不适感，以及性欲减退，遗精等症状。尿检时有大量脓细胞。

【疗法】

配穴方一 主穴：关元、曲泉、大敦、阴陵泉、八髎。配穴：中极、会阴、三阴交、膀胱俞、肾俞、足三里。治法：用点、按、揉、掐、振、擦、擦法。先以关元或中极穴为中心顺时针揉摩小腹部10～15分钟。点按曲泉、阴陵泉穴各100～200次，掐点大敦穴50～100次。再振点会阴穴2～3分钟。点揉肾俞、膀胱俞穴各100次。然后擦点腰骶部八髎穴5分钟，并擦热腰骶部。每日治疗1次，1个月为1个疗程。主治：慢性前列腺炎。附记：本病应以药物治疗为主，本疗法为辅，内外并治效果颇佳。

配穴方二 气海、中极、会阴、三阴交、膀胱俞、肾俞、八髎、足背压痛点。治法：用点、按、揉、掐、擦、推法。先用拇指指端点揉气海、中极、会阴穴各3～5分钟；按揉三阴交、肾俞、膀胱俞穴3～5分钟；擦点腰骶部八髎穴5分钟，再点振会阴穴2～3分钟，点按压痛点100～200次。然后顺时针揉摩小腹部10分钟，擦热腰骶部。每日治疗1次，15天为1个疗程。主治：前列腺炎。附记：本病之治，应以药物治疗为主（辨证施治），本疗法为辅，验之临床，比单一疗效为优。

配穴方三 中极、次髎、三阴交、横骨、阴陵泉。治法：用点、压、按、揉法。用拇指点压中极穴100～200下，然后依次按揉次髎、三阴交、横骨、阴陵泉穴各3～5分钟，每日1次或2次。主治：慢性前列腺炎。附记：屡用有效。若配用药物治疗可提高疗效。

前列腺肥大

前列腺肥大又称前列腺增生症，属中医学"癃闭"范畴。该病多发于老年人，中青年人亦有发生。

【病因】 多因肺热气壅，不能通调水道，下输膀胱；或三焦火热，气道不降，水道不通；或脾失健运，不能升清降浊，湿热下注膀胱；或肾阳不足，下焦气化失司而致开阖不利所致。与脾、肺、肾三脏(三焦)功能失调有关。

【症状】　前列腺肥大,症见小便不通或不利,若伴见头脑暴胀、口渴、胸闷、气粗、心烦、小腹胀痛、舌红苔黄、脉弦数,多为三焦火热;伴咽干烦渴、呼吸急促、苔黄、脉数者多属肺热气壅。

【疗法】

配穴方一　主穴:关元、气海、曲骨、三阴交、八髎。配穴:阴谷、肾俞、阴陵泉、膀胱俞、会阴、中极。治法:用揉、点、按、振、擦、擦法。先以气海、关元或中极穴为中心顺时针揉摩小腹部10～15分钟;再点按三阴交、阴陵泉或阴谷穴各100～200次;点振曲骨3～5分钟,或点振会阴穴2～3分钟;点揉肾俞、膀胱俞穴各100次。然后擦点腰骶部八髎穴5分钟,并擦热腰骶部。每日治疗1次,小便通畅后,应改为隔日治疗1次,需长期坚持。主治:前列腺增生症。附记:验之临床,本法有良好的治标作用。但根治本病,仍应以药物治疗为主,本法为辅,内外并治,可缩短疗程,提高疗效。同时患者也可用手掌平贴于自己的少腹部,轻轻施加压力,从上向下挤压膀胱底部,对帮助排尿可起到良好的效果。也可采取热敷膀胱区及会阴部,有诱导排尿作用。

配穴方二　关元、中极、会阴、肾俞、膀胱俞、八髎、三阴交。治法:用点、按、推、揉、擦法。先以关元穴为中心以顺时针方向揉摩小腹部10分钟,即改为自上向下(由气海至曲骨穴)推压15～30遍后,再点压关元、中极、会阴穴各50～100次。再按揉肾俞、膀胱俞、三阴交穴各3～5分钟,并点振肾俞、膀胱俞穴各30～50次。然后用擦点法在腰骶部八髎穴上操作5～10遍,并擦热腰骶部。每日治疗1～2次,待小便通畅后改为每日或隔日1次,15天为1个疗程。主治:前列腺肥大。附记:多年使用,治验甚多,对促使排尿确有较好的疗效。若能配用汤剂治疗,则疗效尤佳。

配穴方三　会阴(前后二阴之中点)、中极、次髎、三阴交、阴陵泉。治法:用按、揉法。先用中指指端用较重力量扪按会阴穴,每隔30秒钟放松10秒钟,反复扪按3～5分钟,以局部有酸胀感为止。又用拇指指腹揉按中极穴,用力中等,持续揉按 3～5 分钟,以局部有胀重感为宜。再用中指指端用较重力量扣按次髎穴,每隔 20 秒钟放松数秒钟,反复扣按 3～5 分钟,以局部有酸胀感为止。用拇指指腹置于三阴交穴上,其余四指置于小腿外侧面,拇指用较重力量扣按,每隔 20 秒钟放松数秒钟,反复扣按 3～5 分钟,以局部有明显酸胀感为宜。然后用拇指指腹揉按阴陵泉穴,用力中等,持续揉按 2～3 分钟,以局部有酸胀感为止。每日治疗 1 次,坚持不断。主治:前列腺增生症。附记:屡用有效。

贫　血

贫血系指单位容积血液所含的血红蛋白或红细胞数低于正常值。西医学分为缺铁性贫血、失血性贫血、溶血性贫血和再生障碍性贫血等。中医学统称血虚,属于"黄胖病""虚劳"等病范畴。

【病因】　多因失血,饮食失调,素质不强,病后体虚或胃肠道功能紊乱所致。

【症状】　面色苍白、呼吸急促、心跳加快、困倦乏力、头晕、耳鸣、腹泻、闭经、性欲下降等。检查血液红细胞总数,血红蛋白量均减少。

【疗法】

配穴方一　足三里、三阴交、血海、膈俞、关元、气海、脾俞、肾俞。治法:用按、揉、击法。先用中指指端用较重力量扣按足三里穴,每隔 30 秒钟放松 10 秒钟,反复扣按 3～5 分钟,以局部有酸胀感为止。再用拇指指腹置于三阴交穴上,其余四指置于该穴外侧面(即悬钟穴及其上下处),拇指用较重力量扣按,每隔 30 秒钟放松数秒钟,反复扣按 3～5 分钟,以局部有酸胀感为宜。又用拇指指腹揉按血海穴,用力中等,每隔 20 秒钟放松数秒钟,反复扣按 3～5 分钟,再持续揉按 3～5 分钟,以局部有胀重感为宜。然后五指撮合成梅花指状,用中等力量叩击膈俞、脾俞、肾俞穴,每分钟 120 次左右,各持续叩击 2～3 分钟,以局部有胀重感为止。用拇指指腹扣按气海、关元穴,用力中等,每隔 20 秒钟放松数秒钟,各反复扣按 3～5 分钟,以局部有酸胀感为止。每日或隔日治疗 1次,1 个月为 1 个疗程。主治:缺铁性贫血。附记:验之临床,一般连用 2～5 个疗程均可收到较好的疗效。

配穴方二　关元、气海、足三里、三阴交、脾俞、肾俞、膈俞、肺俞、膏肓、血海。治法:用点、按、揉法。先用拇指指端点揉关元、气海穴 100～200 次;再按揉足三里、三阴交、血海穴各 3～5分钟,用力稍重以局部有酸胀感为宜;然后用拇指指腹揉按脾俞、肾俞、膈俞、肺俞、膏肓穴各 5～7 分钟,以局部有轻微胀重感为宜,每日或隔日治疗 1 次,1 个月为 1 个疗程。主治:贫血。附记:本病为顽固性慢性疾病,其证为虚,治非一日之功,难求速效,应耐心坚持,必日见其效。笔者临证,常以药物治疗为主,本法为辅,内外并治,可缩短疗程,提高疗效。具体方药,可详见拙作《秘方求真》一书。

配穴方三　主穴:脾俞、胃俞、足三里、血海。配穴:百会、气海、中脘、肾俞、心俞、膈俞。治法:用点、按、揉、搓、摩法。先点按脾俞、胃俞穴各 100 次;拿点足三里、血海穴各 50～100 次。再掌摩腹部 5～10 分钟。揉按中脘、气海穴各 3～5 分钟。然后擦热左侧背部;搓按两小腿内侧 5～10 分钟。每日治疗 1 次。3 个月为 1个疗程。待症状明显改善后,可改为隔日 1 次。主治:贫血。附记:若能坚持治疗,长期不断,疗效会更满意。若能配合进行隔姜灸足三里穴(双)各 3～5 壮,每日 1 次,有助于提高疗效。

泌尿系统结石

泌尿系统结石包括肾结石、输尿管结石、尿道结石和膀胱结石等病在内。属中医学五淋中的石淋(颗粒细小的称砂淋),是临床常见多发病。

【病因】　多因脾虚湿聚,肝郁气滞,肾虚(包括肾阴虚和肾阳虚),膀胱气化失权,而导致湿热下注,蕴结不解与气血瘀滞,日久煎熬,郁结而成。又因人的体质强弱和邪郁部位不同,故又有多种结石之名。

【症状】 胀痛。疼痛部位随症而异,如痛在下腹部为膀胱结石,并向外阴及会阴部放射痛,且排尿中断;在尿道为尿道结石伴尿流不畅,多见于男性。绞痛发作时,可坐立不安,出现恶心、呕吐等症。输尿管结石,结石所在部位出现绞痛,并向大腿内侧、腹股沟内放射;男性累及阴茎、阴囊;女性累及阴唇。如继发感染则伴有尿频、尿急、尿痛、血尿等尿道刺激症状。肾结石常为一侧性,有突发性腰背部或侧腹部剧烈疼痛或绞痛,血尿、尿频、尿急等症状。证分虚实,治当详察。

【疗法】

配穴方一 主穴:肾俞、膀胱俞、肝俞、中极、关元。配穴:涌泉、阳陵泉、阴陵泉、三阴交、委中、足三里、太冲。治法:用点、按、揉、击、振、推、捏、擦法。先用拇指指端点按肾俞、膀胱俞、肝俞穴各 30～50 次,以局部有较强的酸胀感为佳。用掌根按揉腰骶部 3～5 分钟,又以手握空拳叩击腰骶部 2～3 分钟。再以拇指指端按振中极、关元穴各 1～2 分钟;又用掌根从脐水平向下直推小腹部 100 次左右。按揉阳陵泉、阴陵泉、三阴交、委中、足三里、太冲穴各 30～50 次。然后由下向上拿捏大腿内侧 3～5 遍;擦涌泉穴 100～200 次,以热为度,每日早、晚各治疗 1 次,10 天为 1 个疗程。主治:泌尿系统结石。附记:临床屡用,常收到较好的疗效。同时嘱患者坚持每天做到"三多",即多饮水,保持每日尿量在 2000 毫升左右;多吃水果蔬菜;多做"跳跃"活动。如此有利于结石的排出。

配穴方二 气海、关元、中极、膀胱俞、肾俞、肝俞、次髎、阴陵泉、太溪、三阴交。治法:用点、按、揉、推、捏、摩法。先用中指指端点按气海、关元、中极穴各 30～50 下,用力稍重;用掌根在以关元穴为中心摩擦下腹部,以发热为度;又用掌根在下腹正中线自脐水平向下直推 100 次左右,逐渐加力,用力稍重。再用拇指指腹按揉肝俞、肾俞、膀胱俞穴各 5 分钟,以局部有酸胀感为佳。用较重力量点按次髎穴各 30～50 次,随即摩擦腰骶部至热为度。然后用较重力量按压双侧三阴交、阴陵泉穴各 100 次左右,拿捏太溪穴各 30～50 次。每日早、晚各治疗 1 次,10 天为 1 个疗程。主治:泌尿系统结石。附记:临床屡用,止痛效果颇佳,若欲根治,排出结石,一要坚持点穴治疗;二要令患者做到"三多"(如上述);三要配合内治。具体方药,可详见《秘方求真》一书或用自拟尿石汤[川金钱草 80 克,鸡内金(研末兑入)、延胡索、广郁金各 9 克,飞滑石、海金沙、石韦各 30 克],每日 1 剂,水煎服。忌食油腻辛辣之物,忌饮酒。

配穴方三　中极、肾俞、志室、次髎、阴陵泉、三阴交、大横、归来。治法:用点、按、压、捏、揉法。先用拇指指腹用重力扣按中极穴,每隔 20 秒钟放松 1 次,反复扣按 3～5 分钟,以局部有坠胀感为止。左拇指指腹置于肾俞穴上,右拇指指腹压在左拇指指背上,两指同时用重力扣按肾俞穴,每隔 8～10 秒钟放松 1 次,压力逐渐加重,反复扣按 5～7 分钟,以局部有强烈酸胀感为止。志室穴治法与肾俞穴相同。再用拇指指端用力点冲按压次髎穴,力量逐渐加重,每分钟点冲 200 次以上,反复点冲 3～5 分钟,以局部有明显酸重感为止。用拇指指腹置于阴陵泉或三阴交穴上,其余四指置于小腿外侧面,拇指用力捏按阴陵泉、三阴交穴,每隔 20 秒钟放松 1 次,各反复捏按 3～5 分钟,均以局部有明显酸胀感为止。然后用拇指指腹揉按大横、归来穴,但用力不宜过重,每隔 1 分钟放松 1 次,各反复揉按 5～7 分钟,均以局部有轻微胀感为宜。此法适用于下尿路结石。每日早晚各治疗 1 次,10 天为 1 个疗程。主治:尿路结石。附记:屡用有效,久治效佳。绞痛发作时,可加用点冲法及叩击法,并延长按压时间,即可缓解疼痛。

睾　丸　炎

睾丸炎,古谓"癞疝"。

【病因】　多因淋球病菌(湿热)侵入睾丸而发,尤以尿道炎之累及为最多。

【症状】 睾丸肿大、疼痛、肿甚如拳,疼痛可沿精索向腹下部放散。多一侧患病,两侧均患者甚少。急性多伴有恶寒发热、头痛;慢性则痛剧,经久不消。

【疗法】

配穴方一 府舍、大敦(均取双侧)。治法:用揉压、掐压法。以双拇指揉压府舍,掐压大敦,每穴 3～5 分钟。每日或隔日 1 次。主治:睾丸炎。附记:屡用效佳。

配穴方二 小肠俞(双)、关元、中极、三阴交(双)、复溜、大敦。治法:用指压、揉压法。先用双拇指指腹按压小肠俞、三阴交,再揉压关元、中极,然后掐压复溜、大敦,每穴 3～5 分钟。每日或隔日 1 次。主治:睾丸炎,兼治尿浊、尿赤、遗尿、尿闭等证。附记:急性效佳,慢性须久治。

配穴方三 急性取手三里、合谷、曲泉、三阴交、中封、大敦;慢性取关元、腰俞、三阴交、府舍。治法:急性用指压法。强压上述各穴,每穴 3～5 分钟,必要时,可压后用三棱针点刺放血少许。慢性用揉压法,或叩击法,揉、压、叩各穴 5 分钟,用力稍轻,必要时压后再温灸关元、腰俞、三阴交三穴。每日 1 次,5 次为 1 个疗程。主治:急、慢性睾丸炎。附记:临床验证有效。

遗　精

遗精,是指不因性交而精液自行外泄的一种疾病。古谓:"有梦而遗精者,多曰遗精,或称梦遗;无梦而遗精者,甚至醒时精液流出者,称为滑精。"因均是精液外泄,故统称为遗精,是男性常见病。

【病因】 多因性器官及性神经功能失调所致。其因有三:一为烦劳过度,阴液暗耗;或由于多思妄想,恣性纵欲,损伤肾阴,以致阴液不足,"阴虚生内热",热扰精室,因而致病;二为手淫频繁,或早婚,损伤肾精,肾虚失藏,精关不固;三为饮食不节,醇酒厚味,损伤脾胃,内生湿热,湿热下注,扰动精室所致。

【症状】　遗精次数每周 2 次以上(或梦时而遗,或醒时外溢),伴有精神萎靡、腰酸腿软、心慌气喘等症状,属于病理性遗精。如成年男子,偶尔有遗精,或受书刊、影视内容影响而致,一般每周不超过 2 次,且次日无任何不适者,则属于生理现象,不需治疗。

【疗法】

配穴方一　肾俞、关元俞、三阴交。治法:用揉压法。以双拇指指腹揉压各穴位 3～5 分钟,先揉后压,指力适度。每日 1 次,5 次为 1 个疗程。主治:遗精,兼治阳痿、遗尿。附记:坚持耐心治疗,均有良效。

配穴方二　志室、气海俞、八髎。治法:用揉压、推压法。以拇指指腹揉压双侧志室、气海俞(也可加肾俞)3～5 分钟,再自上到下推压八髎穴 10～15 遍。指力适度,不可用力过大、过猛。每日 1 次。主治:遗精。附记:坚持治疗,均有良效。

配穴方三　①关元、太溪、神门、三阴交、肾俞、心俞、内关。②三焦俞、肾俞、小肠俞、膀胱俞、关元、中极、阴陵泉、三阴交、八髎。③心俞、脾俞、肾俞、关元、足三里、三阴交、神门、内关。④关元、中极、三阴交。肾阴虚者加照海、太溪、劳宫、志室。肾阳虚者加命门、肾俞、八髎。

方①用点、揉、摩法。先用掌摩关元穴 5～10 分钟,以透热为度。再用拇指点揉内关、神门、太溪、三阴交穴各 1 分钟。然后点揉肾俞、心俞穴各 2～3 分钟。

方②用点、按、压法。先用拇指指端点揉三焦俞、肾俞、小肠俞、膀胱俞穴各 2 分钟。再用手掌根揉关元、中极穴各 1 分钟。然后用示指端点压阴陵泉、三阴交穴各 1 分钟。横擦八髎穴,以透热为度。

方③用点、揉、摩法。先用拇指指端点揉心俞、脾俞、肾俞穴各 1～2 分钟。摩关元穴 5 分钟。再点揉足三里、三阴交穴各 2～3 分钟,然后点揉神门、内关穴各 1 分钟。

方④用点、揉、摩、推法。先用掌摩关元、中极穴各 3～5 分钟。

肾阴虚者,点揉三阴交、照海、太溪、劳宫、志室穴各 1 分钟;肾阳虚者,点揉命门、肾俞穴各 1 分钟;再以手指掌面擦八髎穴,反复擦至皮肤微红,有温热感为度。然后推督脉 3~5 分钟。每日治疗 1 次,10 次为 1 个疗程。主治:遗精(心肾不交型用方①,湿热下注型用方②,心脾两虚型用方③,肾虚不固型用方④)。附记:笔者用本法分型治疗 30 例,经治疗 2~4 个疗程后,痊愈 16 例,显效 11 例,有效 3 例。同时在治疗期间患者要注意精神调养,戒除手淫,着宽松衣服,加强体育锻炼和睡前用温水泡足等,有利于巩固疗效。

配穴方四 主穴:会阴、百会、印堂、神门。配穴:安眠、四神聪、气海、关元、肾俞、命门、三阴交、太溪、太冲、涌泉。治法:用点、按、揉、拿、擦法。先用拇指指端点按会阴穴 100 次;点揉印堂 100 次,百会 300 次。再拿点神门穴 50~100 次;按揉肾俞、命门穴各 100 次左右,并擦热腰骶部。然后按揉三阴交、太溪、太冲穴各 30 次左右;擦涌泉穴 200 次左右。每日治疗 1 次,10 次为 1 个疗程,连治 3~4 个疗程,待症状改善后,可改为隔日 1 次,再坚持治疗 1~2 个疗程,以巩固疗效。主治:遗精。附记:屡用效佳。一般连治 3~5 个疗程可获痊愈。同时应注意:在临睡前,热水泡足 15 分钟,然后擦涌泉穴左右各 100 次,有利于巩固疗效。

早　　泄

早泄一症,介于阳痿与遗精之间,均比二症较轻,在临床上并不少见。

【病因】 多因肾虚所致。

【症状】 早泄是行房时阴茎插入或未插入阴道而射精,导致阴茎痿软而不能进行正常性交,可有或无性高潮射精现象。常伴有腰酸背痛、乏力等症状。

【疗法】

配穴方一 关元、内关、太冲、三阴交、涌泉。治法:用按、揉、捏法。先用拇指指腹轻轻揉按关元穴 3~5 分钟,以局部有酸胀感为宜。再用示指指端用较重力捏按内关穴,每隔 10 秒钟放松 1 次,反复捏按 2～3 分钟,以局部有较强烈酸胀感为度。然后用拇指指端重力捏按太冲、三阴交、涌泉穴,每隔 10 秒钟放松 1 次,每穴反复捏按 3～5 分钟,以局部有较强烈酸胀感为宜。每日治疗 1 次,10 次为 1 个疗程。主治:早泄。附记:临床屡用,确有较好的疗效。若能在性交前 10 分钟再点穴 1 次,有利于提高治疗效果。又法:性交时女方将拇指放在阴茎系带部位,示指与中指放在阴茎头冠状缘正中的上下方,捏按阴茎 4 秒钟后突然放松,每隔几分钟即捏按 1 次,反复 3～6 次。当用此法使射精控制得到改善后,可将手指移至阴茎根部进行捏按,方法同前。一般经过 2 周治疗开始奏效,此时需继续使用捏按术 3～6 个月才能巩固疗效。

配穴方二　关元、中极、肾俞、志室、三阴交、八髎、心俞、内关。治法:用点、按、揉、搓、捏法。先用拇指指端点揉关元、中极穴各 50～100 下。再按揉心俞、肾俞、志室穴各 3～5 分钟。再搓点八髎穴各 2～3 分钟,并擦热腰骶部。然后捏按内关、三阴交穴各 100 下。每日早、晚(临睡前)各治疗 1 次。10 次为 1 个疗程。主治:早泄。附记:临床验证效佳,一般连治 2～3 个疗程即可见效或痊愈。又患者性交时取俯卧位或侧卧位,稍觉有射精的感觉即拔出阴茎,令配偶以一手拇指和示指夹持阴茎根部,上下方向挤压 5～8 次,然后再插入阴道,如此反复几次可延长射精时间。如此配用点穴治疗,有助于提高疗效。

阳　　痿

阳痿,又名"阴痿"。属西医学性功能障碍或性神经衰弱等病范畴。

【病因】　多因肾虚、惊恐,或纵欲过度,精气虚损,或少年手淫,思虑忧郁,或湿热下注,宗筋弛纵等因素所致,尤以肾阳虚和精神因素居多。

【症状】 阳事不举，或举而不坚。常伴有头晕、目眩、心悸、耳鸣、夜寐不安、纳谷不香、腰酸腿软、面色不华、气短乏力等症。

【疗法】

配穴方一 关元俞、八髎、关元、三阴交。治法：用揉压法。以双拇指指腹揉压有关穴位，先揉后压，指力适度，用补法。每穴3～5分钟，必要时加温灸关元。每日或隔日1次，10次为1个疗程。主治：阳痿，兼治遗精。附记：坚持治疗，均有良效。

配穴方二 主穴：肾俞、八髎、关元、神门、太冲、三阴交。配穴：命门、涌泉、太溪、足三里。治法：用点、擦、揉、按、擦、摩、推法。先擦点腰骶部八髎穴5～10分钟。点揉肾俞或命门穴50～100次。擦热腰骶部。再摩揉关元穴5分钟左右，又用示指和中指夹住阴茎根部，有意识向腹内推进10～20次。接着一手握住阴茎向上提拉10～20次。然后双手掌心握搓睾丸20～30次。拿点神门穴50～100次。然后按揉太溪、太冲、三阴交、足三里穴各30～50次。擦涌泉200次左右。每日治疗1次，1个月为1个疗程。如有效必须重复2～3个疗程，以巩固疗效。主治：阳痿。附记：临床屡用，均有一定的疗效。治疗阳痿，应配合药物治疗为宜。同时性生活要有节制，不宜过频。

配穴方三 ①关元、中极、肾俞、命门、腰阳关、曲池、足三里、三阴交。②百会、四神聪、神门、肾俞、关元、三阴交、间使。失眠而惊者，加风池。③行间、侠溪、阴陵泉、中极、阴谷、急脉、三阴交。④心俞、脾俞、肾俞、关元、章门、足三里、三阴交。

方①用点、按、摩、揉法。先用手掌摩关元、中极穴各3～5分钟。再用拇指点揉肾俞、命门、腰阳关穴各1分钟。再用手掌摩肾俞、命门穴各3～5分钟。然后用拇指点按曲池穴20～30下；中指或拇指指端点揉足三里、三阴交穴各1分钟。

方②用点、揉、按、摩法。先用拇指指端点按百会、四神聪、神门穴各10～20次。再掌摩关元、肾俞穴各3～5分钟。然后用示指指端点揉三阴交、间使穴各1分钟。

方③用点、按、提、揉、拿法,先用拇指指端点按行间、侠溪、阴陵泉穴各 20～30 次。再用示指指端点揉中极、阴谷、急脉穴各 1 分钟。然后用中指指端点揉三阴交穴 1 分钟,提拿足三阴经 10～15 遍。

方④用点、揉、摩法。先用拇指指端点心俞、脾俞穴各 1～2 分钟;掌摩关元穴 5 分钟。再用示指指端点揉章门、足三里、三阴交穴各 1 分钟。然后用拇指指端点章门穴 10～20 次,以局部有酸胀感为宜。

上法应以"轻柔和缓"手法为宜。每日治疗 1 次,1 个月为 1 个疗程。主治:阳痿。附记:屡用有效,久治效佳。

配穴方四　关元、中极、肾俞、命门、三阴交、次髎。治法:用按、揉、捏法。先用拇指揉按关元、中极穴各 3～5 分钟,用力中等,以局部有胀热感为止。又用拇指扣按肾俞穴,用重力扣按,每隔 20 秒钟放松 1 次,反复扣按 3～5 分钟,以局部有明显酸胀感为止。再用中指指腹轻轻揉按命门穴 2～3 分钟,以局部有胀热感为止。然后拇指用重力捏按三阴交穴,每隔 10 秒钟放松 1 次,反复捏按 2～3 分钟;中指指腹用重力扣按次髎穴,每隔 10 秒钟放松 1 次,反复扣按 3～5 分钟,均以局部有明显酸胀感为宜。每日或隔日治疗 1 次,1 个月为 1 个疗程。主治:阳痿。附记:临床屡用,均可取得较好的疗效。若配合药物治疗可缩短疗程,提高疗效。若在性交前由女方轻缓循按会阴、耻骨联合上缘、大腿内侧等区域,性交中可轻轻捏揉乳中穴,有助于提高治疗效果。

性 感 异 常

性感异常,是性生活得不到满足的一种表现。

【病因】　多因素体虚弱,精力不足,或过度疲劳,劳累过度,用脑过多,或缺乏性生活经验所致。

【症状】　性生活得不到满足,无快感或性欲减退。

【疗法】

配穴方一 三焦俞、关元俞(均取双侧)。治法:用指压法。一面缓缓吐气,一面强压 6 秒钟,如此各重复做 20 遍。每日数次。主治:性交不能持久(多因糖尿病引起)。附记:临床证明,指压"三焦俞"可使胰岛素功能活跃,能使精神安定,增加集中力,又指压"关元俞"可以增长阴茎勃起时间。坚持治疗,能使精力充沛,延长性欲时间,并能使之持久。

配穴方二 气海、会阴(男性位于肛门和精囊之间,女性则位于大阴唇后连接肛门之间)。治法:首先放松腹部,用手抵住气海(丹田),徐徐用力压下。压时应先深吸一口气,缓缓吐出,缓缓用力压下,6 秒钟后恢复自然呼吸。指压"会阴"时,一边吸气,一边按下,停止吸气时,手指停止不动,约 3 秒钟后缓缓吐气,手指也缓缓松开。如此不断重复。主治:精力减退所致性欲缺乏。附记:按摩会阴,会使男性阴茎增强勃起力,精力充沛;女性分泌旺盛,增加性欲快感。

配穴方三 志室、心俞、关元。治法:用指压法。指压时一面缓缓吐气,一面强压 6 秒钟,前 2 穴各重复 10 遍;关元穴则采用摩擦指压法,首先将手搓热,立刻轻置于"关元"之上,如此重复数次。在指压"关元"之时,应将肛门紧夹,丹田用力。每日 1 次。主治:性交后疲劳。附记:此治疗方法可消除性交后疲劳。

配穴方四 日月、太冲。治法:用指压法。依次指压,一面缓缓吐气,连续压 6 秒钟,如此重复施术,日月穴 30 遍,太冲穴 10 遍。如果指压时稍加用力,则效果更佳。每日 1 次。主治:性功能减弱,勃起无力。附记:指压上述穴位,能增强性能力。

配穴方五 会阴、阴陵泉、太冲、次髎。治法:用按、压、捏、点法。先用中指指端以重力点冲按压会阴穴 1～2 分钟,每分钟点冲 200 次以上,以局部有强烈酸麻感为止,拇指指腹用重力捏按阴陵泉穴,每隔 10 秒钟放松 1 次,反复捏按 2～3 分钟,以局部有强烈酸胀感为宜。再用拇指指端以重力捏按太冲穴,每隔 10 秒钟放松

1 次,反复捏按 2～3 分钟,以局部强烈酸胀感为宜。然后用中指指端以重力点冲按压次髎穴 2～3 分钟,每分钟点冲 200 次以上,以局部有麻胀感并向阴部放射为止。每日治疗 1 次,5 次为 1 个疗程。主治:阴茎异常勃起(强中)。附记:急证急治。笔者用本法治疗 5 例,有 2 例配合刺血,经 1～3 次治疗,全部获愈。

神 经 痛

神经痛,按其所受邪侵之神经部位不同而有不同之名。在临床上较为常见。

【病因】 中医学认为,本病系由病邪侵袭某一神经之分布区域所致,或因精神因素影响而起。

【症状】 依所患神经分布区域不同,临床表现有疼痛,或知觉异常,或运动发生障碍等。除前面介绍的肋间、坐骨、三叉神经痛外,再补充数种神经痛之治疗方法如下。

【疗法】

配穴方一 附分、风门、大椎、身柱。治法:用揉压、叩击法。患者取俯卧位,术者站其体侧。先以拇指指腹揉压各穴 3～5 分钟,然后在患部区域用三指或五指并拢重叩击 30～40 下,频率为80～100 次/分钟,叩后并加以按摩,以透热为度。每日 1 次。主治:脊背酸痛。附记:屡用效佳,但需坚持治疗。

配穴方二 百会。治法:用指压法。患者站立,术者以右手拇指尖按压穴位 3～5 分钟,按压时病人可走动、上下蹲起活动,此时,疼痛会立即减轻。主治:骶尾疼痛。病人不敢端坐,只能站立,走路时亦隐隐作痛。附记:多治疗 1 次即愈。

配穴方三 颈臂部区域。治法:用叩击法。以五指或手掌,在治疗部位给予重叩击,反复进行 30～40 下,每次操作 15～20 分钟,每日 1 次。主治:颈臂神经痛。附记:一般连续治疗 15～30 次可痊愈。

配穴方四 自上臂沿桡骨神经径路至前臂上面(靠拇指一面)

桡骨腕关节的神经分布区域。治法:用推压、叩击法。按神经分布线路自上至下(腕关节处)推压数遍后,再行手指叩击 3 行 5 遍,频率为 100～120 次/分钟。指力适中,每日 1 次。主治:桡骨神经痛。附记:屡用皆效,一般治疗 1 个月左右即愈。

配穴方五 在锁骨上窝部,沿肱三头肌沟至肘关节前面及前臂前面之神经分布区域。治法:用叩击法。按疼痛径路,以五指或三指叩击 3 行 2～5 遍,频率为 100～120 次/分钟,每次操作 10～15 分钟,每日 1 次。主治:正中神经痛。附记:坚持治疗,均有良效。

配穴方六 从腋窝肱内侧至肱内髁鹰嘴突间(靠小指侧一面)之神经分布区域线路。治法:用叩击法。按上述神经分布区域线路用手指(三指或五指)以适当指力叩击 3 行 3～5 遍。每日 1 次。主治:尺骨神经痛。附记:一般治疗 10～30 次即愈。

配穴方七 大、小胸肌区域。治法:用叩击法。在大小胸肌区域横向以手指(三指或五指并拢)叩击数下(即按前肋间区沿肋间隙各横向叩击数下)。每日 1 次。主治:肋间神经痛(胁痛)。附记:久治效佳。

配穴方八 棘上肌或肩胛区。治法:用叩击法。在上述神经分布区域或肩胛区以手指各叩击 20～30 下。每日 1 次。主治:肩胛上神经痛。附记:用之临床,均收效甚佳。

配穴方九 肩胛下肌、大圆肌、背肌等神经分布区域或肩胛区。治法:用叩击法。在上述神经分布区域或肩胛区以手指各叩击 20 下左右。指力适中,每日 1 次。主治:肩胛下神经痛(肩胛下端背部痛)。附记:坚持治疗,效果甚佳。

配穴方十 三角肌及小圆肌处之神经分布区域或肩髃、肩贞、消泺、极泉穴。治法:用叩击法。在上述神经分布区域或穴位,以手指各叩击 20～30 下,每日 1 次。或在穴位上先揉压,再叩击,每次操作 10～15 分钟。主治:腋窝神经痛。附记:临床屡用,久治效佳。

配穴方十一　外关、膻中、肝俞、足临泣。治法：用揉压、叩击法。在上述各穴依次先揉压，后叩击，反复进行，每次操作 15 分钟左右。每日 1 次。主治：胸胁疼痛。附记：多年使用，常获良效。

配穴方十二　分 2 组穴：一组为天柱、大杼、风门、巨骨；二组为大杼、大椎、华佗夹脊、委中。治法：用揉压、叩击法。任取一组穴，或轻症取第一组穴，重症取第二组穴。先揉压，后叩击，其中华佗夹脊穴，自上至下，用推压法，反复进行，指力适中（重症用力稍重，轻症用力稍轻）。每日 1 次，10 次为 1 个疗程。主治：项背酸痛、屈伸困难症。附记：多年使用，屡用效佳。

胸　腹　痛

胸腹痛，是一种症状，在多种疾病中均可见到，临床上较为常见。

【病因】　多因外邪内犯，或饮食不节，或受精神刺激等因而致气机不畅所致。或由其他疾病引起。

【症状】　胸腹疼痛。

【疗法】

配穴方一　灵台、至阳。治法：用指压法。以双手拇指指尖在背部上述穴位上按压，逐渐加力，至患者感到受压处有酸痛和胸腹痛消失为止。多在治疗 40 秒钟至 2 分钟内达到止痛的目的。主治：胸腹痛。附记：有人用本法治疗 245 例胸腹痛（包括胃痉挛、胃神经官能症、胃炎、胃及十二指肠溃疡、胃肠功能紊乱、肝痛及肠道寄生虫感染引起的胸腹痛）患者，有 239 例分别在 40 秒至 2 分钟内达到止痛。

配穴方二　第 6、7、8 胸椎间隙及左右旁开 1.5 寸处（共 6穴）。治法：用指压法。以双手拇指指腹从上至下，先按压上两旁穴位，再按压下两旁穴位，各 1 分钟，然后按压中间两穴位，逐渐加力，至疼痛缓解或消失为止。多 1 次痛止。主治：胸腹痛。附记：上述六点相当于灵台、至阳及双侧督俞、膈俞穴皮区。多年使用，对各种胸腹痛均有良效。

便　　秘

便秘,又称功能性便秘,或称习惯性便秘,在临床上较为常见。

【病因】　多因排便动力缺乏,或津液枯竭所致。如年老体弱,气血双虚,津液不足,肾阳虚衰;或忧愁思虑,情志不畅,日久伤脾,脾运功能低下;或多食辛辣厚味,胃肠积热;或饮食太少,水分缺乏,食物缺乏纤维素;或多次妊娠,过度肥胖,分娩后缺乏定时大便习惯等因素,皆可导致便秘。也可继发于其他疾病。

【症状】　大便秘结不通(2日以上排便1次),时发时止;或干燥、坚硬,状如羊屎。中医学一般分热秘、寒秘、气秘、血秘、虚秘。前2种多为实证,后3种多为虚证。

【疗法】

配穴方一　第4、5、6腰椎棘突间两旁及大肠俞(双)。治法:用指压法。强压上述棘突间两旁3~5分钟,在指压中并不时加以抖动,然后再按压大肠俞(双)3~5分钟。每日1次,至便通为止。亦可配合呼吸法治疗。主治便秘。附记:屡用效佳。

配穴方二　分2组穴:一组为中脘、天枢、大横、关元;一组为肝俞、脾俞、胃俞、肾俞、大肠俞、八髎、长强。治法:第1组穴(即腹部)用指揉法、一指禅推法、振颤法,每穴约1分钟;第2组穴(即背部)用指揉法、一指禅推法,沿脊柱两侧以肝俞、脾俞到八髎往返治疗约5分钟,然后点揉肾俞、大肠俞、八髎、长强穴。每日1次。主治:便秘。附记:实证用泻法,虚证用补法,此治疗方法具和肠通便之功,故用之多效。

配穴方三　支沟、次髎、照海。治法:用指压、振颤法。依次按压上穴,每穴5分钟,并在按压中加以抖动振颤。每日1次。主治:习惯性便秘。附记:验之临床多效。

配穴方四　天枢、大横、合谷、支沟、大肠俞。治法:用点、按、掐、击法。先以拇指指腹用力扣按天枢、大横穴,每隔半分钟放松

10 秒钟,反复扣按 10 分钟,以局部有强烈胀重感或患者产生便意为止。再用拇指指尖置于合谷穴上,中指指腹置于该穴背面,两指用力切(掐)按,每隔 20 秒钟放松数秒钟,反复切按 2～3 分钟,后改用点冲按压 1～2 分钟,使局部有明显胀重感;又用重力切按支沟穴,每隔半分钟放松 5 秒钟,反复切(掐)按 7～10 分钟,使局部有强烈胀重感。然后五指指端撮合成梅花指状,轻轻叩击大肠俞穴及尾骶部各 2～3 分钟,以患者产生便意为佳。若无便意,可每隔 10 分钟再叩击 1 次,叩击力可适当加重,直至产生便意为止。每日治疗 1～2 次,中病即止。主治:便秘。附记:多 1～2 次即可通便。

晕车、晕船、晕机

晕车、晕船、晕机是指人们在旅途中,乘坐交通工具时,出现胸闷、反酸、恶心、呕吐的症状。

【病因】 多因胃肠虚弱、睡眠不足或过度疲劳,加之交通工具在运行中的震动,或因受气流、油味、音响、废气等刺激,使自主神经功能失调所致。

【症状】 胸闷、烦躁、恶心、呕吐等。

【疗法】

配穴方一 三间(左侧)。治法:用指压法。以示指尖掐压左侧三间穴即止。主治:晕机。附记:屡用效佳,多 1 次即效。

配穴方二 足三里、内关(双侧),晕厥配人中、合谷、三阴交。治法:用掐压法。发生晕厥时,即掐压人中、合谷、三阴交,苏醒后再掐压右侧足三里和内关穴,同时做揉按操作,觉得舒服后,再掐压左侧足三里和内关穴。主治:严重晕车。附记:临床验证有效。

配穴方三 鸠尾。治法:用指压法。一边吐气一边按压 6 秒钟,如此重复 10 次便能调整胃的功能,不再呕吐。主治:晕车、晕船。附记:按压此穴有速效。若欲根治晕车症,可每日按压"第 2 厉兑穴"(位于脚的第二趾外侧趾根 2 毫米处),如上法重复 10 次,连续 20 天(不间断),就可根治。

配穴方四 内关、中脘、百会、印堂、公孙、阴陵泉。治法:用按、掐、捏、揉法。先用拇指指端以重力捏按内关穴,每隔 10 秒钟放松 1 次,反复捏按 2～3 分钟,以局部有明显酸胀感为止。又用拇指指腹轻轻揉按中脘穴数分钟,直至患者无恶心、呕吐感为止。再用拇指指腹轻轻揉按百会、印堂穴各 2～3 分钟,以局部有轻微胀热感为止。然后用拇指,一为指尖用重力切(掐)按公孙穴,每隔 20 秒钟放松 1 次,反复切按 1～2 分钟;二为指腹用重力扪按阴陵泉穴,每隔 20 秒钟放松 1 次,反复扪按 2～3 分钟。均以局部有明显酸胀感为止,即时治疗,中病即止。主治:晕动病(晕车、晕船、晕机)。附记:多 1 次即效。

其 他 疾 病

配穴方一 颊车、下关、颧髎、合谷、风池、太冲、曲池。治法:先用拇指指端轻力扪按颊车穴,每隔 20 秒放松数秒钟,反复扪按 3～5 分钟,直至局部出现微微胀痛为止。又用中指指端较重力扪按下关穴,每隔 30 秒钟放松 10 秒钟,反复扪按 3～5 分钟,至局部出现酸胀痛为止。再用拇指指腹揉按颧髎穴,用力中等,持按 3～5 分钟,至局部出现胀重感为宜。用拇指指端用较重力切按合谷穴,每隔 20 秒钟放松 5 秒钟,反复切按 2～3 分钟,至局部出现明显酸胀感为止。两拇指指腹置于风池穴上,用较重力扪按,每隔 30 秒钟放松 10 秒钟,反复揉按 3～5 分钟,至局部出现胀重感为宜。然后用拇指指端用较重力切按太冲穴,每隔 30 秒钟放松 10 秒钟,反复切按 3～5 分钟,至局部出现明显酸胀为止。再揉按曲池穴,用力中等,揉按 2～3 分钟,以局部出现酸胀感为止。每日 1 次。主治:面肌痉挛。多 1 次见效。

配穴方二 百会、关元、水道、三阴交、足三里、膀胱俞。治法:用拇指指腹,用中等力揉按百会穴,每隔 30 秒钟放松 5 秒钟,持续揉按 3～5 分钟,至出现胀重感为止。又用较轻力揉按关元、水道穴。每隔 30 秒钟放松 10 秒钟,持续揉按 3～5 分钟,至局部出现微胀重感为止。再用拇指指端置于三阴交穴上,其余四指置于小腿外侧,用重力扪按,每隔 20 秒钟放松数秒钟,持续 3～5 分钟,至局部出现明显酸胀感为止。用重力扪按足三里穴,每隔 20 秒钟放松数秒钟,反复扪按 3～5 分钟,至局部出现明显酸胀感为止。然后用中指指端置于膀胱俞穴上,用重力扪按,每隔 20 秒钟放松数秒钟,反复扪按 3～5 分钟,至局部出现明显胀重感为止。每日 1 次,中病即止。主治:尿失禁。屡用效佳。

配穴方三 气海、水分、三阴交、阴陵泉、足三里、肾俞。治法:用拇指指腹,用中等力扪按气海穴,每隔 20 秒钟放松数秒钟,反复扪按 3～5 分钟;用较轻力揉按水分穴,每隔 30 秒钟放松 10 秒钟,反复揉按 2～3 分钟。均至局部出现胀重感为止。又用拇指指端置于三阴交穴上,其余四指置于小腿外侧面,用中等力扪按,每隔 20 秒钟放松数秒钟,反复扪按 3～5 分钟,至局部出现酸胀感为止。然后用拇指指腹,用轻力揉按阴陵泉,重力扪按足三里。均每隔 30 秒钟放松 10 秒钟,反复揉(扪)按 3～5 分钟,至局部出现胀重感或显酸胀感为止。中指指端,用轻重力点冲肾俞穴,每分钟 120～200 次,连续点冲 1～2 分钟,至局部出现较重胀感为止。每日 1 次,10 次为 1 个疗程。主治:肾炎。屡用有效。

配穴方四 会阴(前后二阴之中点)、中极、关元、次髎、三阴交。治法:用拇指指腹,轻轻揉按会阴、中极穴各 2～3 分钟,至局部出现酸麻胀感为止。又用中等力扪按关元穴,用重力扪按次髎穴,揑按三阴交穴,每隔 20 秒钟放松 1 次,反复扪(揑)按 3～5 分钟,至局部出现明显酸胀感为止。每日 1 次,5 次为 1 个疗程。主治:射精不能症。屡用效佳。

配穴方五 乳根、人中、素髎、涌泉、内关。治法:左手掌心覆于乳根穴处,右手握拳,叩击左手背数次,一般心搏骤停后 1 分半钟内使用有效。若上法无效者,可改用胸外心脏按压,患者仰卧硬板床或地上,头略低而足稍高。按摩者用左手掌置于患者胸骨下

207

1/3 处,剑突之上,以右手掌压于左手背面,两手用力急剧按压,然后放松,加压时使用胸肋部下陷 2～3 厘米为宜。按压时间为 0.3 秒钟,放松时间为 0.6 秒钟。每分钟按压 60～70 次,直至患者恢复有效心搏为止。用中指指尖重力切按人中穴,每隔 20 秒钟放松 1 次,反复切按至患者恢复有效心搏为止。用拇指尖重力切按素髎穴,每隔 20 秒钟放松 1 次,反复切按至患者恢复自主呼吸为止。用拇指指端,重力捏按涌泉穴、内关穴,每隔 20 秒钟放松 1 次,反复捏按至患者恢复有效心搏为止。主治:心搏骤停。屡用有效。

二、儿科疾病

小儿积滞

小儿积滞,又称消化不良。

【病因】 多因饮食不节,或过食肥甘、不洁之食物,内伤饮食,停滞中脘,积而不消,气滞不行所致。

【症状】 食而不化,不思饮食,嗳气腹胀,大便腥臭。

【疗法】

配穴方一 劳宫、涌泉、中脘。治法:用点穴法。以双手示指点按劳宫、涌泉穴,双手示指从外向内挤压中脘穴,每穴 3～5 分钟。一天进行 2～3 次,常常有明显效果。主治:小儿食欲缺乏与消化不良。附记:坚持治疗,确有良效。

配穴方二 第 9、10、11、12 胸椎棘突间两旁及胃俞(双)。治法:用指压法。依次以双手拇指指腹强压第 9～12 胸椎棘突两旁,自上至下,按压各 3～5 分钟,再强压双侧胃俞穴 5 分钟。用力渐加适度,每日 2 次。主治:小儿消化不良。附记:屡用皆效。

配穴方三 第 4、5、6 胸椎棘突间两旁及足三里(双)。治法:用指压法。依次以双拇指指腹强压第 4～6 胸椎棘突间左右旁各 2 穴位,自上至下按压 3～5 分钟,再强压双足三里穴 5 分钟,在餐前 1

小时进行操作。主治:消化不良与食欲缺乏。附记:屡用皆效。

配穴方四　三焦俞、脾俞、胃俞、中脘。治法:用指压法。依次以双拇指指腹强压有关穴位,并加以抖动振颤,每穴 3～5 分钟。每日 1 次。主治:小儿消化不良。附记:本法对成人患者亦有效。

小儿厌食症

小儿厌食,属中医学"纳呆""恶食"范畴。是指因消化功能障碍引起的一种慢性消化性疾病。一般多见于学龄前儿童,成年人亦有之。

【病因】　多因饮食不节,饥饱失调,损伤脾胃。过饱则积食停滞,过饥则营养不充;或脾胃素虚,脾气不振;或先天不足,脾失温煦;脾虚失运,湿困脾阳;湿郁气滞,升降失调等所致。

【症状】　食欲减退或缺乏,不思饮食;或食之无味,而见食不贪,甚则拒食;或饮食停滞,脘腹胀满;或伴面色少华,形体消瘦;或呕吐、泄泻。长期厌食,可影响小儿生长发育。

【疗法】

配穴方一　天枢(双)、四缝(双)、脾俞(双)、足三里(双)。治法:用掐压、揉压、指压法。以双拇指指尖掐压四缝、揉压天枢、强压脾俞、足三里,并在压中不时加以振颤,每穴 3～5 分钟,每于餐前 1～2 小时进行施治。主治:小儿厌食,并治小儿积滞。附记:一般 5～15 天即可见效或痊愈。

配穴方二　四缝穴(双)。治法:用掐压法。以双拇指指尖掐压各 5 分钟,指力适中,以能忍受为度,每日或隔日 1 次。或掐压后,再以三棱针点刺,至微出血。主治:小儿厌食与小儿疳积。附记:多年使用,治验甚多,疗效尚属满意。

配穴方三　分 2 组穴:一组为命门至肾俞、胃俞、脾俞;二组为神阙。治法:第一组穴用指压法,以双拇指指腹按压有关穴位,指力由轻到重,逐渐加力,每穴 3～5 分钟;第二组穴拔罐 10～15 分钟。每日或隔日 1 次,5 次为 1 个疗程。主治:小儿厌食,兼治小儿积滞。附记:临床屡用,疗效显著。

配穴方四 主穴:四缝、中脘、神阙、足三里。配穴:天枢、大横、肝俞、脾俞、胃俞、华佗夹脊。治法:用揉、掐、按、摩、点、捏法。先用拇指指甲掐揉四缝穴各10~20次。以一手掌面按顺时针摩揉腹部5~10分钟。三指(示指、中指及无名指)并拢,用指腹揉按中脘穴3~5分钟。再以一手掌根部按顺时针揉脐及天枢穴约300次,用拇指指端点按肝俞、脾俞、胃俞穴各100次左右。然后捏脊用拇指桡侧缘顶住皮肤,示、中二指前按,三指同时用力捏拿肌肤,双手交替捻动,自上而下,向前推行,每捏3次,向上提拿1次。共操作3遍。用拇指指面按揉足三里穴约30次。每日治疗1次,10次为1个疗程。轻者只需1个疗程,重者2~4个疗程就可治愈。主治:小儿厌食。附记:屡用效佳。

配穴方五 ①脾经、内八卦、四横纹、中脘、脾俞、胃俞、肝俞。②脾经、大肠、肾经、七节骨、脾俞、胃俞。③大横纹、板门、胃经、脾经、内八卦、中脘、关元、胃俞、三焦俞、肾俞。

方①用运、掐、揉、摩、按法。补脾经200次,运内八卦100次,掐揉四横纹50次,摩中脘100次。按揉脾俞、胃俞、肝俞穴各100次。

方②用摩、推、按、揉、捏法。补脾经200次,推大肠100次,补肾经200次,摩腹部5分钟,推上七节骨50次,按揉脾俞、胃俞穴各100次,捏脊3~5遍。

方③用揉、推、运法。分推大横纹200次,揉板门50次,补胃经200次,补脾经200次,运内八卦100次,揉中脘3分钟,揉关元、胃俞、三焦俞、肾俞穴各50次。

上法均为每日治疗1次,中病即止。主治:小儿厌食(脾胃不和型用方①,脾胃气虚型用方②,脾胃阴虚型用方③)。附记:①疗效:临床屡用,效果显著。②方中脾经、胃经、肾经、内八卦、四横纹、大肠、七节骨、大横纹、板门等穴位置可详见拙作《按摩疗法治百病》一书,此从略。

小 儿 腹 泻

小儿腹泻,属中医学"泄泻"范畴。西医学称急性肠炎。本病一年四季均可发病,尤以夏秋季节发病率最高,是小儿常见多发病,尤以婴幼儿发病为多。

【病因】 多因外着寒凉(风寒、暑湿为多)或内伤饮食所致。

【症状】 大便次数增多(每天 3 次以上),粪便稀薄,或水样便,或夹有不消化食物,常兼有腹痛、腹胀。病有久暂,证有虚、实、寒、热之分,治当详察。

【疗法】

配穴方一 第 4、5 腰椎棘突间两旁及足三里、间骨。治法:用指压法。以双拇指指腹强压上述有关部位和穴位,每穴 3～5 分钟。虚证用补法。每日 1 次。主治:小儿腹泻。附记:多年使用,疗效尚属满意。

配穴方二 龟尾(尾闾)、神阙。治法:用揉压法。以拇指或中指端,对准患儿龟尾穴做逆时针环行揉压,至微红为止,约 2 分钟。再用示指或中指指端揉神阙穴,手法同上。根据不同病情,还可加用下列方法:寒泻者,在上述两穴施行指针疗法后,再以艾条熏灸之,行雀啄灸,每穴约 5 分钟;脾虚泻者,加捏龟尾至脾俞的膀胱经,每侧来回 3 遍;伤食泻者,用鸡内金 1 只,烧炭存性研末,等分 6 包,每日 3 次,每次服 1 包。主治:婴儿消化不良性腹泻。附记:用本法治疗 56 例(患儿年龄 45 天至 2 岁),除 2 例未能坚持治疗外,其余 54 例均在施术 1～5 天及以后,取得治愈和好转。

配穴方三 天枢、合谷、足三里、脾俞。治法:用按、揉法。先用拇指指腹轻按天枢、合谷、足三里穴各 3～5 分钟,其中足三里穴用力稍重。每隔 20～30 秒钟放松 1 次。然后用拇指指腹揉按脾俞穴 2～3 分钟,用力中等,每隔 20 秒钟放松 1 次。每日治疗 1 次,5 次为 1 个疗程。主治:小儿腹泻。附记:屡用效佳。

配穴方四　神阙、止泻、长强、腰阳关。治法:用按、揉、点、压法。先以手掌面按揉腹部 200～300 下;再以中指、拇指指腹按揉神阙穴、止泻穴各 50～100 下;然后从尾骨端(长强穴)沿脊正中线按揉至第 4 腰椎棘突下(腰阳关穴)反复 50～100 遍,最后以指端分别点压长强穴、腰阳关穴各 100 下。每日 1 次或 2 次。主治:小儿腹泻。附记:经临床反复验证,效果甚佳。

小 儿 腹 痛

腹痛,是小儿常见病。

【病因】　多因受寒着凉所致,亦可由伤食引起。

【症状】　腹痛,啼哭不止。

【疗法】

配穴方一　足三里(双)。治法:用指压法。以双拇指指端掐压双侧足三里穴,逐渐加力,至腹痛缓解或消失为度。主治:小儿腹痛。附记:临床屡用,效果甚佳,多 1 次痛止。

配穴方二　上巨虚(双)、阳辅(双)。治法:用指压法。以双手拇指指端强压上巨虚及阳纲穴,指力由轻到重,逐渐加力,每穴 3～5 分钟。每日 1 次。主治:小儿腹痛、腹胀。附记:屡用效佳。

小 儿 疳 积

疳积,又名疳证,西医学称营养不良,是小儿常见的一种慢性消化性疾病。各年龄皆可罹患,尤以 1－5 岁小儿为多。

【病因】　多因禀赋较弱,喂养不当;或饮食不节,恣食肥甘,损伤脾胃所致;或由积滞、厌食;或病后失调;或因药误治发展而成。脾胃内伤,百病丛生,疳积的形成,此乃关键。

【症状】　进行性消瘦,全身虚弱,面黄发枯,食欲欠佳,嗜食异物,甚则腹部胀大如箕、青筋暴露、生长发育缓慢等。

【疗法】

配穴方一　分 2 组穴:一组为四缝(双)、百虫窝(双);二组为足三里、脾俞、胃俞(均取双侧)。治法:用掐压、揉压法。以双拇指指端掐压四缝、百虫窝,逐渐加力,每穴 3~5 分钟,用泻法,必要时用三棱针点刺四缝,挤出黄黏水和血丝。第二组穴用揉压法,每穴轻轻揉压 10 分钟,用补法,必要时加用悬灸。每日或隔日 1 次。主治:小儿疳积。附记:久治效佳。

配穴方二　四缝穴(双,包括上、下四缝)、内落枕(劳宫穴上一横指,示指与中指指缝处)。治法:用掐压法。依次以双手拇指指端掐压有关穴位,逐渐加力,用泻法,每穴 3~5 分钟,每日或隔日 1 次,同时配用内服散剂。主治:小儿疳积。附记:内外并治,疗效满意。具体方药可详见《百病中医膏散疗法》。

配穴方三　主穴:四缝、华佗夹脊、中脘、天枢、足三里、脾俞、胃俞。配穴:内关、支沟、大横、肝俞、上巨虚、下巨虚。治法:用掐、揉、按、摩、点、捏法。先用拇指指甲掐揉四缝穴各 30~50 次。摩腹:以一手掌面顺时针摩揉腹部 5~10 分钟;以示指、中指及环指三指并拢,用指面揉按中脘穴 3~5 分钟;又以一手掌根部顺时针揉脐及周围约 300 次。再用拇指指腹按揉天枢、大横穴各 30~50 次;又用拇指指端点按肝俞、脾俞、胃俞穴各 100 次左右。然后捏脊:用拇指桡侧缘顶住皮肤,示、中二指前按,三指同时用力提拿肌肤,双手交替捻动。自下而上,向前推行,每捏 3 次,向上提拿 1 次,共操作 5~10 遍。按揉足三里穴约 30 次。每日治疗 1 次,10 次为 1 个疗程。主治:小儿疳积。兼治小儿积滞。附记:一般积滞 1 个疗程,疳积 1~3 个疗程即可治愈,效佳。又用拇指掐压四缝穴,每节 3~5 下;再分别按压足三里穴 100 下。每日治疗 1~2 次,效果亦佳。

配穴方四　中脘、脾俞、关元、足三里、血海、三阴交。治法:用按、揉法。先用拇指指腹轻轻揉按中脘、关元、脾俞穴各 1~2 分钟。再用拇指指腹轻按足三里、血海穴各 1~2 分钟,每隔 20 秒钟放松 1 次。然后用拇指指腹扪按三阴交穴 1~2 分钟,用力中等,每隔 10 秒钟放松 1 次。每日治疗 1 次。10 次为 1 个疗程。每疗程间休息 1～2 天,再行下 1 个疗程。主治:小儿营养不良。附记:坚持治疗,效果甚佳。

小 儿 哮 喘

哮喘之名始见于金元时期。西医学称支气管哮喘,是小儿常见多发病。成年人多因迁延、失治所致。一年四季均可发病,尤以寒冬季节及气候骤变时诱发或加剧。

【病因】 多因肺、脾、肾三脏不足,卫表不固,痰湿内盛,复感外邪,或饮食不节,过食生冷等为诱因,触动伏痰,以致痰阻气逆,失于肃降,肺气上逆而致。

【症状】 突然发作,呼吸困难,喉间有哮鸣声,并常反复发作,缠绵不愈。因诱因不同,故兼症亦异,治当详察。

【疗法】

配穴方一 胸椎第 2～9 华佗夹脊穴、肺俞、大椎、定喘。治法:用指压、推压法。以双手拇指指腹,自上至下推压华佗夹脊穴数遍,逐渐加力;再强压双侧肺俞、定喘和大椎穴,每穴 3～5 分钟,用泻法。每日 1 次。主治:小儿哮喘。附记:验之临床,久治效著。

配穴方二 大椎及其上下、左右各 1 寸处(共 5 个部位)。治法:用指压、叩击法。以双手拇指指腹按压各部位,或用手指(三指或五指并拢)叩击,频率为 60～80 次/分钟,指力逐渐增加,用泻法,每次操作 10～15 分钟,每日 1 次。同时,用松针(即松树叶)30克,水煎数沸,过滤取汁,加红糖 10 克,顿服。5 日 1 次。主治:小儿急、慢性哮喘。附记:屡用屡验。待病情控制后,改为 3 日 1 次,连治 1 个月,以巩固疗效。

配穴方三 鱼际穴(双)。治法:用揉压法。以大拇指按压在穴位上,余 4 指托住掌背,示指顶住虎口或合谷穴上,拇指行顺时针揉压,由轻到重,反复 10 遍,5 分钟后即可见效。隔日 1 次。主治:小儿哮喘。附记:多 1 次喘止,效佳。

百 日 咳

百日咳,中医学称"顿咳""天哮""疫咳""痉咳"和"鸬鹚咳"等名。本病由于病程可持续 2～3 个月以上,故称"百日咳",一年四季均可发病,一般以冬春两季为多。本病传染性较强,各年龄小儿均可罹患,但以 5 岁以下最多。

【病因】　西医学认为,是由百日咳杆菌感染引起。中医学则认为:多因内蕴伏痰,外感时行疫邪,侵袭肺卫,致卫气郁闭,肺气受伤,与伏痰搏击,阻遏气逆,肺失肃降,而气上逆,遂发本病。

【症状】　一般分初、中、后 3 期。初起形似感冒咳嗽,病情轻;继而加重,出现阵发性痉挛性咳嗽,咳后有特殊的鸡鸣样回声,而后倾吐痰涎泡沫而止。多伴有颜面和眼睑浮肿,甚则有鼻出血和咯血出现。此为中期(又称痉咳期)。至后期,痉咳则逐渐缓解到恢复健康。本病,尤其在中期病情重,也可出现严重的并发症(如肺炎、咳喘、惊厥、窒息等),切不可忽视。

【疗法】

配穴方一　天突穴。治法:用指压法。术者先选准穴位,将手指(示指)按于穴上,方向由里向下,当病儿呼气时,手指迅速按入,吸气时手指随即放松而离开穴位,如此一按一松(即升降法)反复进行。次数可视病情相应增减。一般以 40～60 次为宜。上下午各操作 1 次。同时配合内服中药(僵蚕、薏苡仁、车前子、木瓜、竹茹、百部、胆南星、甘草、橘红等,并随症加减,每日 1 剂,水煎服),以缓解痉挛,止咳祛饮,化痰理气。主治:百日咳。附记:以上法治疗 17 例,连续施术 4～6 次,服药 4～8 剂后,痊愈 12 例,有效 3 例,无效 2 例。

配穴方二　分 2 组穴:一组为四缝(左)、少商、天突、肺俞;二组为四缝(右)、商阳、大椎、定喘。治法:用掐压、指压法。任选 1 组穴,或交替使用。前 2 穴为掐压,后 2 穴为按压。指力渐加,以得气后持续 2 分钟为度,或配合呼吸法进行操作。每日或隔日 1

次。主治:百日咳(初、中期)。附记:屡用皆效。若配合自拟痉咳散,内服外敷,则效果更佳。方药见人民军医出版社出版的《刺血疗法治百病》。

配穴方三 尺泽、列缺、鱼际、少商(均取两侧)。治法:用指压法。强压各穴,每穴 3～5 分钟。每日或隔日 1 次。主治:百日咳(痉咳期)。附记:验之临床,均有良效。

配穴方四 ①肺经、膻中、天突、胁肋、肺俞、内八卦、天河水、外劳宫。②脾经、肾经、关元、肺经、一窝风、内八卦、四横纹、小横纹、小天心、板门、上马、外劳宫、天河水。

方①用揉、推、运、搓摩法。清肺经 400 次,推揉膻中 200 次。揉天突 100 次,搓摩胁肋 50 次,揉肺俞 400 次,运内八卦 400 次,推清天河水 100 次,揉外劳宫 200 次。

方②用推、揉、运法。推补脾经、肾经各 600 次,揉关元穴 400 次,推清肺经 500 次,揉一窝风 400 次,逆运内八卦 200 次,推四横纹 400 次,揉小横纹 500 次,揉小天心 200 次,推清板门 500 次,揉上马 500 次,揉外劳宫 400 次,推清天河水 100 次。

上法均为每日治疗 1 次,10 次为 1 个疗程。主治:小儿哮喘。附记:①疗效:屡用有效,久治效佳。②方中肺经、脾经、肾经、胁肋、内八卦、天河水、外劳宫、一窝风、四横纹、小横纹、小天心、板门、上马等穴定位与手法可详见拙作《按摩疗法治百病》一书,故从略。

小 儿 麻 疹

麻疹是由麻疹病毒经呼吸道传播的一种急性传染病。本病一年四季均可发生,尤以冬春两季发病居多。本病多发生于学龄前小儿;成年人亦有之。一般患病之后可获本病的终身免疫。

【病因】 多因感受麻疹病毒(时邪疫毒)所致。

【症状】 初起似感冒状,发热 3～4 日遍身出现红色疹点,稍有隆起,扪之碍手,状如麻粒,口颊黏膜出现麻疹黏膜斑。一般分"疹前期""出疹期""收疹期"3 个阶段。顺证,如护理得当,一般可不药而愈;逆证可见疹出不透,或一出即收,或并发肺炎等,甚则可危及生命。

【疗法】

　　配穴方一　大椎、身柱、风府、肩俞、肺俞。治法:用指压法。以双手拇指指腹强压双侧肩俞、肺俞和风府、身柱、大椎穴,各1.5～3分钟。必要时,按压后在大椎穴上点刺后拔火罐,留罐片刻,一见紫黑色液流出即起罐。每日或隔日1次。疹透即止。主治:麻疹出而不透,或一出即收。附记:一般治疗1次,麻疹即透。

　　配穴方二　里内庭(位于脚底部第2趾距趾根3厘米左右处)。麻疹区(位于耳朵上)。治法:用指压法。指压"里内庭",一面缓缓吐气6秒钟,用双手的示指及中指强力按压至感到痛。如此重复做20遍,再用拇指与示指由前后用力夹住"麻疹区",连续按压6秒钟,此时,一面缓缓地吐气,一面反复做按压20遍左右。主治:麻疹。附记:指压上穴具有非常好的效果。

　　配穴方三　主穴:中枢、大椎。配穴:十宣。治法:用指压刺血拔罐法。先强压中枢、大椎各3～5分钟,再在中枢和配穴十宣以三棱针点刺放血如珠,然后再在"中枢"穴上拔罐,出血即可。主治:麻疹并发肺炎。附记:屡用有效。若配合汤剂内服,则效果更好。笔者治疗麻疹,均以内服方为主,并配用本疗法或其他民间疗法,内外并治,疗效满意。内服方药详见《名医百家集验高效良方》。

小 儿 惊 风

　　小儿惊风,根据临床表现又分急惊风与慢惊风。与西医学之"乙脑""流脑"和"结脑"病甚为相似。是小儿常见的危重病症之一。本病好发于16岁以下儿童,尤以婴幼儿发病率最高。经云:"诸风掉眩,皆属于肝。"与儿童之"肝常有余,脾常不足"的生理特点有关。

　　【病因】　多因外感六淫时邪疫毒;或内伤饮食,郁积化热;或精神失常,突受惊恐等因所致。或因久病脾虚,化源不足;或由急惊风失治转化而成慢惊风。本病可单独出现,或继发于其他疾病之后。总之,原因虽多,急性多由热甚生风,慢性多由虚风内动所引发。

【症状】 无论急、慢性惊风,临床上多以"搐、搦、掣、反、颤、引、窜、视"八字为特征。急惊风发病突然,其证较重,慢惊风则发作缓慢,时发时止,见症较轻,且多伴有脾虚症状。

【疗法】

配穴方一 第2、3、4指间尺、桡侧横纹至中央四缝穴处。治法:用指掐、推压法。术者以左手握住患儿的右手或左手(男左女右),使患儿手掌伸平,右手拇指沿患儿示指第2指间关节尺侧横纹起始端掐起,并逐渐推到中央四缝穴处,然后再沿第2指间关节桡侧横纹起始端掐起,逐渐推中央四缝穴处,故也称"挤掐四缝穴"。以下中指、环指的操作方法同上述。按次序连续掐完三指为治疗1次。每日1次。主治:小儿急惊风。附记:操作时,用力要均匀,避免指甲过尖或过钝,以免影响疗效。用之临床,效果颇佳。

配穴方二 涌泉、人中、十宣、合谷。治法:用掐压法。自上至下依次掐压有关穴位,逐渐加力,每穴1.5～3分钟。必要时可点刺十宣穴放血。主治:小儿惊风,兼治休克。附记:一般1～2次即可见效或痊愈。

配穴方三 合谷、太冲、涌泉。高热配十宣(刺血),晕厥配人中。治法:用掐压法。自上至下强力掐压主穴或配穴。指力由轻到重,逐渐加力,每穴1.5～3分钟。主治:小儿急惊风(高热,腹泻,神昏,四肢抽搐)。附记:一般1～2次即效或痊愈。

配穴方四 ①人中、印堂、少商、商阳。②人中、耳尖、十六指节纹。③合谷、太冲。治法:方①用掐、点、压法。用一手拇指叩掐人中穴,另一手示指或拇指同时点压印堂穴30～60下,无显效时加叩掐少商、商阳穴或用三棱针刺血。必要时重掐1次。方②用掐、按法。用一手拇指叩掐人中穴,另一手拇指、示指同时叩掐一侧耳尖穴30～60下,然后用两拇指叩掐十六指节纹,按示指、中指、环指、小指的顺序,每指自根节到末节叩掐,每节 3～5 下。方③用掐法。用两拇指分别叩掐两侧的合谷穴和太冲穴 30～60 下,左右交替叩掐。主治:小儿惊风(惊厥、抽风)。附记:多 1～2 次见效。

配穴方五 主穴:人中、印堂、十宣、曲池、肩井、委中、承山。配穴:风池、大陵、足三里、丰隆、昆仑。治法:用点、掐、按、捏法。先用拇指指甲掐点人中、印堂、十宣穴各 5～10 次。切勿掐破皮肤。又用中指指端捣点大陵穴 100～200 次。再用拇指指端点按足三里、丰隆穴各 30～50 次;又以拇指指面着力拿捏风池、曲池、肩井、委中、承山、昆仑穴各 30～50 次。然后捏脊,用拇指桡侧缘顶住皮肤,示、中二指前按,三指同时用力提拿肌肤双手交替捻动,自下而上,向前推行,每捏 3 次,向上提拿 1 次,共操作 5 遍。治疗急惊风,每日 2～3 次;慢惊风,每日 1 次,10 次为 1 个疗程。主治:急、慢惊风。附记:屡用效佳。必要时应配合药物治疗为宜。

小儿睾丸鞘膜积液

鞘膜积液,中医学称为"水疝"。

【病因】 多因厥阴肝经之脉不得疏利,复受寒湿或湿热郁结所致。

【症状】 阴囊的一侧或两侧肿大,不红不热,下控睾丸,下引小腹,或瘙痒流水,苔薄白而腻,脉沉弦,或寒湿之邪,久郁化热。亦可见阴囊红肿、小便短赤等症。

【疗法】

配穴方 三阴交、蠡沟。治法:用点穴法。患儿取仰卧位,也可在哺乳或睡觉时进行。由患儿母亲用手固定双腿,医者以双手中指指端轻轻点在双侧三阴交穴上,两手做反向平揉,由轻到重,以患者无痛苦为度,每次揉各 100 下,在平揉法操作完毕之后,仍以中指端在原穴位上,向深部下压,达到穴位皮肤水平之下,有落实感为度,压下即上提中指,不离开皮肤为一放,压放 100 下,用力要均匀、协调、节律一致。

然后再依同样手法,在双侧蠡沟穴上进行平揉和压放各100下,每日进行1次,7次为1个疗程,间隔2～3天,再行下一个疗程。恢复慢者,可加艾条悬灸水道穴,至皮肤潮红为度。主治:小儿睾丸鞘膜积液。附记:用本法治疗7例,经7～15次治疗,全部治愈(阴囊内积液全部消失,与健侧比较无明显差别,且无任何不适感),随访半年未复发。

流行性腮腺炎

流行性腮腺炎,中医学称"痄腮",俗名"猪头肥",是由腮腺病毒引起的一种急性传染病。本病好发于冬春季节,尤以5—9岁小儿发病居多。

【病因】 多因外感风热,或风寒郁而化热,或温热毒邪,侵袭少阳、阳明经,致使经气壅滞,气血运行受阻、留滞,郁久化热所致。

【症状】 发热,耳下非化脓性肿胀、疼痛。一般预后良好。但有时可并发脑炎、睾丸炎或卵巢炎。

【疗法】

配穴方一 大椎、曲池、少商、商阳、关冲。热毒甚者配十宣(刺血)。治法:用指压、掐压法。强压大椎、曲池,掐压少商、商阳、关冲,指力由轻到重,用泻法。每穴3～5分钟。每日1次。主治:痄腮。附记:屡用效佳。一般2～5次即效或痊愈。

配穴方二 身柱、少商、角孙。治法:用指压、掐压法。强压身柱,掐压少商、角孙,每穴3～5分钟,用泻法。每日1次。主治:流行性腮腺炎。附记:临床屡用,疗效较好。

配穴方三 主穴:合谷、风池、商阳。配穴:角孙、阳溪。治法:用掐压法。强力掐压主穴各1.5～5分钟,再用灯草灸角孙,艾炷灸阳溪(3壮)。每日1次。主治:流行性腮腺炎。附记:屡用效佳。若配用鲜板蓝根适量,水煎内服,配和捣烂敷患处,则效果更佳。

配穴方四 翳风(健侧)、颊车(健侧)、关冲、少商、合谷。治法:用掐压法。以拇、示指指尖掐压健侧翳风、颊车穴,再以双拇指指尖掐压双侧关冲等穴,必要时,再在关冲、少商穴上点刺放血。每穴 1.5～3 分钟。每日 1 次。主治:小儿痄腮。附记:屡用皆效。

小儿麻痹后遗症

小儿麻痹后遗症,是由脊髓灰质炎病毒引起的以神经损害为主要病理变化的疾病,多见于 6 个月至 5 岁的小儿。其急性期过后常留有后遗症,属于中医学的"痿证"范畴,治愈颇难。

【病因】 多因风热暑时邪、由口鼻而入。初起在肺胃,继而侵及经脉,而致气血运行受阻,渐致肢体瘫痪。至后期多形成本虚标实之证。

【症状】 急性期过后出现肢体瘫痪,肌肉松弛萎缩,躯体、四肢畸形。如脊椎前凸或侧凹,关节脱臼变形(如马蹄足、内翻或外翻等),站立不稳或跛行。

【疗法】

配穴方一 取患肢足阳明胃经、足太阳膀胱经、督脉的井穴、趾平、足三里、阳陵泉、风市、伏兔、环跳(肘压)、落地、肾俞、腰阳关、胸椎$_{10}$至腰椎$_5$华佗夹脊穴。治法:用点穴、叩击法。医者宁神降气,气沉丹田,运动于手的劳宫穴,使气力同注指端,沉肩、垂肘、悬腕,以肩、上臂带前臂、腕关节,有弹性、有节奏地点击穴道。用一指点穴法(示指与拇指夹中指末节骨第二节,用中指末端点穴)、三指点穴法(示指、中指、拇指并拢,用三指末端点击)和勾手点穴法(五指并拢,呈勾手状,用五指末端点击),指掐井穴,点击趾平、足三里、阳陵泉、风市、伏兔、环跳(用肘压)、落地、肾俞、腰阳关、胸椎$_{10}$至腰椎$_5$华佗夹脊穴,每次点穴 3～15 下,每日 1 次,每次 20 分钟。同时配合医疗练功:嘱患者直压腿、左右弓步压腿、挟物蹲起、仰卧足背伸、坐位伸膝等练功,每日 2 小时。主治:小儿麻痹后遗症。附记:通过点击穴道震动,气机通畅,气血得以流通,起到调节阴阳、疏通经络、宣通气血、通利关节的作用。故用之临床，能取得较满意的疗效。被点穴道，如见皮下瘀血，不需处理，可自行痊愈。

注意事项：①医者要有扎实的基本功，较好的指功；②明经络，知孔穴，以循经点穴为准则；③熟悉经络、神经、肌肉的解剖关系，是点穴的基础；④点击穴道和矫正畸形必须相结合；⑤点击时接触面要小，深透力强，形成强而有力的点击力；⑥医疗练功对提高和巩固疗效、恢复功能不可忽视；⑦发挥医患两个积极性是促进疾病痊愈的关键，尤为重要。

配穴方二 分 3 组穴：一组为解溪、丘墟、足三里、阳陵泉、髀关、鹤顶、昆仑；二组为涌泉、太溪、三阴交、阴陵泉、公孙；三组为魁星穴、防道穴、反阳锁穴、苦根穴、海牙穴。治法：用点穴配合针灸法。其操作要点如下。

(1)针刺法：在治疗过程中，点穴治疗前先行针刺或电针治疗。取第一、第二组穴交替使用。每组可选用 2～3 穴，快速进针，得气后起针，一般不留针，10 次为 1 个疗程，1～2 个疗程后可进行点穴治疗。

(2)拿法：先拿魁星穴（即髂胫束，阔筋膜张肌），再拿海牙穴（半腱肌，半膜肌各 2～3 下），拿时用拇指与示指、中指形成弧钳形提弹穴位，随即放松，并能听到"咯噔"的响声，其手法轻重要适中，以患者能忍受为最好。

(3)点穴法：主点防道穴（胫骨结节外侧 5 厘米，为腓总神经），点穴时用拇指肚从上向下点摩 100 次以上，直至皮肤发红为度。再点反阳锁穴（腓肠肌）、肌腱相连处、苦根穴[即跟腱和海牙穴（第 1 跖骨至足跟骨中心）]。

(4)扳正手法：一手执握小腿下段及踝关节；另一手将足外展、外翻，以矫正内收和内翻。1 周后病情好转时，再做足旋前和背伸，以矫正旋后和跖屈畸形。手法扳正时要反复多次。

(5)压放叩击法：患者俯卧于硬板床上，两腿伸直，小腿抬起，术者一手握前足掌向下压放,另一手中、示指并拢叩击苦根穴。由轻逐渐加重,反复进行,以达到跟腱延长为目的。

(6)酒火灸法:用一小杯 60 度白酒点燃,旁放一盆冷水,术者的手先放进冷水盆里,再去抓酒火于手心,叩在所点过的穴位上,反复进行多次,直至酒燃烧完为止。另外用中药(红花、伸筋草、威灵仙等)煎水泡洗足踝关节。

(7)固定手法:以上手法做完后,根据病情恢复情况,可选用胶布、绷带、夹板、矫形鞋将足包在矫正的位置上。注意,固定时不要包裹过紧。主治:小儿麻痹后遗症(足内外翻)。附记:用本疗法治疗 60 例,其中先天性小儿麻痹症 48 例,后天的小儿麻痹症、药物注射、手术的脑瘫等原因造成的 12 例。结果除 1 例手术后和 2 例脑瘫所致的无效外,其他 57 例均收到满意效果,痊愈 30 例,基本治愈 16 例,好转 11 例。

配穴方三　①下肢瘫:大肠俞、环跳、殷门、风市、伏兔、足三里、阳陵泉、委中、承山、昆仑、太溪。②上肢瘫痪:肩髎、肩髃、曲池、外关、合谷。③腹肌瘫痪:脾俞、梁门、天枢、大横、气海。④颈肌瘫痪:风池、天柱、大椎、肩井、后溪。治法:方①(下肢瘫痪)用按、捏法。先用拇指指端扪按大肠俞、环跳、殷门、风市、伏兔、委中、承山穴各 1～2 分钟。用力中等,每隔 10 秒钟放松 1 次。再用中指指端扪按足三里、阳陵泉穴各 2～3 分钟,每隔 10 秒钟放松 1 次。然后用拇指指端置于昆仑穴上,示指指端置于太溪穴上,两指用中等力量捏按,每隔 10 秒钟放松 1 次,反复捏按 1 分钟。方②(上肢瘫痪)用按、捏法。先用拇指、示指指端分别置于肩髃、肩髎穴上,两指用较轻力量扪按各 1～2 分钟,每隔 10 秒钟放松 1 次。又用拇指指腹扪按曲池穴 1～2 分钟,然后用拇指指端,用中等力量捏按外关、合谷穴各 1 分钟,每隔 10 秒钟放松 1 次。方③(腹肌瘫痪)用按、揉法。先用拇指指腹扪按脾俞穴 1～2 分钟,每隔 10 秒钟放松 1 次。用同法轻轻揉按梁门、天枢、大横、气海穴各 1～2 分钟。方④(颈肌瘫痪)用按、掐、揉法。

用拇指、示指指腹同时分别置于双侧风池和天柱穴上,用较轻力量扪按各1分钟,每隔10秒钟放松1次。又用中指指尖轻轻切(掐)按大椎穴1分钟。再用拇指指腹揉按肩井穴1～2分钟,用力中等,每隔10秒钟放松1次。然后用拇指指尖以较轻力量切(掐)按后溪穴1分钟,每隔10秒钟放松1次。每日治疗1次,1个月为1个疗程。也可配合捏脊,循经按摩治疗。主治:小儿麻痹后遗症。附记:用之临床,确有一定效果。治疗本病,一要坚持用本法治疗,不间断;二要配合其他疗法进行综合治疗。综合治疗,其效始著。

癫　痫

癫痫,俗称羊吊风,是一种发作性神志异常的疾病。中医学称为痫症。古有五痫之名。

【病因】　中医学认为,本病与肝、脾、肾三脏有关。多因脾肾两虚,肝失濡养,而致肝风内动(虚风),或因惊吓,精神受刺激,伤及肝肾,肝风内动,引起抽搐。风、火与痰相结,上扰清窍,而导致精神障碍。

【症状】　根据临床表现,一般分发作期与间歇期。发作时,突然神志昏迷,甚则突然仆地,不省人事,意识丧失,尿失禁,口吐涎沫,两目上视,阵发性四肢抽搐,且因痰涌气促,致喉间作响而发出似猪、羊、牛、马、鸡等不同的叫声(故有五痫之名)。每次发作约数分钟,自然停止,进入间歇期。间歇时间无定时。但间歇期起居饮食如常,一般无不适感。

【疗法】

配穴方一　风府、肩井(双)。治法:用指掐、上提法。在风府穴狠狠一掐,同时夹住两个肩井穴往上提。几分钟后即可解除。主治:癫痫发作先兆,见脸色潮红、咬紧牙关、突然往下跪等现象。附记:本病时常发作,每逢出现发作先兆时,应赶快跪下,以免跌伤,同时施以指针,可解除癫痫发作。

配穴方二　分2组穴。一组为人中、百会、合谷、行间;二组为肝俞、心俞、巨阙、中脘、丰隆、涌泉。治法：用指掐压、揉压配合拔罐法。发作期取一组穴，强力掐压，每穴 0.5～1 分钟，然后拔罐 15～20 分钟。间歇期（发作后）取第二组穴，逐渐加力揉压，每穴 5 分钟，再拔罐 10～20 分钟。每日 1 次，10 次为 1 个疗程。主治：癫痫。附记：临床屡用，效果甚佳。

配穴方三　人中、风池、内关、劳宫、涌泉。治法：用掐、按、捏法。先用拇指指尖用力切（掐）按人中穴，每隔 10 秒钟放松 1 次。反复多次，直至患者苏醒为止，此法有醒脑开窍的作用。又用拇指、示指指腹同时扪按双侧风池穴，用力稍重，每隔 10 秒钟放松 1 次，反复扪按 3～5 分钟，以局部有胀感为止，再用拇指指尖用力切（掐）按内关穴，每隔 10 秒钟放松 1 次，反复切按 3～5 分钟，以局部有酸胀感为宜。又用力切（掐）按劳宫穴，每隔 10 秒钟放松 1 次，反复切按 2～3 分钟，以局部有胀痛感为宜。然后用拇指指端置于涌泉穴上，其余四指置于足背，拇指用重力捏按涌泉穴，每隔 20 秒钟放松 1 次，反复多次，直至患者神志恢复正常为止。发作期每日 1～2 次，恢复期隔日 1 次，10 次为 1 个疗程。主治：癫痫。附记：临床屡用，确有较好的疗效。若欲根治，应配合药物治疗为宜。

配穴方四　主穴：人中、十宣、百会、印堂、风池、太冲、合谷。配穴：三阴交、肩井、心俞、脾俞、肾俞、气海。治法：用掐、按、揉、捏、振、拿法。先掐按人中、十宣穴各 10 次。按揉百会、印堂穴各 100 次；拿捏风池、太冲、合谷、三阴交穴各 20～30 次；按揉心俞、脾俞、肾俞穴各 50～100 次。再振点气海穴 1 分钟或按压气海穴 1 分钟，由前向后用五指拿头顶，至后头部，改用三指拿，顺势从上向下拿捏项肌 3～5 遍，拿肩井穴 20～30 次，再自上而下拿捏上肢 3～5 遍。然后用虚掌拍击胸腹部，拳背叩击腰背部，掌根叩击下肢各 2～3 分钟。用于急救时，力量可稍大些，直至病人苏醒为止，可以掐按人中、十宣穴为主。间歇期每天 1 次，10 次为 1 个疗程。完全稳定后可隔日 1 次。主治：癫痫。附记：屡用有效。

蛔 虫 病

蛔虫又名"化食虫"。蛔虫病是指感染蛔虫卵而引起的一种肠道寄生虫病。本病任何年龄均可发生,尤以小儿发病率最高。

【病因】 多因饮食不洁,或误食沾染有蛔虫卵的不洁食物所致。因小儿脏腑娇嫩,抵抗力差,加之饮食不节,饥饱失调,寄生虫尤易在肠道内滋生繁殖,故发病尤多。

【症状】 饮食欠佳,腹痛(为阵发性脐周疼痛),且时作时止;或鼻腔发痒,夜间咬牙,甚则面色萎黄。蛔虫多时,腹部可见凸起的索状包块。有时颜面见有白色虫斑,或白眼球上有蓝点和下唇内有小淡疙瘩。如果蛔虫钻入胆道,称为胆道蛔虫症,出现剧烈腹痛。

【疗法】

配穴方一 天枢、大横、四缝穴。治法:用指压或揉压法。以双拇指指腹强压或揉压双侧天枢、大横穴,每次1.5～3分钟,再用三棱针点刺四缝穴,挤压出少量液体和血液。主治:小儿蛔虫病。附记:多1次见效而痛止。待痛止后,可服驱蛔饮,或安蛔汤1～2剂,以巩固疗效。二方均见《名医百家集验高效良方》。

配穴方二 膈俞、胆俞(或肝俞、胆俞)之间。治法:用指压法。以两手拇指压膈俞、胆俞之间,刺激量大小以患者能忍受为度。随着指压处有痛、胀、酸、麻的感觉,腹痛随之缓解或停止。主治:胆道蛔虫病。附记:根据《灵枢·背腧篇》"按其外应在中而痛解,乃其腧也"的启示,拟定的治疗进行指针,用之疗效满意。

小 儿 脱 肛

脱肛,又称直肠脱垂。此病多见于小儿,但年老体弱者亦有发生。

【病因】 因小儿气血未充,骶曲未长成,加之肾气不固,或脾虚,中气下陷,或便秘努挣,或久泻久痢,脾虚气陷所致。

【症状】 脱肛。如治疗不及时,常反复发作,病情日重。严重者脱出的直肠可发生充血、水肿、溃疡,甚至坏死,不可不慎。

【疗法】

配穴方一 百会。治法:用揉压法。小儿取坐位或仰卧位,术者用左手固定患儿头部,以右手拇指轻轻按揉百会穴1~2分钟,每日1次。按揉时手法要轻巧,不可过于用力,防止压伤囟门。主治:小儿脱肛。附记:坚持治疗,效果甚佳。如果小儿囟门未闭,忌用此法治疗,以策安全。

配穴方二 承山、会阳、长强、大肠俞。治法:用揉压法。用双手拇指指腹揉压双侧承山、大肠俞穴,再以示指揉压、提托会阳、长强穴。每穴1.5~3分钟。每日或隔日1次。主治:脱肛。附记:若配合外敷方敷百会或肛门处,则效果更佳。方药详见《百病中医民间疗法》。

配穴方三 主穴:百会、气海、天枢、长强。配穴:支沟、关元、肝俞、脾俞、胃俞、肾俞。治法:用按、揉、摩、点法。先用拇指指端按揉百会穴500次,按揉天枢、气海穴各300次。再按顺时针摩腹3~5分钟。然后点揉并向上推按长强穴300次。或再酌选配穴2~3个,各点按50~100次。每日治疗1次,5次为1个疗程。主治:小儿脱肛。附记:屡用效佳。

小 儿 遗 尿

遗尿,俗称"尿床"。是指3周岁以上的小儿,睡中小便自遗,醒后方觉的一种疾病。3周岁以下的婴幼儿由于脏腑未充,智力未全,排尿习惯未养成;或年长儿,因贪玩少睡,精神疲劳,偶尔发生1~2次,均不属病态。

【病因】 多因先天不足,下焦虚寒,闭藏失职;或肺脾气虚,上虚不能制约其下,均可导致水道失去约束而致遗尿;或湿热蕴结膀胱,气化失司而致生遗尿。

【症状】 睡中遗尿。轻者每夜或隔数夜1次,重者则每夜尿床 2～3 次。有些严重病人可延至 10 余年,甚则成年后仍有尿床。

【疗法】

配穴方一 以关元为主,辅以曲骨。治法:用指压、揉压法。以拇指或中指在关元穴上先点按 3～5 下,然后揉压 2～3 分钟,如效不显,加点按曲骨穴 3～5 下,每日 1 次。主治:小儿遗尿。附记:临床屡用,效果颇佳。

配穴方二 关元、中极、三阴交、膀胱俞、肾俞。治法:用指压、揉压法。先依次在每穴位点按(压)3～5 下,再揉压,每穴 3～5 分钟,指力、频率要适中,灵活施术,每日 1 次。主治:小儿遗尿。附记:多年使用,疗效满意。若配合二白硫黄散敷脐,则效果更好。药用甘草 50 克,白术 20 克,胡椒、白矾各 10 克,硫黄粉 50 克。先将前 2 味药水煎至浓汁,去渣取汁,入后 3 味药(均研成细末)和匀晒干;再研成细末,备用。每用 5～6 克,以大蒜盐水调匀敷于脐孔中,纱布覆盖,胶布固定。每 2～5 天换药 1 次。

配穴方三 关元、三阴交、百会。治法:用按、压、揉、推法。第一步:先用拇指指腹蘸点黄酒或葱汁、姜汁,直接按揉患儿左拇指指腹螺纹 100 下;或治患儿拇指桡侧,由指尖向指根按推 100 下,然后如法按揉同侧的小指腹螺纹或小指桡侧缘。第二步:患者仰卧位,术者用蘸药汁的拇指腹或一掌根置于关元穴上,自左而右按压轻揉(勿滑动)100 下。第三步:用拇指依次按压三阴交穴、百会穴各 15～30 下。每日治疗 1 次,临睡前 3～4 小时进行为宜。主治:小儿遗尿。附记:术后调理注意控制傍晚后的饮水量,养成睡前和睡中按时排尿的习惯。

配穴方四 中极、关元、内关、三阴交、太冲。治法:用揉、按、掐法。先用拇指、示指指腹同时揉按中极、关元穴 1～2 分钟。又轻按内关穴 1～2 分钟。再用中指指端,以中等力量,扣按三阴交穴 1～2 分钟。然后用拇指指尖以中等力量切(掐)按太冲穴 1～2 分钟。均以每隔 10 秒钟放松 1 次。每日治疗 1 次,5 次为 1 个疗程。主治:小儿遗尿症。附记:屡用效佳。

小 儿 疝 气

小儿疝气,是指小儿睾丸或脐部偏坠胀痛的疾病。临床所见,有脐疝、腹股沟斜疝等。本病好发于小儿出生后头 6 个月至 1～2 岁内。

【病因】　多因先天禀赋不足;或后天营养失调;或胎毒内蕴;或感受寒邪所致。

【症状】　患儿脐部或腹股沟处出现肿物,时隐时现,哭闹或用力腹压增强时容易出现,安静则消失。或小腹胀痛,严重者伴有腹胀、呕吐、不能进食等症。

【疗法】

配穴方一　冲门、大敦、三阴交。治法:用指压、揉压法。以双手拇指掐压双侧冲门、大敦各数次,一紧一松地进行操作,再揉压双侧三阴交3～5分钟。每日1次。主治:疝气。附记:坚持治疗,屡用效佳。

配穴方二　患部(疝块)。治法:用揉挤法。患者侧卧于健侧,使臀部垫高过于头部,以热毛巾敷患处,令气血流通。如疝在右边,医者可坐在患者右侧,另一人将患者右腿抬起,医者用右手从患者右腿下,将嵌入阴囊中之疝块捏住,慢慢捻挤,不可用力过大,使疝块中积液或气体退入腹中,则疝块体积变小,同时连挤带推,忽觉咕噜一声,疝即滑入腹中。一般施术 15 分钟即愈。若在术前针刺大敦、行间、中封、太冲、曲泉等穴,留针不取,再行手术,则效果更佳。主治:小肠疝气(即嵌顿疝,俗名狐疝)。症见小腹左侧或右侧有物坠入阴囊内作痛。起立则下坠,卧则缩回,久之不能恢复。先则剧痛,继则上下隔绝不通。附记:本法无论小儿或成人均可施用。

配穴方三　关元、归来、太冲、气海、三阴交、脾俞。治法:用按、揉、掐、点、捏法。先用拇指指腹置于关元穴上,用力中等,扪按

3～5 分钟;置于归来穴上,用力稍轻揉按 5～7 分钟。均以每隔 30 秒钟放松 5～10 秒钟。再用拇指指尖置于太冲穴上,用较重力量切(掐)按 2～3 分钟,每隔 15 秒钟放松 2～3 秒钟。又用中指指端置于气海穴上,用力中等点冲按压,每分钟 200 次左右,反复点冲 2～3 分钟,然后改用较轻力量扣按该穴,每隔 20 秒钟放松 2～3 秒钟,反复扣按 2～3 分钟。然后用拇指指腹置于三阴交穴上,其余四指置于小腿外侧,拇指用较重力量捏按,每隔 15 秒钟放松 2～3 秒钟,反复捏按 3～5 分钟;又置于脾俞穴上,用较轻力量扣按,每隔 20 秒钟放松 2～3 秒钟,反复扣按 2～3 分钟;然后改用中等力量点冲该穴,每分钟 200 次左右,每隔 30 秒钟放松 3～5 秒钟,反复点冲按压 2～3 分钟;最后改用较轻力量揉按该穴,每隔 30 秒钟放松 5～10 秒钟,反复揉按 2～3 分钟。每日治疗 1 次,10 次为 1 个疗程。主治:疝气。附记:笔者用本法治疗小儿疝气 15 例,经治疗 1～3 个疗程后,痊愈 5 例,显效 7 例,有效 2 例,无效 1 例。

小儿夜啼

夜啼,是婴幼儿常见病证,多见于 6 个月以内之婴幼儿。但小儿偶尔夜啼,非属病态,是一种生理活动形式的补充。

【病因】 多因心热、脾寒、伤食、惊恐或心肾亏虚所致。

【症状】 婴儿多在夜间啼哭不止,白天正常。或阵阵啼哭,或通宵达旦,哭后仍能入睡;或伴见面赤唇红;或阵发腹痛;或腹胀呕吐;或时惊恐,声音嘶哑等。

【疗法】

配穴方一 百会、四神聪、脑门、风池(双)。治法:用揉压法。抱住患儿,术者面对患儿,以双手拇指轻轻揉压上述穴位,由轻到重,渐渐加力,交替进行。患儿惊哭停止后,继续揉压 2～3 分钟。一般 1 次,最多 2 次即愈。主治:小儿夜啼(多因惊吓所致)。附记:屡用效佳。

　　配穴方二　①中冲(双)。②大陵(双)。任选 1 方,治法:用掐压法。以双手拇指指尖掐压 5～10 下,指力适中。主治:小儿夜啼。附记:屡用效佳,多 1～2 次即愈。

　　配穴方三　关冲、少冲、少泽。治法:用掐压法。以双手拇指指尖依次掐压上述穴位,用力不可过大、过猛,要适中。主治:小儿各型夜啼。附记:一般 1～2 次即愈,效佳。

　　配穴方四　内关、太冲、三阴交、涌泉。治法:用按、捏法。先用中指指腹轻按内关穴 1～2 分钟。再用拇指指端置于太冲穴上,示指指端置于涌泉穴上,两指轻轻捏按 1～2 分钟。然后用中指指端轻按三阴交穴 1～2 分钟。上法均以每隔 10 秒钟放松 1 次。反复操作。于睡前 0.5～1 小时进行治疗尤佳。每日治疗 1 次,中病即止。主治:小儿夜惊。附记:一般 1～3 次即可治愈,效佳。

小儿肌性斜颈

　　小儿肌性斜颈,简称"斜颈"。是指患儿头向患侧倾斜,颈前倾并旋向健侧,患侧面部软组织萎缩削平的一类变形性疾病。多见于婴幼儿。

　　【病因】　多因胎位不正,使一侧胸锁乳突肌受压而血液循环受阻,引起该肌缺血性肌纤维变性;或因分娩时胎位不正,加之产时挤压所致。

　　【症状】　患儿出生后,颈部一侧可发现有棱形肿物(有的半年后肿物可自行消失),以后患侧的颈部肌肉逐渐萎缩紧张、突出,并可摸到一圆形状或条索状颈肿块。头部向患侧偏斜、前倾,颜面偏向健侧,甚至两侧面部不对称,健侧大而患侧小。如长期失治,颈椎可突向健侧,甚至胸椎也有代偿性侧弯,并发生复视。

　　【疗法】

　　配穴方一　主穴:桥弓(由翳风至缺盆一斜条形状)、翳风、缺盆。配穴:风池、肩井、曲池、合谷。治法:用按、揉、推、捏、拿、扳法。先用示、中、环指三指按揉患侧的胸锁乳突肌 10 分钟,重点是胸锁乳突肌的起止点(翳风、缺盆)。又用拇指指腹面自上(翳风)向下(缺盆)推抹桥弓,左右各 10 次左右。再拿捏风池、肩井、曲池、合谷穴各 10~20 次;稍用力拿患侧胸锁乳突肌 10~20 次。然后一人用双手固定患儿双肩,术者用双手扶住患儿头部两侧,缓缓向健侧扳 10 次。每日治疗 1 次,30 天为 1 个疗程。主治:小儿肌性斜颈。附记:坚持治疗,一般 1~2 个疗程,长者一年半载,能促使斜颈恢复正常。

配穴方二 肿块处、胸锁乳突肌、桥弓、翳风、缺盆、曲池。治法:用按、揉、拿、捏、推法。先用拇指指腹紧贴肿块一侧,另一侧用示、中指并列指腹紧贴而后把肿块在三指腹中进行一紧一松上下移动,但不能与表皮摩擦,其操作 5~7 分钟;再术者一手扶住患侧肩部,另一手扶住患儿头顶,使患儿头部渐渐向健侧肩部倾斜,拉长患侧胸锁乳突肌,反复数次后以推揉患侧胸锁乳突肌;自上而下推揉桥弓 10~15 次,并按揉翳风、缺盆穴各 5~7 分钟;按揉曲池穴 5 分钟。每日或隔日治疗 1 次,10 次为 1 个疗程。主治:小儿肌性斜颈。附记:笔者用本法治疗 31 例,基本治愈 19 例,好转 10 例,无效 2 例。

小 儿 脑 瘫

小儿脑瘫是一种大脑发育不全的病症,尤以双侧性痉挛型脑性瘫痪为常见,属中医学"五软""五迟""五硬"的范畴。

【病因】 多因先天禀赋不足,肝肾亏虚;或后天失养,气血两虚所致筋骨、四肢、心神失养;或脾失健运,聚湿生痰,痰蒙清窍,髓海失充所致。

【症状】 四肢功能障碍,智力低下,语言障碍,斜视,五软,五迟等。

【疗法】

配穴方一 主穴:百会、风池、翳风、哑门、印堂、太阳、肩井、环跳、委中、阳陵泉、承山、昆仑、太溪。配穴:四神聪、率谷、天柱、天宗、曲池、合谷、足三里、阴陵泉、太冲、涌泉。治法：用按、搓、揉、击、捏、扫、拿法。首先搓按四肢 10～20 分钟，并配合关节屈伸活动。按揉百会、翳风、哑门、印堂、太阳穴各 20～30 次；再用中指指端叩击头部约 5 分钟；用力拿捏风池、肩井、环跳、委中、阳陵泉、承山、昆仑、太溪穴各 10 次左右。然后用拇指桡侧缘，以率谷穴为中心扫散头部两侧胆经各 30～50 次。由前向后用五指拿头顶，至后头部改为三指拿，顺势从上向下拿捏项肌 3～5 遍。每日治疗 1 次，1 个月为 1 个疗程。主治：小儿脑性瘫痪，兼治小儿智能发育不全。附记：本病要坚持长期治疗，轻者一年，重者二三年才能有明显效果，但不可能完全恢复正常。

　　配穴方二　主穴：百会、悬钟、神庭、三阴交、风府、印堂、太阳。配穴：肝肾亏虚配太冲、太溪、肾俞、肝俞；气血不足配足三里、中脘；痰涎阻窍配膈俞、丰隆；颈软不支配身柱、大椎；上肢瘫痪配华佗夹脊穴（胸椎$_{1～7}$两侧）；下肢瘫痪配华佗夹脊穴（腰椎$_{1～5}$两侧）。治法：用揉、按、捏、掐法。先用拇指指腹揉按百会、悬钟、神庭、印堂、太阳穴各 5～7 分钟，拿捏风府穴约 5 分钟，用力较轻；按揉三阴交穴约 5 分钟。并随症加用配穴，揉按足三里、中脘、肝俞、肾俞穴各 3～5 分钟；揉掐太冲、太溪穴各 3 分钟，用力较轻。按揉膈俞、丰隆穴各 5 分钟，用力稍重。然后捏脊（华佗夹脊穴）从下向上捏拿，其操作 3～5 遍，捏毕改用梅花针轻度叩刺至皮肤潮红为度，每日或隔日治疗 1 次，10 次为 1 个疗程。主治：小儿脑瘫。附记：多年应用，坚持治疗，耐心而不间断，均可收到较好的疗效。

　　配穴方三　特定区域（启智区、神智区、益智区、聪智区），特定刺激线（上肢 4 条、背部 2 条、下肢 2 条），特定穴位（如好动难静者用指重点内关、劳宫、涌泉，语言障碍者用指重点哑门、通里）。治法：施行此法，以点法、掐法和拍打法相结合，在刺激线上遇穴位重点、头部轻点、腰骶部重拍，每日 1 次，1 个月为 1 个疗程。主治：儿童智能低下症。附记：坚持治疗，多收良效。

鹅　口　疮

鹅口疮,是由白色念珠菌引起的一种感染性口腔疾病,是小儿常见的病症。本病好发于体弱多病的婴幼儿。

【病因】　多因胎毒积于肠胃,胃热炽盛,火性上炎;或邪气热毒,侵袭口腔,或口腔不洁所致。

【症状】　口腔、舌上布满白屑,状如鹅口。

【疗法】

配穴方　人中、下关(双)、颊车(双)。治法:用指压法。先选准穴位,患者坐位,术者面对患者,以双手示指压住患者的两侧下关穴,中指压住两侧颊车穴,要贴紧按准,重压穴位。再以双手拇指指甲部分(应有一定长度的指甲)轮流一上一下的点按、重压人中穴。点压时间约1分钟。每日早晚各1次。主治:鹅口疮。附记:用本法治疗500例,轻者1次见效,2次治愈;重者不超过5次均告痊愈。

三、妇产科疾病

月　经　不　调

《医学心悟》云:"经者,常也,一月一行,循乎常道,以承有盈则亏也。经不行,则反常而灾至矣。方书以超前为热,退后为寒,其理近似,然不可尽拘也。"说明月经未按月来潮,而紊乱反至者谓之月经不调,是妇科常见病。

【病因】　多因情志内伤(如思虑伤脾,恼怒伤肝,过劳伤气等);或嗜食辛热,肠胃积热;或因吐血下血,而致营血损伤,血海不充;或因产后,多产或流产,冲任受损等因所致。致因虽多,但概括言之,不外乎是血热、寒凝、气滞、血瘀、气血亏虚5种因素引起的。

【症状】　月经先期、后期,或先后无定期,月经之色、质、量等亦随之出现异常。

【疗法】

配穴方一　关元俞、八髎、归来、三阴交。治法:用指压法。以双手拇指指腹强压双侧上述有关穴位。刺激量大小应视病情和体质而定。每穴 3～5 分钟。于经前 5 日施术,至经来后停止。每日或隔日 1 次。主治:月经不调,兼治赤白带下。附记:验之临床,常获良效。

配穴方二　大赫(双)、气海、关元、三阴交(双)。治法:用指压、揉压法。以双手拇指指腹揉压双侧大赫和气海、关元穴各 3～5 分钟,再强压三阴交 1.5～3 分钟。每日或隔日 1 次。主治:月经不调。附记:此法用治阴茎痛,效果亦佳。

配穴方三　肝俞、膈俞、三阴交(均双侧)。治法:用指压法。以双手拇指指腹强压上述有关双侧穴位。每穴 3～5 分钟。每日或隔日 1 次,于经前 5～7 日开始,至经潮为止。主治:月经先后无定期。附记:屡用皆效。

配穴方四　主穴:气海、三阴交、八髎。配穴:太冲、太溪、地机、肝俞、肾俞、关元、血海、足三里。治法:用按、揉、摩、点、擦法。先以大鱼际揉按气海穴 3～5 分钟,摩腹,按顺、逆时针各 5 分钟。再以拇指螺纹面着力拿点三阴交穴 50～100 次,然后用掌根按揉并擦热八髎穴。同时酌选 2～3 个配穴各按揉 30～50 次。每日治疗 1 次,1 个月为 1 个疗程,至少连续治疗 3 个月。主治:月经不调,兼治闭经。附记:屡用效佳。

痛　　经

痛经,是指月经来潮及行经前后出现下腹部疼痛,属月经病范畴,是妇科常见病。

【病因】　多因气滞血瘀,寒湿凝滞,气血虚损等因所致。气血瘀阻,冲任失调,"不通则痛",故发生痛经。

【症状】　行经,或经前、经后小腹痛,或伴腹胀、乳房胀痛,或胸胁胀痛。大抵经前痛,多属寒凝;痛在经期,多属气滞血瘀,痛在经后,多属气血虚损。

【疗法】

配穴方一 三阴交、关元。治法:用指压法。以双手拇指强压双侧三阴交,再揉压关元,每穴 3～5 分钟,若属寒证,再擦上穴,均为透热为度。虚证以揉为主,实证以压为主。每于经前 1 周治疗2～3 次,连续治疗 3 个月经周期。亦可配合呼吸法治疗。主治:痛经。附记:多年使用,效果颇佳。

配穴方二 关元、归来、地机、三阴交(后 3 穴均取双侧)。治法:用指压、揉压法。先以拇指揉压关元和归来穴(双)各 3～5分钟,再强压双侧地机和三阴交,每穴 1.5～3 分钟。于经前 1 周进行治疗 3～4 次。主治:痛经(气滞血凝型),兼治经闭。附记:对痛经,一般治疗 3 个月经周期,即可见效或痊愈;而经闭,则以每日或隔日治疗 1 次,至月经来潮为止。

配穴方三 中极、关元、气海、子宫、归来、次髎、血海、地机、三阴交、太冲。治法:用点、按、压、捏法。先用中指指端以重力点冲按压中极、气海、次髎穴,每分钟 200 次以上,连续点冲按压各 2～3 分钟,均以局部有明显酸胀感为止。再以拇指指腹用重力扣按关元、子宫、归来、血海、地机穴各 2～3 分钟,每隔 10 秒钟放松 1次,以局部有明显酸胀感为止。然后以拇指指腹用重力捏按三阴交穴,每隔 20 秒钟放松 1 次,反复捏按 3～5 分钟;又捏按太冲穴2～3 分钟,每隔 10 秒钟放松 1 次。均以局部有明显酸胀感为宜。每日治疗 1 次,于经前 5～7 日开始治疗 5 次为 1 个月经周期。主治:痛经。附记:笔者验之临床,一般连治 3 个月经周期即可见效或痊愈。

配穴方四 ①承浆、合谷。②合谷、三阴交。治法:方①用掐法。用拇指、示指配合叩掐承浆穴,另一手同时扣掐合谷穴各100～200 下。每日治疗 2～3 次。方②用按揉法。两拇指同时按压合谷穴和三阴交穴,取同侧或左右交叉,每次按揉 50～100 下,

再持续按压 1～3 分钟,每日治疗 2～3 次。主治:痛经(实证用方
①,虚证用方②)。附记:笔者用本法治疗 35 例(其中实证 17 例)。
经治疗 2～5 天,止痛者 27 例,减轻者 7 例,无效 1 例。

闭　　经

闭经又称经闭,属月经病范畴,是指月经在经期而停经 3 个月
经周期以上者谓之闭经,是妇科常见多发病。

【病因】　多因气血不足,肝肾亏虚,或气滞血瘀,寒(痰)湿阻
遏所致。

【症状】　闭经。常伴有厌食、消瘦或肥胖等症。

【疗法】

配穴方一　天枢、关元、气穴、中脘、三阴交、合谷。治法:用指
压、揉压法。患者取仰卧位。上下腹部之穴位以强力揉压为主,再
擦之以透热为度,然后强压双侧三阴交、合谷穴,每穴 3～5 分钟。
每日或隔日 1 次。主治:闭经,兼治不孕症。附记:临床屡用,坚持
治疗,效果甚佳。

配穴方二　石门、关元、中极、三阴交。治法:用推压、指压法。
自上至下,以拇指指腹推压 5～10 遍,再在石门、关元、中极各穴按
压 1 分钟,然后强压双侧三阴交 3～5 分钟。每日或隔日 1 次。
主治:经闭。附记:一般 10 次左右即可恢复正常。

配穴方三　三阴交、合谷、中极。治法:用指压、揉压法。以双
拇指指腹强压双侧三阴交和合谷,每穴 3～5 分钟,再揉压中极 5
分钟。每日 1 次。主治:经闭。附记:验之临床,久治效佳。

配穴方四　①气海、关元、肾俞、命门。②脾俞、胃俞、足三里、
三阴交、气海、血海。③膻中、气海、中脘、丰隆、足三里、合谷、三阴
交、次髎。④心俞、肾俞、太溪、太冲、三阴交。⑤关元、中极、合谷、
三阴交、命门。⑥气海、归来、行间、三阴交、血海。胸胁胀满甚者
加期门、阳陵泉。治疗如下。

方①用点、按、揉法。先用示、中、环三指指腹按揉气海、关元

穴约 10 分钟;顺时针摩腹 5～6 分钟。再用拇指点按肾俞、命门穴,以透热为度。然后直擦背部脊脉 10～15 遍。

方②用点、摩、揉法。先顺时针摩腹 5～6 分钟,即用拇指指腹按摩气海、脾俞、胃俞、血海、足三里、三阴交穴各 1 分钟。再以手掌面摩左侧背部脾胃区各 5～8 分钟。然后用双手掌面分别斜擦双侧下腹部各 10～20 次。

方③用按、揉、擦法。先以掌根部揉膻中穴 2 分钟;并按压 1 分钟,又以示、中、环三指指腹揉中脘、气海穴各 1 分钟。再屈示指点按足三里、丰隆、合谷、三阴交、次髎穴各 1 分钟,以局部有酸胀为度。然后以手掌面横擦骶部,以透热为度;又自脐水平向下推至双大腿内侧部 20～30 遍。

方④用点、揉法。先点揉心俞、肾俞穴各 2～5 分钟,以透热为度;然后点揉太溪、太冲、三阴交穴各 1 分钟,以局部有酸胀感为宜。

方⑤用揉、点、按、擦法。先以示、中、环三指指腹揉关元、中极穴各 3～5 分钟;以透热为度。再点揉合谷、三阴交穴各 1 分钟,以局部有酸胀感为止。然后用手掌面横擦骶部,以透热为度,再点揉命门穴 2 分钟。

方⑥用揉、点、擦法。先以示、中、环三指指腹揉期门、气海、归来穴各 2 分钟。再点揉阳陵泉、行间、三阴交、血海穴各 1 分钟,以局部有酸胀感为止。然后用手掌掌面擦两侧胸胁部 10～20 下,以透热为度。每日治疗 1 次,10 次为 1 个疗程。主治:闭经(肾气不足型用方①,气血亏虚型用方②,痰湿阻滞型用方③,阴虚内热型用方④,血寒凝滞型用方⑤,气滞血瘀型用方⑥)。

附记:临床应用,效果较好,若配合药物治疗,效果更佳。

崩　漏

崩漏,古谓"经乱之甚",同属不规则子宫出血。凡经血量多而阵下、大下为崩;量少而持续不止,或止而又来,淋漓不断的为漏。

本病多发生于青春期及更年期的妇女。西医学称为"功能性子宫出血"。

【病因】 多因血热、血瘀,或肝肾虚热;或心脾气虚,而致冲任失调所致;或因脾肾阳虚而起。

【症状】 经血量多,或时多时少,或淋漓日久不止,或紫暗有块。

【疗法】

配穴方一 腰骶部、尾椎至大椎、小腹部。治法:用叩击法。先以拳叩击腰骶部约10分钟,至腹部出现舒适感,接着从尾椎至大椎,以指(三指或五指并拢)叩击,往返20分钟,然后再捏提1～2遍,并平推小腹,以腹部有热流感为度,再在关元穴拔火罐约10分钟,用艾条温和灸隐白(双)各3～5分钟。每日或隔日1次。主治:功能性子宫出血。附记:多年使用,效果颇佳。

配穴方二 隐白、血海、三阴交、关元。治法:用掐、灸、揉压法。先掐或灸双侧隐白,再揉压双侧血海、三阴交和关元,每穴3～5分钟,刺激量大小视病情和体质而定。每日或隔日治疗1次。主治:功能性子宫出血。附记:临床屡用,均有较好的疗效。

配穴方三 分2组穴:一组为肝俞、四满、三阴交、太冲;二组为脾俞、归来、大敦、血海。治法:用指压、掐压法。任选一组穴,或交替使用。依次强压双侧有关穴位,其中太冲或大敦用掐压法。每穴3～5分钟,每日或隔日1次。指力由轻到重,灵活施术。主治:功能性子宫出血。附记:临床屡用有效。

配穴方四 中极、关元、子宫、次髎、血海、合谷、太冲、三阴交。治法:用按、捏法。先用示指或拇指指腹用重力扪按中极、关元、子宫、血海穴各2～3分钟,每隔10秒钟放松1次,以局部有酸胀感为止。再用拇指指端用重力扪按次髎穴,每隔20秒钟放松1次,反复扪按3～5分钟,以局部有明显酸胀感为止。又以拇指指端用重力捏按合谷、太冲穴各2～3分钟,每隔10秒钟放松1次,以局部有较强烈酸胀感为止。然后用拇指指腹以重力扪按三阴交穴,每隔 10 秒钟放松 1 次,反复扪按 3~5 分钟,以局部有明显酸胀感为止。每日治疗 1 次,10 次为 1 个疗程。主治:功能性子宫出血。附记:治疗功血,应以药物治疗为主,本法为辅,二法并治,效果尤佳。

更年期综合征

更年期综合征(绝经期综合征),中医学无此病名,是指妇女在"七七任脉虚,太冲脉衰少,天癸竭……"(引《内经》)所出现的一系列症状。是 50 岁左右绝经前后妇女的常见病。

【病因】 多因肾虚,或肾虚肝旺,或心脾两虚所致。

【症状】 眩晕耳鸣,腰膝酸软,背痛,潮热汗出,情绪烦躁,易怒,心悸,失眠,多梦,浮肿,不思食饮,精神倦怠,口干唇燥,月经异常等症。

【疗法】

配穴方一 腰骶椎及其两侧、三阴交。并随症配穴。治法:用叩击、揉压法。以手指(四指或五指并拢)或掌取腰骶部及其两侧(共 5 行),自上至下,来回往返施以重叩击 5 行 10 遍,频率为 100 次/分钟,5~10 分钟后再揉压三阴交(双)5 分钟,或指压配穴。每日或隔日 1 次,10 次为 1 个疗程。主治:更年期综合征。附记:多年使用,确有一定的效果。

配穴方二 血海(双)。治法:用指压法。一面慢慢吐气,一面用大拇指按压穴位 6 秒钟,如此重复做 10 遍。每日 1 次。主治:更年期综合征。附记:每天坚持治疗能减轻更年期出现的症状,使其能愉快地度过更年期。

配穴方三 脊柱两侧、八髎、三阴交、血海、足三里、内关、神门。治法:用叩击、指压法。以手指(四指或五指并拢)在脊柱两侧 3 行以重力叩击各 5 遍,再叩击八髎穴各 20 下,然后从足至手部有关穴位上按压(强压),每穴 3~5 分钟。双手拇指同时进行操作。每日或隔日 1 次。主治:更年期综合征。附记:坚持治疗,效果颇佳。

配穴方四　主穴：百会、率谷、风池、安眠、印堂、太阳、肩井。配穴：四神聪、神门、内关、肝俞、肾俞、章门、三阴交、太冲。治法：用推、点、按、揉、扫、捏、摇、拿法。先用双手拇指桡侧缘交替推点印堂至前发际 30 遍；又分推印堂至两侧太阳穴 30 遍。用拇指螺纹面按揉百会、安眠或四神聪各 100 次，用大鱼际按揉太阳穴 30 次。再用拇指桡侧缘，以率谷穴为中心扫散头部两侧胆经各 30～50 次。按揉肝俞、肾俞、章门穴各 100 次；拿捏风池、神门或内关、三阴交、太冲各 30～50 次。轻轻摇动颈椎，左右各 10 转。然后由前向后用五指拿头顶，至后头部改为三指拿，顺势从上向下拿捏项肌 3～5 遍。又用双手大鱼际从前额正中线抹向两侧，在太阳穴处按揉 3～5 次，再推向耳后，并顺势向下推至颈部，做 3～5 遍。每日治疗 1 次。不要间断，直至症状完全消失。主治：更年期综合征。附记：坚持治疗，均可收到较好的疗效。若配合药物治疗、心理疏导，则疗效更佳。

带　　下

带下，西医学称之为"阴道炎"，是指妇女经常从阴道流出黏液如涕、如唾液样分泌物的一种妇科病证，是临床常见多发病。

【病因】　多因脾虚生湿，湿郁化热，湿热下注；或气血虚弱，外邪入侵所致。

【症状】　带下有白、黄、青、赤、黑 5 带。临床所见，以白带、黄带为多，或伴有种种兼症。

【疗法】

配穴方一　蠡沟、关元、归来、三阴交、隐白。治法：用指压法。以双手拇指指腹强压双侧蠡沟、三阴交，掐压隐白；再揉压双侧归来和关元。每穴 3～5 分钟，必要时压后加灸隐白。每日或隔日 1 次。主治：赤白带下。附记：验之临床多效。

配穴方二　阴谷、关元、肾俞、上髎。治法：用指压、揉压法。

强压肾俞、上髎、阴谷(均为双侧),每穴 1.5～3 分钟,揉压关元穴
5 分钟。每日 1 次。主治:白带。附记:屡用有效。必要时,加灸
隐白(双)。

配穴方三 脾俞、足三里、带脉、八髎。治法:用指压、推压法。
以双手拇指指腹按压双侧脾俞、带脉、足三里,每穴 3～5 分钟,再
从上到下推压八髎穴 5～10 遍。实证用泻法,虚证用补法,并加灸
脾俞、足三里穴。每日或隔日 1 次,10 次为 1 个疗程。主治:各类
带下,尤以白带为佳。附记:如配用熏洗法,效果尤佳。熏洗方用
自拟苦参汤(苦参、川黄柏各 50 克,蛇床子、白鲜皮、蝉蜕各 15～
30 克,白矾 6 克煎水),趁热熏洗阴部(先熏后浸再洗),每日早晚
各 1 次,每次 15～30 分钟。适用于各种带下病和单纯性外阴瘙
痒、滴虫性阴道炎、真菌性阴道炎。

配穴方四 带脉、气海、关元、足三里、三阴交、八髎、脾俞、行
间、阴陵泉。治法:用点、揉、按、振、擦法。先点揉带脉、气海、关元
穴各 3～5 分钟,并逆时针摩腹 10 分钟,再掌振下腹部 2～3 分钟,
再拿点双侧足三里、三阴交、阴陵泉穴各 30～50 次,并各(每穴)按
揉 2～3 分钟,揉脾俞,捏行间各 3～5 分钟。然后用掌根按揉八髎
穴,并擦热腰骶部。每日治疗 1 次,10 次为 1 个疗程。待症状完
全消失,再治疗 1～2 个疗程,以巩固疗效。主治:带下病。附记:
多年应用,治验甚多,疗效尚属满意。

妊 娠 恶 阻

妊娠恶阻,又称妊娠恶心呕吐,在妊娠期尤为多见。

【病因】 多因三焦气机不畅,胃气失于下降而上逆所致。若
挟肝热或痰浊,其证尤重。

【症状】 一般在受孕 40 余天后,出现形寒体倦、嗜酸、恶心呕
吐,甚则食入即吐,不能饮食,多日不愈,呈现全身性虚弱状态,是
妊娠早期出现的妊娠反应。

【疗法】

配穴方一　天柱、内关、颈前(喉结处)两侧。肝热配章门,痰湿配丰隆,脾虚配足三里。治法:用指压法。先以双手拇指适力按压双侧天柱穴1.5～3分钟,再以拇、示指夹住喉结两侧,轻轻揉压1分钟,然后强压双侧内关穴。配穴均以强压。每日1次。主治:妊娠呕吐。附记:屡用效佳,一般1～2次即效。

配穴方二　①膻中、肝俞、脾俞、胃俞、足三里、内关、太冲、阳陵泉。②缺盆、膻中、中脘、内关、阴陵泉、足三里、丰隆。③缺盆、中脘、气海、脾俞、胃俞、足三里、内关、阴陵泉。治法:方①用点、揉、擦法。先用拇指指腹揉膻中穴半分钟;又用拇指指端点揉肝俞、脾俞、胃俞穴各半分钟;再用双手掌斜擦两胁部各10～20下。然后屈示指点压内关、足三里、太冲、阳陵泉穴各30～50次,以局部有酸胀感为宜。方②用点、揉、按、摩法。先用中指指端点揉缺盆、膻中、中脘穴各半分钟,以局部有湿热感为佳。双手叠掌顺时针方向摩腹6～8分钟。再屈示指点压内关、阴陵泉、足三里、丰隆穴各30～40下,以局部有酸胀感为度。然后自上而下在背部足太阳膀胱经施擦法2～5分钟。方③用点、按、擦法。先用示指指端点按缺盆穴半分钟,以局部有酸胀感为度,按揉内关穴1分钟。再用中指指腹点揉中脘、气海穴各半分钟。以局部有温热感为佳。又以手掌掌根处横擦左侧背部脾俞、胃俞区域20～30遍。然后以手掌侧面从上至下直擦背部督脉40～50遍,以透热为度。又用拇指指端按压足三里、阴陵泉穴各30～50下,以局部有酸胀感为佳。每日治疗1～2次,中病即止。主治:妊娠呕吐(肝胃不和型用方①,痰湿阻滞型用方②,脾胃虚弱型用方③)。附记:临床屡用,疗效满意。且对孕妇无不良反应,胎儿无影响。

女性不孕症

不孕症,是指生育年龄的妇女,配偶生理正常,过正常性生活2年以上不孕;或曾有过生育而后2年以上未避孕而不再受孕者,统称为不孕症。前者为原发性不孕;后者为继发性不孕。

【病因】 导致不孕症的原因极为复杂。概括言之,其因有二:一为因病(如月经不调、带下、盆腔炎等)而致不孕。二为先天不足,冲任亏损;或风寒侵袭,寒凝胞脉;或痰瘀阻滞;或子宫寒冷;或因内分泌功能紊乱,或生理缺陷等因所致。

【症状】 女性不孕。致因不同,兼症亦异。

【疗法】

配穴方一 三阴交、肾俞。治法:用指压、叩击法。强力叩击三阴交(双),即一面吐气,一面握拳叩击,每叩击 10 下为 1 遍,每遍后休息片刻再叩击,如此重复做 3 遍。再以拇指强压肾俞穴,吐气即压,每次按压 6 秒钟,如此重复做 20 下。1 日 3 次。主治:不孕症(因性激素不平衡所致者)。附记:若能耐心治疗,一般治疗 1 周后,性激素会恢复正常,也会使骨盆内的血液流畅,是治疗不孕症的有效方法。

配穴方二 关元、三阴交(双)。配穴肾俞、脾俞(均双侧)。治法:用指压、叩击法。以 4 指并拢强力弹叩关元和三阴交,或压后再叩,叩后再压,反复进行。每次 10 分钟左右,1 日 2 次(早晚各 1 次)。若因脾肾虚弱者,则加叩击配穴,叩后温灸。主治:不孕症。附记:坚持治疗,确有一定的效果。不过不孕症致因非常复杂,若能配合中药内外治疗,则有利于提高治疗效果。

盆 腔 炎

盆腔炎,中医学无此病名,但与中医学的"月经不调""痛经""带下""热疝"和"癥瘕积聚"等病的症状有相类似之处。是指由于流产、刮宫术、产褥热、老法接生,以及不洁性交等原因,引起子宫内膜炎、输卵管炎、卵巢炎等盆腔炎症的总称。是妇科临床常见多发病。

【病因】 多因湿浊热毒,或寒湿凝滞,结于下焦,继而导致气滞血瘀,邪瘀血结所致。但湿热、寒湿、气滞、血瘀又互为因果,病机转化极为复杂。然病有急性和慢性盆腔炎之分,急性多属湿热蕴结之炎症型,慢性多属气滞血瘀之包块型。

【症状】　高热,下腹剧痛,腹肌紧张而拒按,带下黄赤,月经量多,苔黄腻,脉数,多为急性盆腔炎。而慢性则见低热或不发热,少腹绵绵作痛,经前后为甚,带下量多或色黄,或形成癥瘕包块等症,且病程较长;若继发感染,又多呈急性发作。

【疗法】

配穴方一　大椎、中极、三阴交、十宣。治法:用指压配刺血法。强压大椎、中极和三阴交(双),每穴 3～5 分钟,用泻法。再以三棱针点刺十宣,出血如珠,如不出血,可捏挤出血。每日或隔日 1 次。主治:急性盆腔炎。附记:屡用效佳,一般 1 次见效。

配穴方二　关元俞、八髎、五枢、关元、三阴交。治法:用指压、推压、揉压法。推压八髎,揉压五枢、关元,强压关元俞、三阴交。反复操作。每次 10～30 分钟。每日或隔日 1 次,10 次为 1 个疗程。主治:慢性盆腔炎,兼治附件炎。附记:坚持治疗,确有良效。若配合药物外治,则效果更好。

配穴方三　石门至曲骨、腰骶椎及其两侧及肾俞、关元俞。治法:用推压、揉压、点穴法。自上至下,来回推压石门至曲骨、腰骶椎及其两侧 3 行各数遍,再叩击 1～2 遍,然后揉压双侧肾俞、关元俞各 3～5 分钟。每日 1 次。主治:慢性盆腔炎。附记:多年使用,均有较好的疗效。

配穴方四　主穴:中极、八髎、大椎、风池、三阴交。配穴:关元、子宫、曲池、合谷、阴陵泉、地机、大敦。治法:用按、揉、摩、振、搓、捏、擦法。先用手掌面摩中极或关元穴 3～5 分钟。按揉中极、三阴交、大敦穴各 50～100 次。掌振下腹部 2～3 分钟。再搓按腰骶部 5～10 分钟,并用掌按并擦热八髎穴处。按揉大椎穴 100 次。然后用力拿捏风池或曲池、合谷穴各 20～30 次。每日治疗 1 次,10 次为 1 个疗程。主治:盆腔炎。附记:治疗本病,急性盆腔炎应以药物治疗为主,本法为辅;慢性盆腔炎至少需连治 3～5 个疗程才能见效,若配合药物治疗,则可缩短疗程,提高疗效。

外阴瘙痒

外阴瘙痒,又名"阴痒",属西医学"外阴炎"范畴,临床以瘙痒为主症,是妇科常见多发病。

【病因】 多因湿热下注,复感风邪所致。

【症状】 阴户瘙痒难忍,并有灼热感,时作时止,或伴带下等症。

【疗法】

配穴方一 中极、曲泉、足五里、血海、足三里。治法:用叩击法。以示、中二指或四指并拢,依次叩击有关穴位皮区,反复进行,每次 15 分钟左右。要强度大,频率高,着力均匀。每日 1~2 次。主治:外阴瘙痒,兼治阴囊湿疹。附记:笔者临床常配用药物外治,二法并用,效果颇佳。

配穴方二 中注、四满、关元、三阴交、大敦。治法:用指压、揉、擦、掐法。腹部穴位以揉、压、擦,依次操作,以透热为度,然后强压三阴交,掐压大敦,每穴 3~5 分钟。每日 1 次。证重者配合药物外治。主治:外阴湿疹瘙痒。附记:屡用有效。

配穴方三 关元、会阴、少府。治法:用揉压、掐压法。揉压关元、会阴,掐压少府,反复进行。每穴 3~5 分钟,每日或隔日 1 次。主治:阴部湿疹瘙痒。附记:临床屡用,均有良效。若配合药物熏洗,则效果更佳。

配穴方四 血海、少府、会阴。治法:用揉压、掐压、指压、叩击法。揉压会阴,掐压少府,强压血海,并间以掌击,每穴 3~5 分钟。每日 1 次。主治:阴痒。附记:屡用多效,若配用熏洗方,效果尤佳。

子宫脱垂

子宫脱垂,又名"阴挺",多发生于产后的妇女。

【病因】 多因素体气虚,加之产后损耗,或产后过早操劳,攀高,或房劳过甚,或生育过多,耗损肾气,以致脾肾气虚,中气下陷,进而引起胞脉松弛不固所致。

【症状】 子宫脱垂。在过劳、剧咳、排便用力太过等情况下,往往引起发作。根据症状轻重不同,一般分为Ⅰ、Ⅱ、Ⅲ度子宫脱垂。

【疗法】 本病应以内治为主,若辅以点穴,则效果更佳。

配穴方一 中脘、冲门、气海、三阴交。治法:用揉压法。每穴揉压 3～5 分钟,反复进行,压后擦之,以透热为度。每日 1 次。主治:子宫脱垂。附记:屡用有效。

配穴方二 中脘、归来、关元、交信。治法:用揉压法。依次揉压有关穴位,并时而叩击,每穴 3～5 分钟。每日 1 次。主治:子宫脱垂。附记:屡用有效。

配穴方三 中脘、关元、足三里、三阴交、曲泉。治法:用揉压、指压法。以中脘和关元为中心,在上、下腹部皮区反复揉压、叩击并擦之,以透热为度,然后再强压后 3 穴(双),每穴 3～5 分钟。每日 1 次。主治:子宫脱垂。

经前期紧张综合征

经前期紧张综合征是指少数妇女在月经期前出现一系列症状,且多散见在中医学文献中的"脏躁""不孕""经前乳胀""经行泄泻""经行水肿""经行头痛""身痛"等症。在临床上较为常见,且多为中年妇女。

【病因】 多因肝郁气滞,肾水不足所致。又因病理互累而累及心、脾,诸症丛生。

【症状】 乳房(或乳头)胀痛,面浮肢肿、头痛、身痛、月经先期,烦躁易怒,精神亢奋或抑郁,或经行泄泻等症。

【疗法】

配穴方一 内关、人中、中极、三阴交、太冲、涌泉。治法:用掐、按、点、捏法。先用拇指指端以重力切(掐)按内关穴,每隔 10

秒钟放松 1 次,反复切按 2～3 分钟,以局部有明显酸胀感为宜。又用中指指尖用重力切(掐)按人中穴,每隔 10 秒钟放松 1 次,反复切按 1～2 分钟,以局部有明显胀痛感为止。再以中指指端用重力点冲按压中极穴,每分钟 200 次以上,连续点冲按压 2～3 分钟;又以拇指指端用重力扪按三阴交穴 3～5 分钟,每隔 20 秒钟放松 1 次。均以局部有明显酸胀感为止。然后用拇指指端用重力捏按太冲、涌泉穴,每隔 10 秒钟放松 1 次,反复捏按各 2～3 分钟,以局部有强烈酸胀感为宜。每于经前 5～7 天开始治疗。每日治疗 1 次,10 次为 1 个疗程。主治:经前期紧张综合征。附记:临床屡用,效果甚佳。若配合药物治疗和心理疏导,则疗效更佳。

配穴方二 ①脊柱两侧(颈椎₁ 至长强穴)5 行。②内关、气海、中极、中脘、心俞、脾俞、肝俞、肾俞、三阴交、太冲、涌泉。治法:用叩刺和掐、按、揉、捏法。取①组穴先用梅花针自上至下用中度手法叩刺 5 行各 3 遍。再取②组穴:掐按内关穴 2～3 分钟,点揉中脘、气海、中极穴各 100～200 次,按揉心俞、脾俞、肝俞、肾俞穴各 3～5 分钟,重按三阴交穴 3～5 分钟,捏按太冲、涌泉穴各 2～3 分钟。均以局部有酸、胀、痛感为宜。每日治疗 1 次,10 次为 1 个疗程。主治:经前期紧张综合征。附记:多年使用,效果甚佳。若能随症配用药物内治,则疗效更佳,具体方药,可详见拙作《秘方求真》一书。

四、伤外科疾病

落　枕

落枕,又名"失枕"。本病无论男女老幼皆可发生,是临床常见多发病。

【病因】 多因体质虚弱,劳累过度,睡眠时头颈部位置不当,或枕头高低不适或太硬,使颈部肌肉,如胸锁乳突肌、斜方肌、肩胛提肌等长时间维持在过度伸展位或紧张状态,引起颈部肌肉静力性损伤或痉挛;或因起居不当,严冬过寒,夏日受凉,受风寒湿邪侵袭,使肌肉气血凝滞、经脉瘀阻;或者患者事前无准备、致使颈部突然扭转;或肩扛重物,颈部肌肉扭伤,或引起痉挛等均可导致落枕的发生。

【症状】　颈部肌肉、颈项强直、酸胀、转动失灵,强转侧则痛。轻者可自行痊愈,重者可延至数周。

【疗法】

配穴方一　手五里(曲池穴上3寸)。治法:用揉压法。一般取患侧即可,个别重者则取双侧。患者正坐,术者站于对面。令患者屈肘,取准穴位,术者左手固定患者的前臂,右手拇指按压穴位,先顺时针方向揉按,后逆时针方向揉按,以患者感到局部酸胀麻为度。先揉按患侧穴位,症状未完全消失者再揉按健侧穴位。在揉按的同时,让患者做颈部左右旋转和前后活动,约揉按2分钟,症状即刻减轻或消失。1次未愈者,4小时后再行第2次揉按。主治:落枕。附记:有人用此法治疗14例,揉按患侧1次治愈者9例,两侧揉按1次治愈者3例,揉按2次治愈者2例。

配穴方二　外关、肩中俞、肩井、肩贞、小海等穴。治法:用指压、掐压、拿、弹法。落枕不论何侧,术者俱先用双拳轻轻拍打患者颈部疼痛处1分钟,再指掐患侧肩中俞,拿肩井、肩贞穴,弹小海穴,最后用拇指按在外关穴上,左右旋转指压。治疗时患者应将患侧手关节肌肉充分放松,并缓缓地最大角度地随意转动颈部。指掐外关穴约3分钟即可。随即将上法在另一侧施治一遍,病情即可缓解或治愈。主治:落枕。附记:用此法治疗35例,全部1次治愈。

配穴方三　天窗(耳垂与枕骨粗隆连线中点)。治法:用点穴法。术者用拇指尖在天窗穴上向外上方点按,每次3分钟。提拔颈筋,以拇指、示指捏住颈椎旁的斜方肌群,向外牵拉、提掐5～7次。主治:落枕。附记:用此法治疗500例,均经点按1～3次痊愈。

配穴方四 承山。治法：用指压法。患者取俯卧位，用力伸直足尖，并使足跟上提，约在委中与跟腱连成的中点出现"人"字沟处，即承山穴。医者用两手拇指按压健侧承山穴。如左侧落枕按压右侧，右侧落枕按压左侧，时间2～5分钟（以患者能忍受为度）。边按穴位边让患者活动头颈部，左右上下活动，活动的频率由慢到快，幅度由小到大，多数患者能立即见效。疼痛症状较重者，可重复按压，或延长按压时间。每日2～3次。主治：落枕。附记：用此法治疗96例，均获满意疗效。一般按压1次。同时配合患者头颈活动，5分钟即痛止。

配穴方五 极泉。治法：用指压法。患者取坐位（以右侧为例）、把右前臂放在诊桌上。术者站在其右后方。右手拇指在患者右肩峰上，示指置于腋下"极泉穴"，由轻到重进行按压，同时嘱患者做头部左右旋转及屈伸的动作，当头转到痛侧时，可用示指弹按极泉穴一下，患者右手指即有触电样感。每次按压5分钟，症状即可明显减轻。若局部仍有痛时，可做痛点揉按，或配合摇颈手法，则效果更好。主治：落枕。附记：用此法治疗140例，其中手法1次治愈者87例，2次治愈者39例，3次治愈者11例，无效3例（经X线摄片检查均为颈椎病）。

颈 椎 病

颈椎病，又称颈椎综合征。是指颈椎及其周围软组织，如椎间盘、后纵韧带、黄韧带、脊髓鞘膜等发生病理改变而导致颈神经根、颈部脊髓、椎动脉及交感神经受到压迫或刺激而引起的综合征。本病好发于40岁以上成年人，无论男女皆可发生，是临床常见多发病。

【病因】 多因身体虚弱，肾虚精亏，气血不足；濡养欠乏；或气滞、痰浊、瘀血等病理产物积累，致经络瘀滞，风寒湿邪外袭，痹阻于太阳经脉，经隧不通，筋骨不利而发病。

【症状】 头颈、肩臂麻木疼痛，重者肢体酸软乏力，甚则大小便失禁,瘫痪。若病变累及椎动脉及交感神经时则可出现头晕、心慌等症。

【疗法】

配穴方一　风府、风池、大椎、陶道、谚语、肩中俞、肩井、天宗、印堂、太阳、缺盆、阿是穴。治法:以推压、揉压、点拨、提拿等手法为主,揉、搓、摇、拍打、端压等法为辅。患者正坐位(或卧位),医者立于后侧,拿肩井,按天宗并揉压,从风府推压至陶道,按揉颈项及两侧,指拨并按揉颈肩部两侧(重点在患侧),拿风池、肩中俞、阿是穴并揉压,活动颈部,配合摇法,按揉颈项部,点谚语、阿是穴、按揉、拍打背部,叩击肩部并搓之。

神经根型:上述基本操作加点拨颈椎两侧(从枕骨粗隆开始至第7颈椎横突下方),拿弹患侧颈部并按揉压,揉颈肩部及患侧上肢,端压颈肩。

椎动脉型:上述基本操作加推(推压)印堂至风府,按百会,揉太阳,按太阳片刻,沿少阳经推至肩中俞,梳头部两侧(重点在患侧),振击百会。

交感神经型:上述基本操作加指拨颈前部两侧(重点在患侧),按揉缺盆,推头部,端压颈肩。

在临床运用之同时,手法应灵活掌握,因人随症加减。手法的刺激量,除点拨、拿弹两法较重外,一般均较柔和。对初次接受治疗的患者,应向其说明治疗后可能出现肩部乏力、疼痛加重、局部微胀等反应,而这些反应在次日会明显减轻或消失。隔日治疗1次,10次为1个疗程。主治:颈椎病。附记:本法实是指针与推拿相结合的综合疗法。用此法治疗80例。经治疗(最短5次,最长6个疗程,一般2~3个疗程)。结果:基本治愈25例,显效32例,有效20例,无效3例。

配穴方二　疼痛敏感点。治法:用指压法。找出疼痛敏感点,术者立于患者背后,面向患者。患者取端坐位,双上肢自然下垂,头向后仰,头枕部紧靠术者的胸部,下颌尽量上抬前伸。术者用示指与中指指腹在胸痛同侧的胸锁乳突肌前缘与颈椎体前,气管旁处由上至下按压,找出最明显的压痛点,此点称为疼痛敏感点。敏感点找出后,先用颈椎常用推拿手法推拿,再将患者头后仰,枕部紧靠术者胸部,术者用与患者胸痛侧相反手按住患者前额(患者若左侧胸痛、术者则用右手),将其头部固定,用另一手的示指指腹或和中指指腹一起按压痛点1～2分钟,此时患者有酸、麻、胀感向患处放射,疼痛会随之缓解、消失。尔后让患者头部恢复正常位置,再用手指轻揉按压局部软组织而告结束。每日或隔日1次,每次按压1～2分钟,3～5次为1个疗程。施术时指力要由轻到重,力量均匀,持续按压,直至患者能耐受为度。主治:颈源性胸痛。凡属确诊为颈椎病,有明显胸痛,且排除其他疾病所致者。附记:用此法治疗25例,按疗效评定标准分优、良、无效3级。结果:优(按压1～2次疼痛消失,且在15～30天不复发者)16例,良(按压2～5次,疼痛消失或基本消失,且在15～30天内不复发者)6例。无效3例。

配穴方三 天柱、大椎。治法:用指压法。一面缓缓吐气,一面按压6秒钟,如此重复按压,天柱20下,大椎10下。每日或隔日1次。主治:颈椎疼痛、麻痹等后遗症。多因车辆相撞时,人身所受的打击后所引发。附记:凡治疗颈部以上异常之处,都离不开"天柱",而大椎对颈部、肩膀、手腕、背部的异常也很有效。故用治本症,效果甚佳。

配穴方四 风池、天柱、肩井、外关、大椎、肩髃、阳陵泉。治法:用按、揉、捏法。先用拇指、示指指腹用重力扣按风池、天柱穴,每隔20秒钟放松1次,反复扣按各2～3分钟,以局部有明显酸胀感为止,又以示指或中指指腹揉按大椎穴2～3分钟,用力中等,以局部有轻微酸胀感为宜。再用拇指置于外关穴上,其余四指置于该穴背面,拇指用力捏按外关穴,每隔20秒钟放松1次,反复捏按2～3分钟,以局部有明显酸胀感为止。又示指指腹用较重力量揉按肩井穴2～3分钟,以局部有明显酸胀感为宜。然后用中指指端用重力扪按肩髃穴 3～5 分钟,阳陵泉穴 2～3 分钟。均以局部有明显酸胀感为止。每日治疗 1 次,15 次为 1 疗程。主治:颈椎病。附记:屡用有效。本病应进行综合治疗为宜。内治与外治并用,可提高疗效。

腰 扭 挫 伤

腰扭挫伤是临床常见多发病。

【病因】　多因姿势不正确,或用力过度,或突然活动扭腰,而致肌肉用力失调,或跌仆闪挫等而致气滞瘀阻,经脉失畅,"不通则痛",故发生腰痛。

【症状】　腰部剧痛,甚则倒下不能翻身。多持续疼痛,活动则加剧,静则稍减。中医学认为:痛无定痛,窜痛者,以气滞为主;痛有定处,刺如刀割,以气血瘀阻为主。若腰痛迁延反复,经久不愈,又可诱发他症。

【疗法】

配穴方一　以委阳与合阳之间连线中点,正当腓骨头的后缘处为主穴。配穴:阿是穴。治法:用指压法。术前先令患者深吸气,并嘱其用力鼓起腹部,取俯卧位。术者在病侧下肢腓骨头后缘处用大拇指直接刺激腓总神经,由内侧向外侧按压,手法可重一点,以有较重的麻、胀感为度。随后在压痛点处用拇指直接按压点治,不要用猛力旋转,以患者能忍受或有舒适感为准,持续 2 分钟后突然放松,然后用双手拇指或掌根,在背部自上而下的揉动两侧的腰大肌,动作要柔和轻缓。此法可连续施治,但在主穴(委阳与合阳穴)无须重复点治。主治:急性腰扭伤。附记:用此法治疗 55 例,均获痊愈(自觉疼痛消失,肢体直立活动自如,检查无压痛,直腿抬高试验无疼痛)。其中 1 次治愈者 49 例,2 次治愈者 6 例。

配穴方二　太溪、昆仑。治法:用指压法。扶患者站于台阶或方木凳上,术者立于患者后侧面,以双手拇指、示指压于双下肢太溪、昆仑穴上,上下揉动,肉动皮不动,以免擦伤皮肤,但应有胀麻感。此时患者应在力所能及的范围内,配合呼吸做弯腰伸臂活动,即弯腰时呼气,同时手臂上展,动作应缓和连续,待疼痛缓解,活动范围加大后,再做呼吸配合转腰活动。

在施术过程中,患者逐步感到背部以至全身发热,头部出汗,此为经气疏通指征,疼痛可随之消失,功能恢复正常。主治:腰扭伤。附记:若伤后即时治疗,疗效较好,恢复快;若为慢性腰扭伤,则需久治,才见效果。

配穴方三 阿是穴(压痛点)。治法:用指压配隔姜灸法。

(1)按掐痛点:先在痛区找到明显压痛点,即用拇指指面按压于痛点上,拇指指面与被压部位成 45°～90°,按压时由轻渐重,达到患部感到酸胀即为得气。得气后持续 1～2 分钟,将指缓缓放松,反复 5～7 下。然后用拇指指尖施以掐法,操作渐渐用劲,由轻到重,切勿突然用力,以防损伤皮肤。得气后,再持续 0.5～1 分钟,指力逐渐减轻。并配合指揉法,以缓解掐后所出现的不适感。

(2)隔姜灸:按掐痛点后,即取铜钱厚的生姜 1 片,穿刺多孔,置于痛点上,再取黄豆大小的艾炷放在姜片上,点燃施灸,若姜片烤干皱缩,可更换姜片。一般灸 4～6 壮即可。务使温热透入皮肤,局部出现潮红。灸毕去掉姜片,用手掌或大小鱼际在痛点处缓和地回旋揉动片刻,患者即可下床活动。主治:急性腰部肌肉扭伤。附记:有人用此法治疗 166 例。结果:痊愈(腰部疼痛,局部压痛完全消失,功能恢复正常)88 例;显效(疼痛基本消失,腰部活动正常,但局部仍有轻微疼痛)71 例;无效 7 例。

配穴方四 两足背蹞趾与二趾行间穴和太冲穴之间的部位。治法:用揉压法。患者面对医者站立(坐凳亦可),两足平开,相距离 15～20 厘米,医者用两手示指的指端分别在操作部位做上下压放手法,同时嘱患者做多种姿势活动,1 次治疗 2～3 分钟,每日 1 次,一般不超过 3 次。主治:急性腰部扭伤。附记:腰部扭伤痛者在足背蹞趾与二趾之间有压痛点,根据"以痛为俞"的原则,在压痛点作为治疗部位(穴位),疗效最佳。经治 92 例,其中:痊愈(腰痛

消失,未见复发者)87 例;好转(腰痛减轻,但未完全止痛者)4 例;
无效 1 例(兼有腰椎骨质增生)。

注意事项:

(1)术者要剪去指甲,不是用指腹压,而是用指端使劲点压,穴
位中心或垂直往下压,至有酸、胀、麻感为度。先压后放,要保持适
当的,而且均匀协调的速度。

(2)在施术的同时,需嘱患者腰部由小到大的分别做前俯、后
仰、左右侧弯的动作,缓慢活动配合,否则疗效不显,甚至无效。

配穴方五 在阳池与曲池穴连线的上 1/4 与下 3/4 交界处即
扭伤穴。治法:用指压法。患者暴露前臂,术者面对患者站立,双
手的四指托起患者的前臂,大拇指用力按压患者两臂的扭伤穴,使
局部产生酸、胀、沉、痛、麻的感觉,同时令病人做俯仰、转侧、下蹲
等活动,以患者微出汗为度,3～5 分钟即愈。主治:急性腰扭伤。
附记:用此法治疗 31 例。结果:1 次痊愈者 19 例,2 次痊愈者
12 例。

软组织损伤

软组织损伤,属中医学筋伤范畴。是指除骨骼以外的组织损
伤,包括筋膜、肌腱、韧带、脂肪垫、皮下组织、肌肉、关节囊及关节
软骨等。

【病因】 多因碰撞、挤压、跌打、牵拉或扭曲、闪挫所致。日久
或加上风寒湿邪之侵袭而加重病情。

【症状】 局部肿胀、疼痛、关节活动障碍和损伤部位有压痛
等。前面已介绍了"腰扭伤"的治疗,下面介绍其他软组织损伤的
治疗。

【疗法】

配穴方一 分 2 组穴:一组为中渚穴(患侧);二组为腰阳关、
气海俞、天宗、风池、华佗夹脊穴、曲池、列缺、合谷、中渚、太溪。治
法:用点穴配合针刺法。

(1)针刺法:取患侧中渚穴,用 28 号 1.5 寸毫针,局部常规消毒后,斜刺(45°进针)进针,深度约 1 寸,得气后,采用强刺激泻法,留针 5 分钟。留针期间嘱其做患部多姿势活动,幅度由小到大,以局部疼痛消失或缓解为度。

(2)点穴法:取第 2 组穴。点拿腰阳关、气海俞、天宗、风池,推揉华佗夹脊穴;点曲池、列缺、合谷、中渚、太溪穴以行气活血。然后行背法、颠法、扳法以活动局部关节。

上法每日 1 次,病情严重者可 1 日 2 次。主治:慢性软组织扭挫伤。附记:有人用此法治疗 100 例。结果:痊愈(疼痛消失,局部活动自如,无不适感)97 例(疗程最短 1 次,最长者 5 次。其中 1 次愈者 54 例,2 次愈者 31 例,3 次愈者 8 例,5 次愈者 4 例。平均疗程 1.5 次。一般病程短者见效快,病程长者见效慢,年老体弱者效差);无效 3 例。

配穴方二 手腕扭伤取"阳池",脚踝扭伤取"解溪"。治法:用指压法。手腕扭伤取"阳池",以手腕为中心往不痛之处弯曲,用拇指一面吐气,一面强压 10 秒钟才放手,如此重复 3 次。如果是脚踝扭伤,指压"解溪",指压要领同前。主治:手腕或脚脖子扭筋(多因扭、挫伤所致)。附记:屡用效佳。

配穴方三 阿是穴(患部)。治法:用揉压、振颤法。在患部进行揉压和振颤治疗,隔日 1 次,10 次为 1 个疗程。主治:筋膜综合征。附记:有人用此法治疗 1001 例,经治疗 1～6 个疗程后,痊愈 796 例,基本治愈 170 例,好转 35 例。

配穴方四 根据中医"病在上,治其下"的原则,选用上、下肢远端穴位,取陷骨、公孙、内关、章门、期门。治法:用点穴按摩法。患者取仰卧位,前 3 穴各掐点按数次。掐点后两穴时,让患者深呼吸,再让患者侧卧位,取章门、期门穴各点按 3～5 次。点按穴位后,即施以手法按摩,患者取仰卧位,医者立于患者左侧床旁,首先以双手揪提患者胸部痛点皮下,同时令患者咳嗽(揪提时用力不宜过大),其次以双手拇指沿肋缘下向两侧分推,以舒筋理气,最后顺胸肋部周围上下左右施以摩法和揉捏手法疏通经络。每日或隔日1次。主治:胸壁挫伤。附记:临床使用多年,效果满意。本法治疗,痛苦少,见效快。

　　配穴方五　①肩髃、肩前、肩贞。②曲池、手三里。③阳池、阳溪、外关。④膝眼、膝阳关、足三里、阳陵泉。⑤合谷、太冲、外关、绝骨。治法:方①用按、揉、掐法。用单手或双手拇指重叠,重按轻揉患侧肩髃穴 100～200 下;然后,以拇指、中指分别对准肩前穴和肩贞穴进行叩掐 100～200 下;最后,双手指间交叉,合掌按住患者肩部,以掌根相对按揉 50～100 下。术毕令患者配合进行甩臂、耸肩活动。每日治疗 1～2 次。方②用按压法。用拇指指端直接按压患侧曲池、手三里穴各 100～200 下。每日治疗 1～2 次。方③用点、按、压法。用拇指指端点压或按压患侧阳池、阳溪穴和外关穴各 100～200 下。如能配合涂药汁操作,效果会更好。每日治疗1～2 次。方④用按、压、揉、掐法。用拇指指腹按压患侧膝眼穴;再用手掌根按揉膝阳关穴各 100～200 下,最后,以拇指指端持续掐压足三里穴或阳陵泉穴各 3～5 分钟。若能配合涂药汁按揉,效果更好。每日治疗 2～3 次。方⑤用掐、点、压法,用拇指、示指叩掐疼痛关节的两侧 30～60 下。指痛加点压合谷、外关穴、踝痛加点压太冲穴、绝骨穴,每穴点压 30～60 下。每日治疗 1 次。主治:关节痛(肩关节用方①,肘关节用方②,腕关节用方③,膝关节用方④,指、趾关节用方⑤)。附记:临床屡用,效果均佳。

跌 打 损 伤

【病因】　多因人击伤,或碰撞、跌仆所致。

【症状】　伤处疼痛难忍,甚则晕厥、不省人事。

【疗法】

　　配穴方一　根据"打人打血头,救人点血尾"的原则,先查受伤处所属经穴,遇时遇穴则属危重。

　　身前伤(包括面、胸、腹、前阴等)属阳经穴,上部取合谷、走马穴(即少海穴后3寸),下部取内庭、委中穴。

身后伤(包括后头、背、腰、骶等)属阳经穴,上部取中渚、走马穴;下部取绝骨、委中穴。

如属阴经穴位伤者,不论身前身后,上部取内关、走马穴;下部取三阴交、委中穴。治法:用点穴法。按上述取穴法,身前属阳经穴伤者,上部可拿合谷穴,医者用拇指压着合谷穴,其余四指固定放在患者第5掌骨外缘小鱼际处,以拇指用力拿之,同时配合叩打走马穴,医者手指合拢用2、3、4指尖着穴叩击(24下),叩打穴位时有酸麻感走动上到肩,下至指尖。所谓"通经走气"是也。下部可拿内庭穴,医者用拇指压住穴位,其余四指放在足底作固定,拇指用力拿之。同时叩打委中穴(24下),叩打委中的操作方法同叩打走马穴一样。

身后伤,属阳经穴伤者,上部可拿中渚穴,医者用拇指压住穴位,其余四指放在掌内固定拿之,亦可同时叩打走马穴。下部可拿绝骨穴,医者拇指压着穴位,其余四指放在胫骨内缘固定,拇指用力拿之。凡拿法均要拿5~15分钟(余同此类推,不再述)。同时配合叩打委中穴(24下),凡用叩打法均要24下(余同此类推)。

如属阴经穴位伤者,上部可拿内关穴配合叩打走马穴。下部拿三阴交穴,配合叩打委中穴。主治:跌打损伤(穴伤)。附记:十四经脉(即十二经脉加任督脉)与十二时辰循行相联系(详见针灸专著)。现再举治验3例,以资说明。

例一:肩井穴损伤,遇时遇穴。

明某,男,25岁,职工,1983年4月6日19时就诊。自诉今日10时至13时(巳时)遇着好友久别相见,言谈高兴之际,好友无意用力拍了一下右肩部(肩井穴),当时未感到痛,到了下午(13时左右)肩背疼痛难忍,下夹肩胛,前牵涉胸部。到19时出现畏寒发热,右肩连胸阵阵作痛,故来就诊。外观右肩不红不肿,经四诊检查无内科指征,诊为"遇时遇穴"误伤。依师传"救人点血尾"解救,为之拿右手中渚穴,叩打走马穴(操作方法同上),感传上行至肩,下达指尖,立即解除肩连胸部之痛,寒热亦除。次日复诊已复平常,随访 1 年无不适。

例二:心窝穴伤,遇时遇穴。

李某,男,57 岁,干部。1983 年 1 月 15 日下午门诊。自诉于本月 3 日晚上 23－24 时许(子时),骑自行车下班,路上被别人自行车撞跌,扶把撞伤心窝处,当时晕倒不省人事,被送到医院门诊部后才醒,醒后心窝处疼痛,咳则痛剧,转身也痛甚,经外科跌打方药内服外擦 10 多天未见效,友人介绍来诊。外观心窝处不红不肿,按之不甚痛,使咳或转身则痛甚。对照血头行走穴道歌:"子时走往心窝处",属遇时遇穴之例,为之拿左侧内关穴,叩打左侧走马穴 24 下(操作方法同上)。试使之咳及转身动作,心窝疼痛随即消失。2 月 2 日复诊:自诉心窝处尚有些微痛,怕日后发作,又施上述手法 1 次,随访 1 年多无复发。

例三:跌伤昏迷。

曾遇一少年,上午辰时上树摘果,不慎跌下,昏迷到下午酉时尚不醒,为之拿内庭打委中即醒,醒后略使休息,即能步行回家,也无后遗症。

配穴方二　十二原穴。取穴原则及要求如下。

(1)首先注意检查患者压痛点,尤其痛点的重点反应,多离不开有关经脉穴位。患部所属的该经原穴多会有压痛点出现(背部腧穴也往往出现压痛点),按揉之,便收显效如右胁压伤疼痛、压揉右侧太白穴(脾经原穴),按压立即止痛,效佳。

(2)如伤处痛点正好在原穴则取其俞穴。如右腕关节扭伤,压揉三焦俞,半分钟见效,3 分钟痛止而愈。

(3)十四经中的任脉、督脉二经,参考古籍都未记载原穴。笔者从实践应用中,督脉伤者取百会穴,任脉伤者取膻中穴,疗效也佳。如腰部挫伤,按揉百会穴,3 分钟后疼痛消失,活动自如。其他穴位,偶尔配用。

(4)要注意经脉相表里:一侧腰部扭伤患者,检查痛点在肾俞

（膀胱经），取京骨（膀胱经原穴）未效，取太溪（肾经原穴）立效。因肾与膀胱相表里，有着密切的关系。又一患者压痛点在胆俞穴（膀胱经），取京骨穴而疗效未确，改取丘墟穴（胆经原穴），大收佳效。它所以奏效，因胆俞者，乃胆气之所输，胆俞压痛，是症为胆经之痛，这是从实践中经验得到的一个治疗法则。

（5）有些患者可能伤及一二条经脉，治疗时应注意分清主次，审慎取穴，穴不真则窍不通，窍不通则痛不止。治法：用揉压法。施术时不拘泥于体位。选定穴位后，以拇指指面，或示指、中指按压穴位而揉之。由轻而重，由慢而快，可以和血气，活筋络。每天进行1～2次，每次5分钟左右。适用于经脉阻滞血瘀症。该手法具有推拿疗法中的"按法""揉法"二意。有些穴位范围较小，如心包经的大陵穴（原穴），或需较重的刺激，可以指尖掐揉之，有立即抑制疼痛之功。正如《厘正按摩要术》说："掐爪刺也。"它是根据针刺的原理，结合病体所需而创立的一种手法。主治：内伤疼痛。附记：有人用本法治疗468例。结果：痊愈（功能恢复正常，疼痛消失）394例（1次治愈328例，2次治愈66例）；显效（功能恢复正常，疼痛基本消失）63例；进步（症状有所改善者）8例；无效3例。

腰　腿　痛

腰腿痛，是指腰与腿同一侧或两侧发生疼痛。无论男女皆可发生，尤以男性为多。是临床较为常见的病证。

【病因】　多因外感风寒湿邪，或因损伤、劳损等，而致气滞血瘀、经脉瘀阻所致。

【症状】　腰腿痛。本病既可单独出现，亦可并发于其他疾病。

【疗法】

配穴方一　腰部、臀腿部、压痛点。治法：用揉压、指压、捏压法。患者俯卧床上，四肢伸直放松。术者用大拇指在腰部进行揉压。臀腿部以捏压为主，沿经络路线自上而下按压，压痛点逐个加重压力。施术时必须循经按穴，手法由轻到重，对压痛点要重压。

对体弱多病,或骨质疏松的患者,先按摩局部,然后逐步加重手法,切忌暴力。每日 1 次,7 次为 1 个疗程。主治:腰腿痛。附记:用此法治疗 28 例,其中腰肌劳损 14 例,退行性脊髓炎 8 例,急性扭伤 3 例,骶椎急性裂 2 例,椎间盘突出症 1 例。经治疗后,痊愈(疼痛、麻木、压痛消失,直腰抬高和髋等试验阴性)9 例;显效(经 3～5 次治疗后,疼痛、麻木、压痛明显减轻)14 例;进步(经 12 次治疗症状有改善)4 例;无效 1 例。其中以急性腰肌损伤疗效最好,而退行性脊髓炎疗效欠佳。

配穴方二　①委中、压痛点;②人中、腕骨、支正。治法:方①用按、点、压、摩法。用手掌根自腰脊向大小腿按摩 3～5 遍;再以拇指指端点压患侧委中穴 5～10 下;接着重点按压腰部压痛点,并加左右拨按 15～30 下。每日治疗 2～3 次。方②用点、掐、按、压法。如痛在腰脊正中者,术者用拇指或示指指端点掐人中穴 30～50 下;痛在腰脊两侧可用拇指同时重按双侧腕骨或支正穴 50～100 下(痛偏一侧则用患侧穴);如痛位不明显,可同时点压人中穴和一侧绝骨穴。此法多用于急性扭伤患者。每日治疗 1～2 次。主治:腰腿痛。附记:验之临床,效果颇佳。

腱 鞘 囊 肿

腱鞘囊肿,中医学称为"腕结筋""筋聚"等。临床以腕关节背侧发病者为多见。

【病因】　多因劳损或伤后,气血阻滞,血不养筋,夹痰瘀聚结而成。西医学认为是由滑液经关节囊或腱鞘内向外渗出,使腱鞘囊肿由小而大,或由关节囊或腱鞘的自然向外膨出而形成的疝状物,或是结缔组织内局部胶样变性等因素所致。

【症状】　是一种发展缓慢的小肿块,呈圆形或椭圆形,高出皮面,初起质软,触诊有轻微波动感,日久纤维化后,则可变为较小而硬,按之有酸胀感或自觉无力感。发于腘窝内者,直膝时呈鸡蛋大,屈膝时则在深处,不易摸清楚。有部分腱鞘囊肿可自消,但时间较长。

【疗法】

配穴方一 患部。治法：用挤压按揉法。医者以双手拇指重叠，用力挤压肿物至完全消失，继按揉局部 2～3 分钟。每天 1 次，连治 1 周。主治：腱鞘囊肿。附记：用此法治疗 50 例，分别随访 1～7 年，痊愈 38 例，复发 12 例。治愈复发率为 24％。复发者再用此法治之，同样有效。

配穴方二 患部。治法：用指压疏导法。医者以拇指（小囊肿用一拇指，大囊肿用双拇指）指腹代针按压在囊肿上，其余四指握住患者肢体，由小到大均匀加力揉挤，呈螺旋形疏导，当指下感到囊肿较前变软时，便猛加指力挤压囊肿，至指下有囊肿破溃感受时，再由大到小均匀减力，并以囊肿中心为圆心，向四周做划圆状按揉疏导患部 60～70 次，使囊液均匀分布于组织之间，以利囊肿迅速消散和囊液被完全吸收。主治：腱鞘囊肿。附记：用本法治疗 53 例，其中原发性腱鞘囊肿 25 例；复发性腱鞘囊肿 28 例。53 例均为治疗 1 次治愈，经 1 年随访，无复发。本组病例，在治疗中突加指力猛压囊肿至破溃时，患者觉局部胀痛（一般均能忍受）外，无其他任何不适。囊肿破溃后，肿物随即消散，酸胀疼痛即消失，腕（踝）关节立即活动自如，用力有劲。

配穴方三 患部（痛点周围）。治法：用拳击法（可用叩诊锤代）。患者取仰卧位，术者一手握患肢前足、一手拿叩诊锤，先让患者屈趾、屈踝、屈膝，敲打痛点周围，然后让患者伸趾、伸踝、伸膝，再继续敲打。敲打时先轻后重，然后再由重到轻。轻要使患者感到有敲打力在局部起作用，但不能使患者感到有明显疼痛，每敲打一下，移动一下敲打部位，但不能敲打痛处。治疗期间尽量减少站立与行走。隔日敲打 1 次，每日敲打 2～3 分钟。主治：跖腱鞘炎。附记：用此法治疗 34 足。结果：疼痛完全消失者 12 足（其中经 1 次敲打者 1 足，2 次 3 足，3 次 5 足，4 次 1 足，5 次 2 足）；经 5 次敲打疼痛减轻，但没完全消失者 16 足；经 5 次敲打疼痛不减者 6 足。

配穴方四　阳溪、偏历、列缺(均取患侧)。治法:用叩击、指压法。在上述有关穴位上先以拇指指腹强压,每穴 1 分钟,再用掌(或拳)叩击 1 分钟,反复进行数次。每日或隔日治疗 1 次。主治:腕部腱鞘炎。附记:屡用效佳。

腰椎间盘突出症

腰椎间盘突出症,是指经常受挤压、扭转等外力所致损伤而逐渐致腰椎间盘突出的一种退行性变慢性疾病。

【病因】　凡急性或慢性损伤,特别是弯腰弓背提取重物时,椎间盘后部压力增加而向外侧突出(多数发生在腰椎$_{4\sim5}$,或腰椎$_5\sim$骶椎$_1$),加之肾虚,抗病力差,复感风寒湿邪侵袭,促使已有退行性的椎间盘突出所致。

【症状】　病变在腰部,故多出现腰痛伴坐骨神经痛。初起多为间歇性,甚则持续性疼痛,压痛明显,活动时加重,并有放射性疼痛。

【疗法】

配穴方一　压痛点、肾俞、环跳、承扶、委中、承山、昆仑、太溪等穴。治法:用揉压、点穴配斜搬法。

(1)揉压法:用拇指或器械揉腰部痛点。手法要求柔和有力,达到深透骨骼,时间 3～5 分钟,目的使粘连松解;散瘀止痛。

(2)点穴法:用拇指或中指点压肾俞至太溪等穴,以得气为准。环跳穴可用肘关节进行点压,能增强效果。上述穴位可分两组交替施用。疏通经络,使气血畅通。

(3)斜扳法:患者取侧卧位,术者一肘放在患者肩前部,一肘放在臂上部,嘱患者身体尽量放松,趁其不备,术者双手同时向相反方向用力转腰部扭转至最大限度。此时可听到或感到腰部发生"咯哒"声响,手法即告成功。斜扳时,先扳患侧,再扳健侧,每侧扳1～2次即可。目的使脱出的髓核迅速复位。主治:腰椎间盘突出症。附记:多年使用,总有效率为 96.22％。

配穴方二 按治疗方法取穴和部位。治法:采用综合疗法。

(1)牵引法:患者卧硬板床,骨盆牵引 6～8 周,牵引重量为 20～25 千克,每次牵引 2～3 小时。牵引后再做下列治疗。

(2)针灸法:前期缓解疼痛主穴取人中、后溪、腰部阿是穴。进针后采用泻法,留 1～2 分钟,改用艾条灸后溪、阿是穴;后期(生髓充骨)主穴取肾俞、足三里,进针后采用补法 2～3 分钟,再加艾灸。

(3)手法治疗

①伸髋拉腿法:患者俯卧位,术者一手按住腰骶部,另一手缓缓将患侧下肢呈抛物线位,至最高限度,然后固定腰部的手用力下按,捏住踝关节的手顺势用力上拉,有时可闻及"咯哒"声。

②斜扳法:患者侧卧,朝上的下肢屈曲,朝下的下肢伸直,术者站在患者背后,一手向后扳住肩部,另一手向前推骶髂关节部位,两手同时做相反方向斜扳,常听到"咯哒"声。

③提腿压腰法:患者俯卧,助手站在床上,双手捏住患者两踝并抬起,使腹部离开床面,术者双手重叠,按于腰骶关节部位,用垂直的力量连续按压腰部数次。

④分筋:患者俯卧,术者站在患者 1 侧,用双手拇指末端沿垂直肌肉走行方向左右弹拨,并顺肌腱起点向肌腹方向移动,以此剥离粘连。此法适用于病程 1 个月以上者。

⑤理筋:患者俯卧,术者站在患者 1 侧,用一手的示、中、环指并拢,用末节的指腹在腰脊柱的两侧顺肌肉、肌腱走行的方向按压、梳理,再以空心拳在上述部位轻轻叩打,以起到疏筋、顺脉的作用。

(4)中药:以补肾充髓生骨为主。基本方:熟地黄、肉苁蓉、鸡血藤各 30 克,骨碎补 18 克,淫羊藿 12 克,透骨草 15 克,威灵仙、续断、槟榔、桑寄生、地龙、小茴香各 10 克。虚寒者加制川乌、桂枝等药;兼热者加羚羊角、水牛角、桑枝之类;大便秘结者加大黄;脾气虚者加党参、白术;失眠多梦者加熟枣仁、珍珠母。主治:腰椎间盘突出症。附记:用此法治疗 22 例。结果:显效(疼痛消失,腰部功能基本正常,并恢复原工作)18例;有效(疼痛消失,部分功能恢复,能从事轻微劳动)3例;无效1例(未坚持治疗)。

配穴方三 肾俞、腰阳关、肝俞、环跳、委阳、阳陵泉、承山。治法:用㨰、按、揉、推、拿、摇、牵、抖、扳法。先用㨰、按、揉腰背及臀部20分钟左右。点按肾俞、腰阳关、环跳、委阳、阳陵泉、承山穴各2～3分钟。再用双手拇指按压腰部,反复有节律地晃动腰骶部2～3分钟。嘱患者尽量放松腰部肌肉,牵引时同时晃动腰部,然后用力抖动腰部1次,幅度应使腰部离开床面,如此反复3次。然后自上而下推腰至骶尾部10次左右。患者由俯卧位改用仰卧位,术者站患侧,以胁部抵住患者大腿,同时,一手扶住足跟,另一手握前足,强迫直腿抬高下肢10～15次,然后屈膝屈髋,伸直牵抖患肢3～5次。每日治疗1次,15次为1个疗程。主治:腰椎间盘突出症。附记:坚持治疗,可收到较好的疗效。同时患者宜卧硬板床休息。急性发作期,手法宜轻柔,慎用扳法。若出现马鞍区麻木,大小便功能障碍者,忌用本法治疗。

配穴方四 主穴:肾俞、大肠俞、环跳、阳陵泉、委中、承山、昆仑。配穴:志室、秩边、承扶、殷门、承筋、足三里、悬钟、太冲、太溪。治法:用㨰、拨、按、揉、点、压、击、擦法。先在腰部用㨰法操作10分钟左右。又用拇指指端弹拨腰椎两侧的肌肉各10～20次。用掌根按揉腰椎两侧的肌肉1～2分钟。再点按肾俞、大肠俞、秩边、环跳、承扶、殷门、委中穴各20～30次。拿点阳陵泉、委中、悬钟、昆仑、承山、足三里、太冲穴各10～20次。先用掌根用力按压腰椎5～10次,然后前屈,后伸左右旋转腰部各5～10次。然后以拳背叩击腰部2～3分钟。局部涂适量按摩乳,并擦热腰部。每日治疗1次。10次为1个疗程。主治:腰椎间盘突出症。附记:多数患者治疗2～4个疗程就可痊愈或明显好转。同时可开始锻炼腰肌,仰卧挺腹和俯卧鱼跃是最简单,也是最为有效的方法,每次各做5～10个,每日早晚各1次。持之以恒。终身受益。

骨 赘 病

骨赘病,又名骨刺,属中医学"骨痹"范畴,是一种慢性关节病。本病可发生于全身骨骼,尤以脊椎(如颈椎、腰椎)、足跟关节处为多见。

【病因】 多因腰椎长期负荷过重或操作过多,或颈椎活动过多、过频,或低头弯腰,或行走站立过度,亦有因外伤或过度劳累引起者。究其原因,多因气血不足,肝肾亏虚,风寒湿邪乘虚侵袭经络骨骼,气滞瘀阻骨质;或跌仆挫伤,伤损骨质,以致气血瘀滞,运行失畅,结聚瘀结而成。

【症状】 "不通则痛",故本病临床表现以疼痛为主证,触之则痛剧。在早期仅见酸痛或活动不灵,到晚期则关节活动显著受限,疼痛加剧,且常伴有放射性疼痛。

【疗法】

配穴方一 患部(足跟部)。治法:用叩击法(捶击)。患者俯卧于床上,患肢屈曲,使足心向上,医者左手握住患者踝部,用右手大拇指在足跟部寻找压痛点,找到压痛点后先进行揉按和刮压,继以右手持小铁锤(一般日常用的小铁锤、羊角锤),对准压痛点进行捶击3～5下,用力要适当,动作要准确而轻快,若有皮下结节状物,以捶击使其散开为度。然后轻轻敲击其四周,并反复捏揉跟腱及小腿肚,以缓解腓肠肌痉挛和疼痛。每周治疗1次。如双足同时患病者,每次只治疗1只脚。主治:跟骨骨刺,足跟疼痛。附记:用本法治疗102例。结果:痊愈(治疗后病人行走、站立、跳跑自如,自觉无疼痛,局部叩击时无疼痛感,观察3个月无复发)94例;显效(经治疗后病人行走、站立均无痛感,基本症状消失,局部无明显压痛,但劳累后或行走、站立过久时仍有酸胀感)7例;无效1例。本组治愈病例,治疗次数最少1次,最多8次。其中:治疗1次痊愈者4例,2次痊愈者15例,3次痊愈者40例,4次痊愈者22例,5次痊愈者11例,6次以上痊愈者2例。

配穴方二　骨刺压痛点。治法:用叩击法(磁铁锤击打)。患者俯卧或侧卧位(以病变部位而定,以患肢紧贴木板上为准)。术者用拇指揉按小腿肚及踝部关节处,使肌腱放松,再触寻找压痛点,然后用一手握住踝部,另一手持磁铁锤击打压痛点及其周围,用力由轻到重,再由重到轻,用力适中、均匀,以患者忍受为度,反复叩击 15~20 分钟后,再揉、捏、压患部及其周围处。每日 1 次。10 次为 1 个疗程。主治:足跟骨刺。附记:用本法治疗 10 例,经15~30 次叩击后,均获痊愈,随访 1 年未见复发。

配穴方三　腰阳关、肾俞、委中、风市、环跳、阳陵泉、气海、足三里及胸腰骶椎等。治法:用指压(升降法)、揉压、推压法。患者站立,术者先检查其腰部俯仰及侧弯困难情况,检查抬腿、踢腿时疼痛的部位。然后患者俯卧,术者立于患者一侧。检查出病变部位的压痛点,及臂部、腿部的过敏点,再用双手掌在脊椎两侧,从背部至腰骶部按揉(即揉压)5~6 次。在脊椎上,用双手根并列从胸椎至腰椎按揉 5~6 次;继而在患者压痛点上,用双手根做压放法,即一压一放,开始慢压慢放,渐至重压快放,直至用力地快压快放。此法为本病的重点手法,时间约 15 分钟。再在第 1 腰椎至第 1 骶椎的椎间,由上而下用肘尖按推(即推压法),反复数遍,又在第 1腰椎至第 1 骶椎两侧骨缝中,用肘尖按推,由上到下反复数遍,再按压腰阳关、肾俞、环跳、委中穴;患者侧卧,按压风市、阳陵泉;患者仰卧在腹部用双手掌按抚数遍,按压气海、足三里;患者站立,术者以拇指按压其双侧肾俞,患者同时做腰部活动;术者按压其腰阳关,患者同时做腰部俯仰活动。每次施术时间约为 40 分钟,病重者住院治疗。轻者每日 1 次,重者每日 2 次。10 次为 1 个疗程。主治:腰椎骨质增生。附记:有人用本法治疗 122 例。结果:基本痊愈 20 例,显效 47 例,有效 53 例,无效 2 例。治疗时间,最短 1个疗程,最长 9 个疗程,一般为 2~3 个疗程。

配穴方四　主穴:梁丘、血海、委中、承山、足三里、阳陵泉。配穴:曲泉、阴谷、阴陵泉、委阳、承筋、犊鼻、昆仑、太冲。治法:用按、揉、捏、搓、摇法。先用手掌根按揉髌骨 20～30 次,以膝部有轻微的酸胀感为宜。拿捏膝关节前侧上下的肌肉 2～3 分钟。按揉梁丘、血海、犊鼻、足三里、太冲穴各 20～30 次,再搓按膝关节后侧及上下的肌肉约 5 分钟,按揉委中、承山、承筋、阳陵泉、昆仑穴各 20～30 次。屈伸膝关节 10 次左右。然后按顺、逆时针摇膝关节各 10 次。擦热膝关节。每日治疗 1 次,10 次为 1 个疗程。主治:增生性膝关节炎(骨刺)。附记:笔者用本法,加用叩击压痛点治疗 30 例,经治疗 3～6 个疗程后,痊愈 15 例,显效 7 例,有效 7 例,无效 1 例。

网 球 肘

网球肘又名肱骨外上髁炎,是一种常见的职业外伤病症。

【病因】 多因肘关节长期活动过度所致,与职业有关。

【症状】 肘关节疼痛,持物无力。

【疗法】

配穴方一 主穴:阿是穴、手三里。配穴:肩井、曲池、合谷。治法:用按、揉、捏、擦法。先以阿是穴为中心,用拇指螺纹面按揉患侧肘关节 3～5 分钟。拿捏肩井、手三里、曲池、合谷穴各 30～50 次。再局部涂适量点穴膏,以一手大鱼际着力按揉 2～3 分钟。然后屈伸肘关节约 10 次;用手掌擦热局部。每日治疗 1 次,5 次为 1 个疗程。主治:网球肘。附记:屡用效佳。一般在 1 疗程内即可治愈。

配穴方二 痛点。治法:用一指弹、按、推、揉、拨、牵抖、摇法。患者取正坐位,术者站立患侧,以一指弹、揉、推肘部及前臂肌群 2～3 分钟。点按痛点 1～2 分钟。又行患肘关节屈伸旋转(前臂)的同时,弹拨伸肌总腱附着处 3～5 次;若有痛性筋索,则沿筋索从上往下弹拨数次。术者站在患侧,一手托握患肘,一手握腕关节,做肘关节屈伸,前臂旋前数次后,顺势伸肘牵抖 1 次,如此反复 1～2 遍。搓上肢 5～10 遍。每日治疗 1～2 次,5 次为 1 个疗程。

主治:网球肘。附记:屡用效佳。

配穴方三　合谷、外关、手三里、手五里、孔最。治法:用捏、按、揉法。先用拇指指端用重力捏按合谷、外关穴,每隔 20 秒钟放松 1 次;反复捏按各 1～2 分钟,以局部有明显酸胀感为止。再用拇指指腹以较轻力量按揉手三里、手五里穴各连续按揉 2～3 分钟,以局部有轻微酸胀感为宜。然后用拇指腹以较重力量扪按孔最穴,每隔 20 秒钟放松 1 次。反复扪按 2～3 分钟,以局部有较明显酸胀感为宜。每日治疗 1～2 次,5 次为 1 个疗程。主治:肘关节扭伤。附记:屡用效佳。

腕关节扭伤

腕关节扭伤,中医学称之为“腕部扭伤”,在临床上较为常见。

【病因】　多因外伤或频繁的超负荷活动所致。

【症状】　腕关节疼痛,活动受限,提物乏力等症。

【疗法】

配穴方一　内关、外关、大陵、列缺、鱼际。治法:用揉、推、点、按、牵、摇、搓法。先以推法由损伤部位远端向近端前臂推 10～20 遍,再以揉法放松腕部。再点揉腕部周围穴位内关、外关、大陵、列缺、鱼际穴各 1～2 分钟。然后双手合握患者掌指关节及手指,稳力拔伸的同时,摇动患者腕关节。根据受伤情况,行背屈、掌屈、侧偏等数次,每日治疗 1 次。5 次为 1 个疗程。主治:腕关节扭伤。附记:屡用效佳。急性肿胀者忌用。

配穴方二　外关、内关、后溪、合谷、曲池。治法:用按、捏、掐法。先以拇指、示指指腹分别同时置于外关穴和内关穴上,用较重力量捏按,每隔 20 秒钟放松 1 次,反复捏按 2～3 分钟,以局部有明显酸胀为宜。再以拇指指尖有较重力切(掐)按后溪穴,每隔 20 秒钟放松 1 次,反复切按 1～2 分钟,以局部有酸胀感为止。然后以拇指指端用重力捏按合谷、曲池穴,每隔 20 秒钟放松 1 次,反复捏按各 1～2 分钟,以局部有明显酸胀感为止。每日治疗 1 次。5

次为 1 个疗程。主治:腕关节扭伤。附记:屡用效佳。急性肿胀者忌用。

配穴方三 主穴:大陵、内关。配穴:外关、阳池、劳宫、合谷、阳陵泉。治法:用点、按、揉、捏、拔、擦法。先点按大陵穴 100～200 次。以局部产生较强的酸胀感为宜,拿点内关穴 100～200 次。按揉外关、阳池、劳宫、合谷穴各 30～50 次。按揉阳陵泉穴 20 次左右。再拿捏前臂内侧,自腕至肘来回 5～10 遍。按揉腕关节,背侧中心点处 10 次左右。然后拔伸牵拉腕关节 1～2 分钟。涂适量按摩乳,擦热腕关节。每日治疗 1 次,10 次为 1 个疗程。主治:腕管综合征。附记:验之临床多效。若配用熏洗方(伸筋草、透骨草、红花、防风、荆芥、桂枝、川芎各 30 克)煎水熏洗患部。每日早晚各 1 次,每次 30 分钟。本法加压痛点按揉拿捏,可治疗腕关节扭伤,腱鞘炎等腕部疾病,效果亦佳。

踝关节扭伤

踝关节扭伤,可分为内翻、外翻两大类,尤以内翻扭伤为多见。

【病因】 多由行走不平路面,上下台阶或跑跳等因所致。

【症状】 踝关节肿胀、瘀斑、疼痛、动则痛剧,活动受限。

【疗法】

配穴方一 压痛点、昆仑、太溪、商丘、足三里。治法:用推、揉、按、点、摇、牵法。在急性期施术,应避开肿胀部位,用揉、推法放松踝关节周围软组织及小腿肌肉。患者平卧,术者一手托起足跟,一手握足尖,牵引关节 1～2 分钟;然后缓慢、轻揉摇动数次,再缓缓做踝关节屈伸,内外翻数次。

在恢复期或陈旧期:先点揉压痛点及昆仑、太溪、商丘、足三里穴各 2～3 分钟,拔伸、摇抖以及屈伸、内外翻踝关节各 2～3 分钟。再弹拨痛性筋结或筋索数次,沿肌纤维方向推揉 1～2 分钟。然后用推、拿、揉等手法放松踝关节周围组织 1～2 分钟。每日治疗 1 次,5 次为 1 个疗程。主治:踝关节扭伤。附记:验之临床,效果甚佳。

　　配穴方二　　主穴:中渚、昆仑、太溪、照海、申脉。配穴:合谷、承山、悬钟、解溪、然谷、太白、丘墟、太冲。治法:用按、揉、点、摇、拔法。先重点按揉承山、解溪、昆仑、太溪、丘墟、悬钟、太冲穴各3～5分钟。急性期手法要轻巧,先用力点揉中渚或合谷穴,同时慢慢活动踝关节。恢复期手法可稍重,以恢复踝关节功能。操作10分钟。用按摩乳擦热患部,摇关节左右各10圈,再拔伸踝关节,边摇晃边拉至感觉踝关节有松动感为主,每日治疗1次,急性5天,慢性10天为1个疗程。主治:踝关节扭伤。附记:临床屡用,效果极佳。同时配合急性(24小时内)冷敷,慢性热敷,效果更佳。

　　配穴方三　　阳陵泉、三阴交、悬钟、太冲、公孙。治法:用按、捏、掐法。先用拇指指腹用重力捏按阳陵泉、三阴交穴,每隔10秒钟放松1次,各反复捏按2～3分钟,以局部有明显酸胀感为止。又用拇指指尖用重力切(掐)按悬钟穴,每隔10秒钟放松1次,反复切按1～2分钟,以局部有较强酸胀感为宜。再用拇指指尖用重力捏按太冲穴,每隔20秒钟放松1次,反复捏按2～3分钟,以局部有强烈酸胀感为宜。然后用拇指指腹置于公孙穴上,其余四指置于足背外侧,拇指用力捏按公孙穴,每隔20秒钟放松1次,反复捏按3～5分钟,以局部有强烈酸胀感为宜。每日治疗1次,5次为1个疗程。主治:踝关节扭伤。附记:屡用效佳。

痔

　　痔,是肛门疾病中的常见多发病。根据发生的部位不同,一般分为内痔、外痔和混合痔3种。

　　【病因】　多因饮食不节,损伤脾胃,胃肠燥热,伤津耗液,燥屎内结,下迫大肠,或因湿热下注,蕴聚肛门,气滞血瘀,经络壅遏,筋脉弛纵,因而致病。而肛门不洁者尤易诱发。

　　【症状】　肛门脱出肿物,肿胀疼痛,时有便血。内痔生于肛门内(齿状线以上),外痔生于肛门外(齿状线以下),混合痔则生于肛门内外。若便血反复出现,可导致贫血而出现头晕、目眩、乏力等症状。痔疮日久不愈,又可形成痔核、痔漏。

【疗法】

配穴方一 陶道、腰俞。治法:用指压法。指压时,一面缓缓吐气,一面强压 6 秒钟,如此重复每穴各做 10 次。指压时若将肛门用力夹紧,效果会更佳。每日或隔日 1 次。主治:痔核,痔瘘。附记:亦可用单脚踇趾使劲跳绳,这样也有同样效果。

配穴方二 大肠俞(双)、委中(双)。治法:用指压、揉压法。以双手拇指指腹强压大肠俞 3～5 分钟,然后揉压双侧委中穴 1 分钟,再点刺出血。每日或隔日 1 次。主治:痔疮(红肿便血)。附记:多年使用,疗效满意。

配穴方三 长强、腰俞(双)。或配二白穴。治法:用揉压、指压法。先以示指指端揉压长强穴,先压后揉,用泻法,约 5 分钟,再以拇指强压腰俞穴 3～5 分钟。必要时加配配穴。每日或隔日 1 次。主治:痔疮。附记:临床应用多年,效果甚佳。忌食辛辣、生冷食物,防劳累,节房欲。

配穴方四 主穴:长强、二白、上巨虚、承山、三阴交。配穴:会阳、百会、支沟、大肠俞、八髎。治法:用点、揉、按法。先点揉长强或会阳穴 200～300 次;拿点二白穴 100 次。再按揉三阴交、上巨虚、承山穴各 50～100 次。然后掌按八髎穴 5～10 分钟,并擦热腰骶部,伴便秘加顺时针摩腹,多多益善;点按支沟 50～100 次。气虚而排便困难加按揉百会穴 100 次。每日治疗 1 次。应坚持长期点穴。主治:痔疮。附记:治疗本病,应以药物治疗为主,本法为辅,二法并治,效果尤佳。若能配合多做肛门括约肌运动,如蹲下起立,每日数次,每次 3～5 分钟,坚持下去,对防止痔疮发展,巩固治疗效果是有益的。

颞下颌关节功能紊乱综合征

颞下颌关节功能紊乱综合征,是指咀嚼肌平衡失调,颞下颌关节各组织结构之间运动失常而引起的疼痛、张口受限、弹响等综合征。本病好发于青壮年,以单侧较多见,是口腔面颊部的常见多发病。

【病因】　本病的发生与肝肾亏虚、风寒侵袭有关。肝主筋,肾主骨,肝肾不足,则筋骨弛软,而失其约束之力。复又风寒侵袭,容留经络,阻遏气血,致经络失养,拘急疼痛,故诸症丛生。

【症状】　开口功能异常,张口和咀嚼运动关节区域或关节周围肌群出现疼痛,有明显压痛,关节运动时发生弹响或杂音。

【疗法】

配穴方一　下关、颊车、合谷、足三里。治法:用按、捏法。先用中指指腹轻按下关穴,每隔 10 秒钟放松 1 次,反复扪按 1～2 分钟,至局部有微胀感为止。又用拇指指腹扪按颊车穴,用力中等,每隔 10 秒钟放松 1 次,反复扪按 1～2 分钟,以局部有酸胀感为止。再用拇指指端用重力捏按合谷穴,每隔 10 秒钟放松 1 次,反复捏按 2～3 分钟,以局部有明显酸胀感为止。然后用中指指腹用重力扪按足三里穴,每隔 20 秒钟放松 1 次,反复扪按 3～5 分钟,以局部有持续酸胀感为佳。每日治疗 1 次,5 次为 1 个疗程。主治:颞下颌关节功能紊乱综合征。附记:屡用有效。

配穴方二　主穴:下关、翳风、颊车、阿是穴(局部痛点)风池、合谷。配穴:上关、肩井、阳陵泉、大杼。治法:用点、按、捏、揉、擦法。先用中指指端点按患侧下关、翳风、颊车、阿是穴各 100 次,力度由轻到重,并出现酸胀感。拿捏风池、肩井、合谷、阳陵泉穴各 20～30 次。再用鱼际按揉患部 5～10 分钟。然后用大鱼际按揉、摩擦患处,由轻到重,使局部产生热感。每日治疗 1～2 次,10 次为 1 个疗程。点穴前,用湿热毛巾外敷患处 6～10 分钟,以缓解局部肌紧张。点穴后,可加用艾条熏灸 10～15 分钟或配合理疗,效果更好。主治:颞颌关节功能紊乱症。附记:屡用有效。

配穴方三　上关、下关、耳门、颊车、合谷。治法:用点、按、揉、一指禅、擦法。先用大鱼际揉法或用一指禅推法推耳门、上关、下关、颊车穴各 1～2 分钟,以有温热感为度。再以小鱼际擦法施于患处,擦至局部发热。然后按揉合谷穴 2 分钟。每日 1 次,10 次为 1 个疗程。主治:颞颌关节功能紊乱症。附记:屡用有效。

湿　疹

湿疹,是一种过敏性的皮肤病,是临床常见多发病。临床上一般分为急性湿疹(古称风湿疡,包括急性、亚急性和慢性湿疹急性发作三种)、慢性湿疹(古称顽湿疡)两大类,但两者又可相互转化。本病一年四季均可发生。

【病因】　多因饮食伤脾,外感湿热之邪而成;或脾虚失运生湿,湿郁化热,壅遏肌肤,湿热相搏,或夹风、湿、热邪客于肌肤而致。慢性湿疹多由急性湿疹失治转化而成,或因血虚、风骤,或脾湿所致。

【症状】　周身或胸背、腰腹、四肢以出现红色疙瘩,或皮肤潮红而有集簇或散发性粟米大小红色丘疹,或丘疹水疱,或皮肤溃烂,渗出液较多,常伴有瘙痒、便干、溺赤、口渴、心烦等症。慢性多经常反复发作,缠绵不愈,且多出现鳞屑、苔藓化等皮肤损害,皮损处有融合及渗出的倾向。

【疗法】

配穴方一　治痒穴(手臂下垂,从肩膀凹洼处的垂直线,该线与乳头的水平线相交点即是治痒穴)、太白(双)。治法:用指压法。一面缓慢吐气,一面按压治痒穴 6 秒钟,反复做 10 遍,即可止痒。再依上法按压太白穴,反复做 20 遍。如此操作,湿疹引起的红色疹会消失。主治:湿疹。附记:屡用有效。

配穴方二　曲池、合谷、风市、血海、足三里、三阴交。治法:用指压法。依次以双拇指强压双侧有关穴位,每穴 3～5 分钟。每日或隔日 1 次。主治:湿疹。附记:屡用效佳。皮损处穴位忌用。用治皮肤瘙痒症,效果亦佳。

配穴方三　中极、曲泉、足五里、血海、足三里。治法:用指压法。依次强压,每穴 3～5 分钟。每日 1 次。主治:湿疹。附记:用治外阴瘙痒,效果亦佳。

配穴方四 曲池、血海(均取双侧)。治法:用指压、揉压法。急性以压为主,或压中兼揉,用泻法。慢性以揉为主,或揉中兼压,用平补平泻法。每穴按压 5 分钟。每日 1 次。主治:急、慢性湿疹。附记:屡用皆验。临床应用,常配用药物外治,二法并治,效果尤佳。

皮肤瘙痒症

皮肤瘙痒症,临床上一般分为广泛性和局限性两种。局限性尤以阴部、肛门为多见。

【病因】 多因湿热蕴于肌肤,不得疏泄所致,以青壮年所患为多见;或血虚生风、生燥,肌肤失养而起,此以老年人居多。

【症状】 皮肤阵发性瘙痒,往往以晚间为重,难以遏止,每次延及数分钟或数小时。多呈现抓痕,表皮剥落,直至皮破血流、疼痛、皲裂、潮红、湿润、血痂,甚则皮肤增厚,呈现色素沉着,湿疹化和苔藓化样变等。常伴有夜寐不安,白天精神不振等症。

【疗法】

配穴方一 曲池、治痒穴(均取双侧)。治法:用指压法。以双手拇指指腹按压双侧曲池、治痒穴,一紧一松(即升降法),每穴 20～30 下。每日 1～2 次。主治:皮肤瘙痒症。附记:多年使用,疗效满意。

配穴方二 颈椎$_4$至胸椎$_5$及其两侧、曲池、血海。治法:用叩击、指压法。先以指(三指或四指并拢)叩击颈椎$_4$至胸椎$_5$及其两侧 5 行数遍,再按压双侧曲池、血海,每穴 3～5 分钟,每日 1 次。主治:皮肤瘙痒症。附记:临床屡用,确有良效。

配穴方三 曲池、血海、风市、膈俞、三阴交。治法:用按、揉、击法。先将拇指指腹置于曲池穴上,其余四指置于该穴内侧面(即少海穴及附近处),拇指用重力扪按,每隔 20 秒钟放松数秒钟,反复扣按 3～5 分钟,以局部有明显酸胀感为宜;又揉按血海穴,用力中等,每隔 20 秒钟,放松数秒钟,反复揉按 3～5 分钟,以局部有胀重感为宜,再用拇指指腹扣按风市穴 3～5 分钟,用力较重,每隔 20 秒钟放松数秒钟,以局部有明显酸胀感为止。然后五指捏合成梅花指状,用中等力量,叩击膈俞穴,每分钟 120 次以上,持续叩击 2～3 分钟,以局部有胀重感为止,最后将拇指指腹以重力扣按三阴交穴 2～3 分钟,每隔 20 秒钟放松数秒钟,以局部出现酸胀感为度。每日治疗 1 次。主治:皮肤瘙痒症。附记:临床屡用,确有较好的疗效。注意事项:①忌用碱性强的肥皂洗浴和热水洗烫。②忌食辛辣之物及浓茶、浓咖啡,少食鱼虾,多吃蔬菜,水果,戒烟酒。

荨 麻 疹

荨麻疹,又称风疹块,古称"瘾疹",是临床常见多发病。

【病因】 多因内有蕴热夹湿,或血虚,复受风寒湿热之邪侵袭,客于肌肤所致。

【症状】 局部皮肤出现鲜红色,或苍白色风团,小如麻粒,大如豆瓣,扁平隆起,时隐时现,剧痒,灼热,如虫行皮中,抓之增大增多,甚则融合成环状等各种形状。慢性可反复发作,日久不愈。

【疗法】

配穴方一 大椎、曲池、血海。治法:用指压、叩击法。每穴先按压 0.5 分钟,再叩击(指叩)10～15 下,如此反复做 3～5 遍。每日 1 次。主治:荨麻疹。附记:屡用效佳。若配合药物外治,效果尤佳。

配穴方二 合谷、肩髃、风市。治法:用指压法。配合呼吸法进行按压、呼气时即按压,每次 10 秒钟,每穴如此反复做 20 下。每日 1 次。主治:荨麻疹。附记:验之临床,均有较好的疗效。

配穴方三 肺俞、曲池。治法:用指压法。以双拇指按压双侧肺俞、曲池穴,指力适中,每穴 3～5 分钟。每日 1 次。亦可配合呼吸法进行按压。主治:瘾疹(荨麻疹)。附记:多年使用,效果甚佳。

配穴方四 取风池、曲池、合谷、血海、膈俞、三阴交。治法:用点、按、叩、捏、揉法。先用拇指、示指指端置于双侧风池穴上,用较重力量同时扣按,每隔 30 秒钟放松 10 秒钟,反复扣按 3～5 分钟,直至局部出现较强酸胀感为止。再用拇指指腹置于曲池穴上,其余四指置于该穴内侧面(即少海穴及附近处),拇指用较重力量扣按,每隔 20 秒钟放松数秒钟,反复扣按 2～3 分钟,以局部出现明显酸胀感为宜。用拇指指腹置于合谷穴上,示、中指置于该穴内侧面,三指用较重力量捏按,每隔 20 秒钟放松数秒钟,反复捏按 2～3 分钟,以局部出现明显酸胀感为宜。用拇指指腹揉按血海穴,用力中等,每隔 20 秒钟放松数秒钟,持续揉按 3～5 分钟,以局部出现胀重感为宜。用五指捏合成梅花指状,用中等力量叩击膈俞穴,每分钟 120 次左右,持续叩击 2～3 分钟,以局部出现胀重感为宜。用拇指指腹置于三阴交穴上,其余四指置于该穴外侧面(即悬钟穴及其上下处),拇指用较重力量扣按,每隔 20 秒钟放松数秒钟,反复扣按 2～3 分钟,以局部出现酸胀感为宜。每日 1 次,15 次为 1 个疗程。主治:荨麻疹。附记:屡用效佳。治疗期间应避免接触过敏性物品及食物、药物,忌食鱼腥、虾蟹、酒类、咖啡及葱蒜等刺激物,保持大便通畅。

急性乳腺炎

乳腺炎,中医学称"乳痈"。本病好发于哺乳期妇女,尤以初产妇为多见。中医学认为,发生于哺乳期的为"外吹乳痈";发于妊娠期的为"内吹乳痈";与此无关的为"乳痈"。

【病因】 多因肝气郁结,胃热壅滞,乳汁瘀滞不通和热毒壅滞所致。

【症状】 初起乳房胀痛、硬结,继而红肿疼痛,久之溃破化脓。

【疗法】

配穴方一 取患侧上肢阴阳之经及主要穴位,如肩髃、肱中、尺泽、曲泽等穴,乳房周围等部位。或加少泽(刺血)。治法:用推压法。术者以拇指指腹,均匀用力,反复有次序地推压、按摩、舒展患侧上肢阴阳之经脉及主要穴位20～30次,进而按上法反复来回以乳头中心舒展瘀块,并将滞留之乳汁和脓物慢慢挤出。主治:急性乳腺炎(外吹乳痈)。附记:一般1～2次即可治愈。术后静休半日,禁食、禁水,同时用吸奶器吸出积乳。

配穴方二 膺窗、乳根、膻中、少泽。治法:用揉压法。以拇指指腹揉压患侧膺窗、乳根和膻中,再以三棱针点刺少泽放血少许。每日1次。主治:急性乳腺炎。附记:验之临床多效。

配穴方三 取曲池、内关、肩井、天宗、期门、梁丘、太冲。治法:用点、切、按、揉法。先用拇指指腹用重力扣按曲池穴,每隔20秒钟放松1次,反复扣按3～5分钟,直至局部出现明显酸胀感为止。再用拇指指尖用力切按内关穴,每隔20秒钟放松1次,反复扣按2～3分钟,直至局部出现酸胀感为止。用拇指指腹用较重力扣按肩井穴、天宗穴,每隔20秒钟放松1次,反复扣按2～3分钟,直至局部出现酸胀感为止。用拇指指腹轻轻揉按期门穴,连续揉按3～5分钟,直至局部出现胀感为止。用拇指指腹用重力扣按梁丘穴,每隔20秒钟放松1次,反复扣按3～5分钟,直至局部出现明显酸胀感为止。用拇指指尖用力切按太冲穴,每隔20秒钟放松1次,反复切按2～3分钟,直至局部出现较明显酸胀感为止。每日或隔日1次,7次为1个疗程。主治:急性乳腺炎。附记:屡用有效。仅对乳汁郁积期和炎症进展期有一定效果。

其 他 疾 病

配穴方一 ①太溪、承山、阿是穴(痛点)。治法:术者依次用拇指按压患侧太溪穴、承山穴各100～200下。如痛连踝,再用拇指和示指按拨内踝、外踝后下方筋腱各20～30下,每日1～2次。或用五指并拢平齐,呈梅花形状,或用手掌根叩击阿是穴(足跟疼痛点200～300下,每日早、晚各1次。主治:足跟痛。屡用效佳。

配穴方二 ①委中。②人中、腕骨、支正。治法:任选一方。方①患者取俯卧位,术者用掌根自腰脊向大小腿按摩3～5遍;再以拇指点压患侧委中穴 5～10 下,接着重点按压腰部压痛点,并加左右拨按 15～30 下,每日 2～3 次。急性扭伤选方②,如痛在腰脊正中线者,术者用拇指或示指点掐人中穴 30～50 下;痛在腰脊两侧,可用拇指同时重按双侧腕骨或支正穴 50～100 下(痛偏一侧则取患侧),如痛位不明显,可同时点压人中穴和一侧腕骨穴。每日1 次。主治:脊背痛。屡用效佳。

配穴方三 风池、大椎、曲池、膈俞、三阴交、血海。治法:用拇指、示指指端置于双侧风池穴上,用较重力同时扪按,每隔 30 秒钟放松 10 秒钟,反复扪按 3～5 分钟,至局部出现较强酸胀感为宜。又用拇指腹置于大椎穴上用中等力扪按,每隔 20 秒钟放松数秒钟,反复扪按 2～3 分钟,至局部出现酸胀感为止。拇指指腹置于曲池穴上,其余四指置于该穴内侧面(即少海穴及附近处),用较力扪按,每隔 20 秒钟放松数秒钟,反复扪按 2～3 分钟,至局部出现明显酸胀感为止。再五指捏合成梅花指状,用中等力叩击膈俞穴,每分钟 120 次左右,持续叩击 2～3 分钟,以局部出现胀重感为宜。然后用拇指指腹置于三阴交穴上,余四指置于该穴外侧面(即悬钟穴及上下处),用较重力扪按,每隔 20 秒钟放松数秒钟,反复扪按 3～5 分钟,至局部出现酸胀感为宜。又揉按血海穴,用中等力,每隔 20 秒钟放松数秒钟,持续揉按 3～5 分钟,以局部出现胀重感为止。每日 1 次,10 次为 1 个疗程。主治:神经性皮炎,坚持治疗,每收良效。

配穴方四 支沟、太冲、阳陵泉、三阴交、背俞(根据病变部位选用相应肋间的背俞穴)。治法:用拇指尖以重力切按支沟穴,每隔 20 秒钟放松 1 次,反复切按 2～3 分钟,至局部出现强酸胀感为止。拇指端用重力捏按太冲、阴陵泉穴,每隔 20 秒钟放松 1 次,反复捏按 3～5 分钟,至局部出现强酸胀感为止。然后用拇指腹以较重力扪按三阴交及背俞穴,每隔 20 秒钟放松 1 次,反复 2～3 分钟,直至局部出现明显酸胀感为止。每日 1 次,5 次为 1 个疗程。主治:带状疱疹。屡用有效。

配穴方五　合谷、曲池、太冲、三阴交。治法：用拇指腹置于合谷、曲池穴上，余四指置于该穴内侧面，同时用较重力捏（扪）按，每隔 20 秒钟放松 1 次，反复捏按 2～3 分钟，或扪按 3～5 分钟，至出现明显酸胀感为止。再用拇指端，以中等力切按太冲穴，每隔 20 秒钟放松数秒钟，反复切捏按 2～3 分钟，至局部出现强酸胀感为止。然后用拇指腹置于三阴交穴上，余四指置于该穴外侧面（即悬钟及其上下处），用重力扪按，每隔 20 秒钟放松数秒钟，反复扪按 2～3 分钟。每日 1 次，5 次为 1 个疗程。主治：扁平疣。屡用有效。

五、眼科疾病

睑　腺　炎

睑腺炎（麦粒肿），中医学称"土疳""土疡"，俗名"偷针眼"。

【病因】　多因风热毒邪外侵胞睑，或过食辛辣之食物，热积脾胃，以致气血凝滞，风邪热毒，蕴积胞睑所致。

【症状】　眼睑边缘有局限性硬结，初起形如麦粒，微痒微肿，继之出现红肿痛。轻者数日内即可自行消散，重者经过 3～5 日后于眼睑缘的毛根，或睑内出现黄白色的脓点，自破而愈。若睑内脓点久不破溃，遗留肿核者，则称胞生痰核，需按痰核处理。

【疗法】

配穴方一　太阳（患侧）、耳尖。治法：用揉压配刺血法。以拇指指腹揉压患侧太阳穴 3～5 分钟，再以三棱针点刺耳尖放血少许。每日 1 次。主治：睑腺炎。附记：一般 1～2 次即愈。

配穴方二　指端压痛点（位于手指端甲沟角旁 1 分处，即井穴处）。双手指均检查，一般以小指、环指外侧甲沟角旁反应明显，似有病左眼，右手反应明显，病右眼，左手反应明显的规律。治法：用掐压按摩法。交替掐压即可，即压痛点为右手时，以左手拇、示二指甲掐压。各指掐压用力要均衡,勿掐破皮肤。反复掐压最痛处,即"掐压按摩点"。每日重复上述方法 2～3 次,至红肿消退为止。主治:各型睑腺炎的早、中期或未成脓者,均可适用。脓成未溃或已溃脓者,也具有协同的作用。附记:轻者 1 次即红肿消退,重者 2～3 日即愈。一般均能免于溃脓,如配合局部涂搽消炎药膏,其效更速。

　　配穴方三　合谷(双)、后溪(双)。治法:用指压配合灸法。以双手拇指强压(或掐压)双侧合谷穴 3～5 分钟,然后用艾条点灸或悬灸后溪穴(一般取患侧,重者取双侧)。每日 1 次。主治:睑腺炎。附记:屡用效佳,一般 1～2 次即愈。

结　膜　炎

　　结膜炎,属中医学"天行赤眼""暴发火眼"等范畴。本病好发于夏秋两季,儿童多见,且能迅速传染,故常引起暴发流行。

　　【病因】　多因感受天行时令之疫气所致,或由感染而起。

　　【症状】　白睛赤红,或有点状、片状溢血,刺痒发作,泪热如汤,怕热羞明,眼眵黏稠。常一眼先发病,或两眼齐发。急性伴有发热、流涕、咽痛等全身症状。

　　【疗法】

　　配穴方一　鱼腰或四白、太阳。治法:用掐压法。以示指尖掐压患侧鱼腰穴,或用中、示二指各掐一穴(即四白、太阳穴)也可。每穴 1～1.5 分钟。每日 2 次。主治:眼结膜炎。附记:验之临床,多 1～2 次即效。

　　配穴方二　合谷、攒竹、四白。治法:用掐压法。一般取患侧穴,重者取两侧穴或合谷(双)和患侧攒竹、四白穴。每穴强力掐压 1.5～3 分钟。必要时加三棱针点刺耳尖放血少许。每日 1 次。主治:急性结膜炎。附记:一般 1～3 次即可见效或痊愈。

　　配穴方三　鱼腰、太阳、攒竹(均取患侧)。治法:用掐压法。可以用拇、示、中三指尖各掐一穴,指力由轻到重,用力适中,以出现酸、胀感为度。每日 1～2 次。主治：急性结膜炎。附记：通常1～3 次即愈，效佳。

配穴方四 四白、太阳、足窍阴（双）。治法：用掐压法。先掐压患侧四白、太阳穴各 1.5～3 分钟，以得气为度，再掐压双侧足窍阴穴 1 分钟后，以三棱针点刺放血少许。未愈次日再治疗 1 次。主治：急性结膜炎。附记：多年使用，治验甚多，疗效满意。

眼 睑 痉 挛

眼睑痉挛，中医学称"眼睑眴动"，俗称"眼跳"。

【病因】 多因眼神经反射作用，或因素体虚弱，情志不畅，复受风邪刺激所致。

【症状】 眼睑跳动不止。

【疗法】

配穴方一 眼点穴（位于上臂腋横纹肱二头肌外凹陷中，即臂臑穴上方凹陷处）、合谷。治法：用揉压、点穴法。以右眼跳动为例。患者取坐位，医者立于患者前方或左侧位，左手握其左手腕，右手拇指着于眼点穴，其余四指呈钳状附着相应后臂。先用拇指指腹轻揉 2 分钟，继用拇指与上臂呈垂直方向拨动 3 分钟，然后指腹点按 3 分钟，最后轻拿合谷穴各 3～5 分钟。主治：眼睑跳动症。附记：一般 1 次即止。为巩固疗效，次日可重复做 1 次。

配穴方二 太阳、鱼腰、四白、巨髎（均取患侧）。治法：用叩击法。用手指（一指或二指）叩击，每穴 20～30 下，多 1 次即止。主治：眼睑跳动不止。附记：屡用屡验，效佳。

外伤性眼外肌麻痹

【疗法】

配穴方 睛明、承泣、四白、太阳、百会、鱼腰、攒竹、瞳子髎、丝竹空、风池、肝俞、胆俞、合谷、光明及眼区周围等部位和穴位。治法：用一指禅推、揉压法。患者取仰卧位，医者先用一指禅推法，推睛明、承泣、四白、太阳穴,后用双手拇指分别按揉百会、鱼腰、攒竹、睛明、瞳子髎、丝竹空、风池、太阳穴,再用双手拇指指腹分揉眼眶周围。上述手法反复交替使用,约治疗 20 分钟。患者取正坐,医者在患者背部点揉肝俞、胆俞及拿对侧合谷穴和下肢光明穴5～10 分钟。每次操作 30 分钟左右。每日 1 次,10 次为 1 个疗程。主治:外伤性眼外肌麻痹。附记:本病是临床上较为常见的一种眼病。最多受累的眼肌是外直肌和上斜肌,头歪眼斜,姿态异常以及复视。目前中西医均无特殊疗法。用本法治疗 10 例。均全部治愈。

泪 囊 炎

泪囊炎,属中医学"眦漏"或"漏睛"范畴。是农村较常见的一种眼病。

【病因】 多因肝经风热,或心火旺盛,上炎于目;或肝肾不足,泪管阻塞,泪液失控所致。

【症状】 羞明,经常流泪。本病有急性和慢性之分。急性泪囊炎,多见内眦睛明穴下方红肿硬痛,常伴有头痛、口干、便燥、发热、恶寒等全身症状;慢性泪囊炎是以脓液与黏浊泪水混合、内眦角渗出为主(单眼较多),眼睛不红不肿,经常流泪。

【疗法】

配穴方一 攒竹、承泣、睛明。治法:用点穴法。每穴点压10～20 下。每日 1 次。主治:泪囊炎。附记:屡用有效。

配穴方二 头临泣、攒竹、瞳子髎、承泣、睛明。治法:用点穴法。每穴点压 10～20 下。每日 1 次。主治:泪囊炎。兼治目痛。

配穴方三 阳白、瞳子髎、承泣。急性配头维、大椎。治法:用指压、点穴法。每穴点压 10～20 下,或按压 1.5～3 分钟。每日 1次。主治:急、慢性泪囊炎。附记:本病一般轻症用点穴疗法即可取效,但重症应以内治为主,辅以点穴,可提高疗效。附记:屡用有效。

暴 盲

暴盲,是指素无眼病,外不伤及轮廓,内不损及瞳神,忽然目盲不视,谓之暴盲。

【病因】 多因情绪紧张,怒气伤肝所致。

【症状】 双目突然失明。

【疗法】

配穴方一 眼区周围、合谷(双)及耳穴(肝、眼)。治法:用叩击、掐压法。患者取仰卧位,先以手指单指或(二指)叩击眼区周围2～3行各数遍,掐压双侧合谷(重力掐压),再以双指夹耳,掐压耳穴(点压亦可)。每次操作10～15分钟,每日2次,中病即止。主治:暴盲。附记:屡用有效。

配穴方二 目窗、攒竹、鱼腰、瞳子髎、风池、合谷。治法:用指压、掐压法。以双手拇指指腹强力按压双侧上述眼区有关穴位和风池穴,每穴3～5分钟,再掐压双侧合谷穴5分钟。每日1次,中病即止。主治:暴盲。附记:屡用有效。

近 视

近视,是指远视力不好;是一种常见的慢性眼病,尤以青少年为多。

【病因】 多因先天禀赋不足,肝肾亏虚,不能贯注于目而导致光华不能发挥所致。青少年多因看书习惯不良,照明欠佳或光线不足,或病后看书过度,或与遗传有关。

【症状】 远视时视物模糊,近视过久亦会出现目胀、头痛、视力疲劳等症状。

【疗法】

配穴方一 分3组穴。一组为眼周穴:上睛明→新攒竹→鱼腰→丝竹空→瞳子髎→小睛明→太阳穴。下睛明→健明→承泣→球后→小睛明→太阳穴;二组为耳穴:眼、目$_1$、目$_2$;三组为体穴:风池、合谷、光明。治法：用点穴法。眼周穴：由内眦角起，从眦角至太阳穴三处，各按揉 6 次。对其余穴位，用运行方向（按箭头所指穴位顺序）上下各点（揉）运行 10 次。耳穴：眼和目$_1$、目$_2$，分别用拇指、示指各按 10 次。体穴：风池穴用中指（示指助力）按揉 50 次；合谷穴，用拇指交叉各按 20 次；光明穴，立正弯腰，双侧握拳各捶打穴位 20 次。以上穴位，每日早晚各点按 1 次。半个月为 1 个疗程。主治：近视。附记：我们对两所中学生 496 只眼睛，开展了点按穴位治疗，有效率达 64.5％。特别是视力减退患者效果更佳。

贵在早期治疗，同时穴位要点按准确，坚持治疗，注意用眼卫生，并要注意看书光线和姿势，不可过度用眼。

配穴方二　睛明、攒竹、承泣、光明、风池、肾俞、三阴交、足三里。治法：用推、揉、点法。患者取坐位，推、揉、点上述穴位。每日 1 次。主治：近视。附记：本法有补心气，养肝肾之功，故用之多效。

配穴方三　主穴：神庭、百会、攒竹、丝竹空、瞳子髎、睛明、四白、印堂、太阳、率谷、风池。配穴：肝俞、肾俞、光明、曲池、合谷。治法：用推、按、揉、击、扫、捏、摇、扳、拿法。先用双手拇指桡侧缘交替推印堂至神庭穴 50 遍；又用拇指螺纹面分推攒竹，经丝竹空至两侧太阳穴 30～50 遍。用大鱼际按揉太阳穴 30 次，即方向向后转动。按揉睛明、攒竹、神庭、四白、丝竹空、瞳子髎、肝俞、肾俞、光明穴各 50 次。再用双手示指微屈，以示指桡侧缘从内向外推抹上下眼眶，上下各 50 遍。又用中指指端叩击后头部 2～3 分钟。用拇指桡侧缘，以率谷穴为中心扫散头部两侧胆经各 30～50 次。用力拿捏风池穴 10～20 次，以局部有较强的酸胀感为佳。摇动颈椎左右各 10 转。轻轻扳动颈椎，左右各 1 次。然后由前向后用五指拿头顶，至后头部改为三指拿，顺势从上向下拿捏项肌 3～5 遍。又用双手大鱼际从前额正中线抹向两侧，在太阳穴处重按 3～5 下，再推向耳后，并顺势向下推至颈部。做 3～5 遍。拿肩井穴

10～20 次。每日治疗 1 次,10 次为 1 个疗程,至少需持续治疗 3～4 个疗程。主治:假性近视。兼治斜视。附记:坚持治疗,效果较好。同时配合每天做眼保健操 2～3 次。

远　视

远视是指近视力不好的一种慢性眼疾,尤以中老年人为多见。

【病因】　多因肝肾不足、精血亏损、阴不敛阳、浮阳外越或久病伤肾而致。

【症状】　视远清晰,视近物模糊,甚则视近物或视远物皆模糊不清。远视久之亦会出现目胀、头晕、眼花,休息片刻又多可缓解。

【疗法】

配穴方一　睛明、瞳子髎、攒竹、承光、百会、承泣、四白、头维、太冲、光明、肝俞、肾俞、足三里、三阴交、照海。治法:用点按刮痧法。先点按头面部睛明、瞳子髎、攒竹、承泣、四白、百会、承光、头维;再点按下肢部太冲、光明,每穴点按 2～3 分钟。再用补法、刮痧法刮背部肝俞、肾俞及下肢部足三里、三阴交、照海。至出现痧痕为度。每日或隔日治疗 1 次,10 次为 1 个疗程。主治:远视。附记:对于单纯性的远视治疗效果较佳。如因其他疾病而引起的此症,尚需配伍原发病的治疗,方可达到祛除疾病的目的。

配穴方二　睛明、承光、天柱、络却、涌泉、水泉、照海、风池、光明、太冲、行间。治法:用点压按揉法。依次点压按以上所选穴位,每次每穴 2～3 分钟。每日或隔日 1 次。必要时,还可加按揉三阴交、足三里、合谷穴,以增加疗效。主治:远视。附记:坚持治疗,多获良效。

配穴方三　睛明、肝俞、肾俞、四白、足三里、光明、风池、太冲、太溪、百合、心俞、脾俞、气海、血海。治法:用点压按揉法。对以上所选穴位依次加以按揉点压各 2～3 分钟,一日数次或隔日 1 次,10 天为 1 个疗程。休息数日再行下一个疗程。主治:老花眼。附记:如此反复 4～5 个疗程,可以休息数月,然后再治疗 4～5 个疗程,直到满意为止。

青 光 眼

青光眼,中医学称"缘风内障",是一种顽固性眼病。

【病因】　多因精神紧张,受过度刺激,或思虑过度,肝胆之火上炎,或外感风热、诱动内因等因而导致气血不和,脉络受阻,终致房水瘀滞,眼压增高,瞳孔散大,或劳神过度,真阳耗损而致肝肾阴亏,目失所养所致。

【症状】　初起患眼剧痛,或视力急骤下降,瞳孔散大,眼睑水肿,视野渐渐缩小,视力障碍,逐渐加重,仅有光感至晚期失明等。

【疗法】

配穴方一　主穴:足三里(右侧)、风池(双)。配穴:印堂。治法:用掐压法。先以拇指掐压右侧足三里穴和两侧风池穴,以症状缓解为止。对降低眼压有效。主治:青光眼急性发作,呕吐不止,剧烈头痛和眼球痛。附记:朱氏云:"有位17岁的女病人,由外地到北京治青光眼。她和我们的住处相距很近。有一天深夜,她的父亲来找我们说他女儿呕吐不止,剧烈头痛和眼痛,夜间去医院有困难。我们一听,这是青光眼急性发作的症状,眼压一定很高,持续下去很不好。我立即带着针灸医具赶去,先用指针掐右侧足三里和双侧风池穴,症状立即缓解,表明眼压降低。因指针不可能长期点按,故待她停止呕吐,眼球不痛时,又用毫针针刺足三里和风池穴,又经过两个小时,一切症状都平复下来。起针后,在印堂穴做安全留针。等她入睡后,我才离开。第二天,这位青光眼患者已平安无事了。"

配穴方二　瞳子髎、攒竹、睛明、球后、风池、合谷、光明。治法:慢性用揉压、点压法,急性用掐压法。以揉、点、掐压上述有关穴位。每穴3~5分钟,反复进行。每日早、晚各1次。主治:青光眼。附记:坚持治疗,均有一定效果。然本病之治,应以内治为主,辅以点穴,可提高疗效。

配穴方三　主穴:睛明、四白、风池、合谷。配穴:承泣、球后、太阳、肝俞、光明、肩井。治法:用推、点、按、揉、捏、扫、抹法。先用双手拇指螺纹面自前额分推至两侧太阳穴30～50遍。又用拇指指端点按睛明穴30～50次。用大鱼际按揉太阳穴30次。再用双手示指微屈,以示指桡侧缘从内向外推抹上下眼眶,上下各50遍。用力拿捏合谷或肩井穴各30～50次。按揉肝俞、光明穴各30～50次。又用拇指桡侧缘扫散头部两侧胆经各30～50次。用力拿捏风池穴10～20次,以局部有较强的酸胀感为佳。然后由前向后用五指拿头顶,至后头部改为三指拿,顺势从上向下拿捏项肌3～5遍。又用双手大鱼际从前额正中线抹向两侧,在太阳穴处重按3～5下,再推向耳后,并顺势向下推至颈部,做3～5遍。每日治疗1次,10次为1个疗程。主治:慢性单纯性青光眼。附记:坚持治疗,应有一定疗效。本法作为治疗青光眼的辅助疗法是有益的。

六、耳鼻咽喉科疾病

鼻　炎

鼻炎,属中医学"伤风""鼻窒"范畴,是临床常见多发病。

【病因】　多因外感风寒,风热所致。迁延日久,脉络受阻,气血壅滞鼻窍,而成慢性。亦可因肺脾虚弱,肺气失宣,脾失健运,气血壅滞鼻窍而起。

【症状】　病有急、慢性之分。急性鼻炎,以鼻塞、流涕、喷嚏为主,严重者鼻塞加重,脓性黏稠分泌物量多。慢性鼻炎,以鼻塞为主症,涕多、色稠黄或清稀,嗅觉减退,常伴有头痛、头胀、说话有鼻音等。又因临床表现不同,常分为慢性单纯性鼻炎、肥厚性鼻炎和干燥性鼻炎3种。

【疗法】

配穴方一　迎香、上迎香、上星、攒竹、合谷。治法:用指压法。以双手拇指按压上述双侧有关穴位。每穴 3～5 分钟,或配合呼吸法。每穴按压 20～30 下。指力由轻到重,再由重到轻,反复进行。每日 1 次。主治:急、慢性鼻炎,嗅觉失灵。附记:屡用效佳。

配穴方二　足三里、列缺、迎香、上星、颧髎。治法:用指压、掐压法。以双手拇指指腹强压双侧足三里和列缺穴,每穴 3～5 分钟,再揉压双侧迎香、上星、颧髎穴,每穴 5 分钟。每日 1 次。主治:慢性鼻炎。附记:验之临床,确有良效。

配穴方三　大椎、肺俞、迎香。治法:用指压、掐压法。以拇指指腹强压大椎和肺俞(双),每穴 3～5 分钟,再以示指掐压迎香(双)穴 3 分钟。每日 1 次,中病即止。主治:急性鼻炎。附记:多年使用,效果甚佳。

配穴方四　肺俞、脾俞、足三里、迎香、鼻通。治法:用指压、揉压、掐压法。以双手拇指指腹按压和揉压双侧肺俞、脾俞、足三里穴,每穴 3～5 分钟,然后掐压双侧迎香和鼻通穴,以得气、鼻塞通畅为度。每日或隔日 1 次,5 次为 1 个疗程。主治:慢性单纯性鼻炎。附记:多年使用,总有效率达 80％以上。

配穴方五　迎香、印堂、合谷、风门、囟门、尺泽、肺俞、风池。治法:用点、揉、推、按、捏、压、振、抹法。先用中指指端点揉迎香穴各 100 次。又用双手拇指桡侧缘交替推印堂至囟门 100 遍。按揉尺泽、风门、肺俞穴各 50 次。用力拿捏风池穴 10 次。再用中指指端按压迎香穴,振动 1～2 分钟。然后用双手示指螺纹面从睛明开始向下推抹鼻翼,不拘次数,以局部有温热感为度。每日治疗 1 次,急性 10 天,慢性 1 个月为 1 个疗程。主治:急、慢性鼻炎。附记:临床验证有效,但须久治,其效始著。

过敏性鼻炎

过敏性鼻炎,又称变态反应性鼻炎,多反复发作,缠绵难愈。

【病因】 多因肺虚气弱,寒邪侵袭,而致营卫不和,腠理郁闭,上客鼻窍;或因接触某些过敏原而起。

【症状】 鼻黏膜潮湿、水肿(多呈蓝灰色),致使鼻塞,妨碍吸气,并流涕、喷嚏、咳嗽、类似伤风感冒。多反复发作,经久不愈。

【疗法】

配穴方一 风池、肺俞、迎香、素髎。治法:用指压、掐压、捏压法。以双手拇指强压双侧风池、肺俞,掐压迎香(双),捏压素髎。每穴 1.5～5 分钟。指力逐渐加力,灵活施术。每日或隔日 1 次。主治:过敏性鼻炎。附记:若加在"神阙穴"上拔火罐(闪火法),效果尤佳。

配穴方二 为 2 组穴。一组为鼻通、合谷;二组为迎香、少商。配穴:伴有前额头痛者配阳白、攒竹、上星、百会等;目眶痛者配鱼腰、睛明、印堂;偏头痛者配太阳、头维、率谷等;流黄涕者配风池、曲池等。治法:用指压法。2 组穴位隔日交替进行。患者取仰卧位,身体自然放松,医者位于患者身侧,用一手拇指偏峰切按穴位。先取面部穴,然后取手上穴位,每穴施术 3 分钟左右,使局部有酸麻胀感为得气,先轻切之,逐渐加压,操作过程中适当加指颤动作,最后逐渐减压结束治疗。每日 1 次,15 次为 1 个疗程。主治:过敏性鼻炎。附记:有人用本法治疗 500 例。结果:痊愈 352 例;显效 104 例;有效 35 例;无效 9 例。病程最短 2 个月,最长 5 年,治疗效果与病程长短关系不大,而与经络感传效果成正比。

鼻 窦 炎

鼻窦炎,中医学称"鼻渊"又名"脑漏"。

【病因】 多因风邪外袭,寒闭腠理,肺气不和;或阳明经火上客鼻窍;或胆移热于脑;或风寒上扰,郁滞鼻窍所致。

【症状】 鼻流浊涕或清或黄,有腥味或清稀不臭。经年累月不止,时轻时重,易感冒,常伴有头痛、头晕。感冒后鼻塞、流涕、头痛加重。临床所见,涕黄而臭多属热,涕清稀不臭属虚寒或风寒。

【疗法】

配穴方一　迎香、印堂、承泣、太阳、上星、曲池、合谷、列缺。治法：用点、按、揉、推法。先用拇指指端点按或按揉上星、印堂、迎香、承泣穴各1～2分钟。再用拇指、示指对称用力以推揉法从鼻上的山根穴沿鼻的两侧向下至迎香穴5～10遍。治后患者会立觉鼻窍通畅。两拇指用分推法自印堂穴推至双侧太阳穴10～20遍。然后按揉曲池、合谷、列缺穴各1～2分钟。每日治疗1次。主治：鼻渊。附记：根据辨证，实证加按揉阳陵泉、太冲、绝骨、行间、足三里、丰隆、梁丘、公孙穴各1～2分钟，用力稍重而以按为主；虚证加揉足三里、三阴交穴各1～2分钟，点揉肺俞、脾俞、胃俞穴各3～5分钟，揉按足三里穴10分钟。摩揉胃脘5～10分钟，先掌摩后掌揉。推揉背部膀胱经2～3分钟。用力稍轻。

配穴方二　分2组穴：一组为风池、手三里、合谷、迎香；二组为肺俞、膈俞。治法：一组穴用指压法，以双手拇指指腹强压双侧有关穴位，每穴3～5分钟；二组穴用艾灸法，每穴用艾炷灸5～7壮。隔日1次，5次为1个疗程。主治：鼻窦炎（鼻渊）。附记：若配合自拟鼻渊散吹鼻，或辛夷散塞鼻，则效果尤佳。鼻渊散方用芙蓉叶、香白芷、辛夷花各15克，细辛3克，冰片1克。共研细末，储瓶备用，勿泄气。先用药棉签拭净鼻腔后，取本散少许吹入患鼻腔内或用鼻吸入，1日3次，每次2～3下。本方适用于鼻窦炎。辛夷散方用辛夷（去壳取心）、蔻仁各3克，川连6克。共研细末。以药棉裹药，塞纳鼻中。每日换药1～2次。本方适用于副鼻窦炎、急性鼻黏膜炎、慢性肥厚性鼻炎、嗅觉迟钝或消失。上2方单用亦效，配合点穴，效果尤佳。

酒　渣　鼻

酒渣鼻，又称"鼻赤"，俗称"红鼻子"。

【病因】　多因饮酒过度，嗜食辛辣，肠胃积热，热气上蒸，客于鼻窍,复被风寒外郁,血热瘀阻;或肺受风热,邪热熏蒸肺窍,伏留不散,上客鼻窍,均可致热瘀凝于内,鼻赤见于外也。

【症状】 鼻赤,多见于鼻准及鼻两旁,甚则红紫。

【疗法】

配穴方一 阿是穴(患部)、肺俞、胃俞。治法:用揉压、叩击、指压法。先在患处以拇、示二指揉压、叩击、按摩,反复交替操作5～10分钟,每日3次,然后强压双侧肺俞、胃俞穴,每穴3～5分钟,每日1次。主治:酒渣鼻。附记:坚持治疗,效果甚佳。若施术后,再配用外搽疗酒渣方外搽患部,则效果更佳,而且缩短治疗时间。

配穴方二 分2组穴。一组为迎香、肺俞、合谷;二组为素髎、胃俞、上迎香。治法:用指压、叩击、揉摩法。每次取一组,交替使用。每穴先强压3下(一压一放),再叩击5～10下,然后揉压、按摩3分钟,如此重复做3～5遍。每日治疗1次,10次为1个疗程。主治:酒渣鼻。附记:一般连续治疗1个月左右即愈。若配合药物外治,可提高疗效,缩短疗程。治疗期间,忌食辛辣、鸡鱼等刺激性食物,忌饮酒。

鼻　出　血

鼻出血,又称鼻衄,临床上较为常见。

【病因】 多因肺有伏热,或外感风热,或饮酒过度,或过食辛辣之物;或阴虚火旺,气逆于肝,肝火偏旺,木火刑金,热灼肺络,血随鼻腔溢出所致。

【症状】 鼻出血,临床表现不一,或偶尔出血,或如注不已,或时作时止,反复发作。

【疗法】

配穴方一 迎香(双)、劳宫(双)。治法:用揉压、指压法。以双手拇指指端揉压迎香穴,强压劳宫穴,每穴3～5分钟,以得气、血止为度。主治:鼻出血(轻症)。附记:屡用效佳,一般1～2次即止。

配穴方二　巨髎、合谷、少商。治法:用指压、掐压法。以双拇指按压双侧巨髎穴,指力由轻到重,1.5～3 分钟,再强力掐压双侧合谷、少商穴。每穴 3～5 分钟,必要时压后再点刺少商穴出血如珠。主治:鼻出血。附记:屡用效佳,多 1 次即止。

配穴方三　中指第 1 节,重者配中趾第 1 节(均取对侧,若双鼻孔出血则取双侧)。治法:用掐压法。以拇指置于第 1 节掌面,示、中指置于第 1 节掌背,夹住关节,再以拇指指甲强力掐压,指力由轻到重,至得气、血止为度。若同时配用血余散(头发烧炭研末)吹鼻,效果尤佳。主治:鼻出血。附记:多年使用,治验甚多,疗效满意。

配穴方四　二间、内庭。治法:用指压、掐压法。强压对侧穴(两鼻孔出血则取双侧),每穴 3～5 分钟。先压二间,再压内庭。主治:鼻出血。附记:一般 1 次即止。若 2 次仍不止者,应改用内治,或配以药物外治为宜。

配穴方五　①人中、合谷;②上星、风池;③少商、老商。治法:方①用掐、按、叩法。用拇指指端重按掐人中穴 2～3 分钟。另一手叩掐左侧或右侧合谷穴 50 下;方②用一手指重按上星穴,另一手拇指、示指重按揉颈后风池穴,有节奏地逐渐加大压力各 50～100 下;方③用拇指、示指同时叩掐患侧的少商、老商穴各 30～50下,如两鼻孔出血,可同时掐两侧穴或交替叩掐。任用一方,中病即止。主治:鼻衄。附记:屡用效佳。

化脓性中耳炎

化脓性中耳炎,古称脓耳,临床以耳内反复流脓为特征。本病病程缠绵,且常反复发作,尤以儿童为多见。

【病因】　多因泪水、奶水、呕吐物、洗澡水,或游泳,使水殃及中耳,以及上呼吸道感染时酸性分泌物沿耳咽管进入中耳道等因素而引起耳鼓室发炎所致。

【症状】 急性则耳内呈搏动性跳痛,体温升高,听力减退,一旦鼓膜穿破,使脓液从外耳道流出,则疼痛减轻;慢性则多由急性失治,迁延而来,患耳反复流脓,听力减退,每遇外感则耳痛加剧,且或伴有全身性症状。

【疗法】

配穴方一 耳区、颈椎$_{1\sim5}$及其两侧。治法:用叩击法。以手指(二指或三、四指并拢)在耳区做环状叩击,在颈椎$_{1\sim5}$及其两侧3行,自上到下,反复叩击数遍,频率为$80\sim100$次/分钟。每次操作15分钟左右。每日1次。主治:化脓性中耳炎。附记:多年使用,均有一定效果,若能坚持耐心治疗,多获痊愈。若配合药物吹耳,则效果更佳。

配穴方二 听宫、听会、耳门、前谷(均取患侧)。治法:用指压法。依次强压,一压一松,每穴如此反复做$20\sim30$下。每日或隔日1次,10次为1个疗程。主治:中耳炎。附记:验之临床多效,久治效佳。

配穴方三 听会(患侧)、肾俞(双)、脾俞(双)。治法:用揉压法。先以拇指轻轻揉压听会穴3分钟,再以双手拇指揉压双侧肾俞、脾俞穴各5分钟后,并加温灸$10\sim15$分钟。每日1次,10次为1个疗程。主治:慢性化脓性中耳炎。附记:坚持治疗,确有良效。若配用耳疳散[炒黑陈皮炭3克,青橄榄(瓦上煅透)2枚,石榴花(瓦上焙枯)1.5克,上梅片0.6克,共研细末(梅片后下)备用。]先用药棉签拭净脓液,另以药棉签蘸药末,塞入耳内。每日换药$1\sim2$次。二法并治,效果尤佳。本方有行散郁热,燥湿止痛,疗疳之功,故对慢性化脓性中耳炎,有较好的疗效。

耳鸣、耳聋

耳鸣、耳聋,是听觉异常的两种症状。可单独出现,亦可并见,是临床常见病症。

【病因】 多因肝胆风火上逆,以致少阳经气闭阻;或因震伤,或因肾精亏虚,髓海不足;或继发于其他疾病等。

【症状】　卒然耳鸣、耳聋。耳鸣如潮涌,或如雷鸣,或如蝉鸣,夜间为甚。常伴有头晕、目眩,或伴失聪。症有虚实,治当详察。

【疗法】

配穴方一　听宫、听会、率谷、侠溪。治法:用指压、掐压法。以拇、中、示三指各按1穴,逐渐加力,按压患侧听宫、听会和率谷穴各3~5分钟,亦可一压一放,各按压20~30下,再掐压双侧侠溪穴3~5分钟。每日1次,中病即止。主治:耳鸣、耳聋。附记:临床屡用,均收到了较好的疗效。

配穴方二　听会、液门、翳风、侠溪、足临泣。治法:用点穴、掐压法。在患侧部穴位(前3穴)各以中指点压10~20下,再以双手拇指掐压双侧足临泣、侠溪穴各3~5分钟。每日1次,中病即止。主治:耳鸣、耳聋。附记:屡用有效。若随症配合药物外治,则效果更佳。

配穴方三　太阳、耳门、听宫、曲泽。治法:用指压配拔罐法。强压上述穴,每穴3~5分钟,再拔罐10~15分钟。每日1次。主治:老年性耳聋,或枪炮声震后所致的耳鸣、耳聋。附记:此法原为刺络拔罐法,用于治老年性耳聋。因患者不愿接受刺血,故改用指压拔罐法治之,亦获良效。

配穴方四　①风池、翳风、三阴交。②翳风、中渚、百会。治法:方①用点、按、压、摩法。用一手示指和拇指指端分别点压患侧风池穴和翳风穴,另一手拇指同时按摩患侧三阴交穴各200~300下。双耳耳鸣者,可先左后右点穴治疗,每日治疗1~2次。方②用点、压、按法。以一手示指指端点压患侧翳风穴100下,再以拇指或中指点按中渚穴、百会穴各50下。每日治疗1~2次。主治:耳鸣、耳聋。附记:屡用效佳。

配穴方五　主穴:听宫、听会、翳风、风池。配穴:耳门、肝俞、肾俞、太冲、太溪、涌泉。治法:用点、揉、按、捏、拿、推、擦法。先用中指指端点揉耳门、听宫、听会、翳风穴各100次,以局部有明显酸胀感为宜。按揉肝俞、肾俞穴各 100 次左右。又以拇指螺纹面着力拿捏太冲、太溪穴各 30～50 次，并重按、多按太冲穴。再以拇指和示、中指螺纹面相对用力拿捏风池穴 20 次。又由前向后用五指拿头顶，至后头部改为三指拿，顺势从上向下拿捏项肌 3～5 遍。然后用双手大鱼际从前额正中线抹向两侧，在太阳穴处重按 3～5 次，再推向耳后，并顺势向下推至颈部，做 3 遍。擦涌泉 100～200 次。每日治疗 1 次，10 次为 1 个疗程。主治：神经性耳鸣、耳聋和暴发性聋。附记：屡用有效。

梅尼埃综合征

梅尼埃综合征，又称耳源性眩晕，是由于内耳迷路发生积液而引起的疾病。属于中医学的眩晕范畴。

【病因】 多因脾气虚弱，而致气血亏虚；或脾失健运，水湿分布失司，聚湿成痰成饮，痰浊上扰，蒙闭清窍，或久病及肾，肾阳不足，寒水上攻；或肾阴虚，肝阳上亢，化火生风，风火上扰；或肝风夹痰上扰或肾精亏虚所致。本病多本虚标实，尤以脾肾之虚，肝阳上亢所致者为多。

【症状】 发作性眩晕（因体位变动而加重，持续时间较短）、波动型听力减退（或耳聋）或耳鸣。常伴有胸闷、纳呆、恶心呕吐、心悸、畏寒、肢冷、口苦、咽干、遗精滑泄或经闭不行等。

【疗法】
配穴方一 听会、听宫、神庭、风池、合谷、内关。治法：用揉压法。适当用力揉压上述有关穴位（先上后下）或先强压，后轻揉。每穴 3～5 分钟，每日 1 次。主治：耳源性眩晕。附记：坚持治疗，确有良效。

配穴方二 听宫、风池、肝俞、太冲。治法：用指压法。以双手拇指指腹强压上述双侧有关穴位，每穴 3～5 分钟，压后再点刺太冲穴，放血如珠。每日或隔日 1 次，5 次为 1 个疗程。主治：梅尼埃综合征（肝阳上亢型）。附记：屡用皆效。

配穴方三 耳门、听会、头维、风池、足三里、丰隆。治法:用指压、揉压法。以两手拇指揉压双侧耳门、听会和头维穴,再强压双侧风池、足三里和丰隆穴。每穴 3～5 分钟,每日或隔日 1 次。主治:梅尼埃综合征(痰浊中阻型)。附记:久治效佳。

乳 蛾

乳蛾,又称喉蛾,西医学称为急慢性扁桃体炎,是临床常见多发病。

【病因】 多因内有积热,复感风热,风热相搏,上蒸咽喉所致;或因痰郁生热,木火刑金,灼津生痰,痰热相搏,壅滞咽喉所致。慢性多因急性迁延失治转化而成,或素体虚弱,虚火上炎,或邻近器官炎症蔓延所致。慢性复感外邪可引起急性发作。

【症状】 喉核(扁桃体)一侧或两侧红肿疼痛,吞咽困难,并伴有发热恶寒、头痛、咳嗽、脉浮,多为急性乳蛾或慢性急性发作。慢性则喉核微红微肿,或仅觉咽喉不适、干燥,自觉灼烧感,或吞咽不适,一般多无表证和全身症状,且反复发作,缠绵不愈。

【疗法】

配穴方一 翳风、合谷、商阳、少商。治法:用指压、掐压法。以双手拇指指腹按压双侧翳风穴,适当加力,得气为度,然后再轻轻揉压 3 分钟,再强力掐压双侧合谷、商阳、少商穴,各 3～5 分钟。急性乳蛾,压后再用三棱针点刺商阳、少商穴放血少许。每日或隔日 1 次,5 次为 1 个疗程。主治:急、慢性扁桃体炎。附记:一般 1～2 个疗程即可见效或痊愈。

配穴方二 温溜、合谷、少商、颊车。治法:用指压法。以双手拇指依次强压上述双侧有关穴位。每穴 3～5 分钟,必要时再加少商穴刺血。每日 1 次。主治:急性扁桃体炎。附记:屡用效佳。若配合药物吹喉,则效果更佳。具体方药见《中医喉科精义》。

配穴方三 大椎、风池、肺俞、内庭、颈椎$_{4～7}$及其两侧。治法:用推压、指压、掐压法。先在颈椎$_{4～7}$及其两侧 3 行,自上而下用双手拇指指腹强力推压各数遍,再揉压大椎穴 3 分钟,然后强压双侧风池、肺俞,掐压内庭,每穴 3～5 分钟。每日 1 次。颈椎部亦可用掌击法。主治:急、慢性扁桃体炎。附记:屡用屡验。笔者常在辨证论治的同时辅以点穴疗法,大大地提高了临床治疗效果。

配穴方四 少商、合谷、鱼际、孔最、曲池、天突。治法:用掐、按、捏法。先用拇指指尖切(掐)按少商穴,用力中等,每隔 10 秒钟放松 1 次,反复切按 1～2 分钟。以局部有胀痛感为止;又用较重力捏按合谷穴 1～2 分钟,每隔 10 秒钟放松 1 次,以局部有明显酸胀感为宜。再用拇指指尖用重力量切(掐)按鱼际穴,每隔 10 秒钟放松 1 次,反复切按 1～2 分钟,以局部有明显酸胀感为止。又用拇指指腹用重力捏按孔最、曲池穴,每隔 20 秒钟放松 1 次,反复捏按 2～3 分钟,以局部有明显酸胀感为宜。然后用示指指腹轻按天突穴,每隔 10 秒钟放松 1 次,反复扪按 1～2 分钟,以局部有轻微胀感即可。每日治疗 1 次,5 次为 1 个疗程。主治:急性扁桃体炎。附记:临床屡用,确有较好的疗效,若能配合药物治疗,则疗效更佳。

慢 性 咽 炎

慢性咽炎属中医学"喉痹"范畴,多反复发作,经久不愈。在临床上较为常见。

【病因】 多由急性失治转化而成;或因肺(胃)肾阴虚、虚火上炎、灼伤津液、咽失濡养所致。

【症状】 咽部憋胀、微痛、干燥灼热或伴有异物梗阻感,时痛时止,吞咽不适。

【疗法】

配穴方一 天突、鱼际、照海、三阴交。治法:用揉、按、掐、捏法。先用中指指腹轻轻揉按天突穴 1～2 分钟,以局部有轻微胀热感为止。再用拇指指尖用中等力量切(掐)按鱼际、照海穴,每隔

10 秒钟放松 1 次,反复切按各 1~2 分钟,以局部有酸胀感为佳。然后用拇指指腹用重力捏按三阴交穴,每隔 10 秒钟放松 1 次,反复捏按 1~2 分钟,以局部有酸胀感为止。每日治疗 1 次,10 次为 1 个疗程。主治:慢性咽炎。附记:笔者用本法治疗 37 例,经治疗 3~5 个疗程后,痊愈 28 例,显效 4 例,有效 3 例,无效 2 例(后改用药物治疗而愈)。

　　配穴方二　尺泽、鱼际、太溪、照海、少商、合谷、廉泉、翳风。治法:用点、掐、捏、按、振法。先用力拿点尺泽穴 100 次;再用力掐点鱼际各 100 次,或取合谷或少商代之。拿捏太溪、照海穴各 30~50 次。然后用中指指端按压廉泉、翳风穴各振动 1~2 分钟。每日治疗 1 次,10 次为 1 个疗程。主治:慢性咽炎。附记:屡用效佳。若配合药物治疗,可缩短疗程,提高疗效。同时患者应忌食辛辣,戒烟酒,畅大便,有助于巩固疗效。

咽 喉 肿 痛

　　咽喉肿痛,是多种咽喉疾病的一个共同症状,大多数属中医学"喉痹""乳蛾"等病范畴,是临床常见多发病。本病有急性和慢性之分,症有寒、热、虚、实之辨,治当详察。

　　【病因】　多因风、热(火)、寒、疫等相因为患,但总属热毒为多。如失治迁延又可转化成慢性。热甚伤阴,暗耗津液,"阴虚生内热",故慢性又以阴虚火旺为多。或因素体虚弱,阴阳失调,从而导致阴阳气血各有偏虚或偏亢所致。慢性又因复感新邪或呈急性发作。

　　【症状】　咽喉一侧或两侧红肿疼痛,或微红微肿,干痒不适,或微痛而有烧灼感,吞咽困难或不适。急性易愈,但慢性多病程缠绵,反复发作。

　　【疗法】

　　配穴方一　列缺、照海、然谷。治法:用揉压法。以双手拇指指腹揉压上述双侧列缺、照海和然谷,指力柔和、均匀、刚柔相济、

透达深入。每穴 5 分钟左右。一日 2 次,5 次为 1 个疗程。主治:
咽喉干痛。附记:必要时,可口含润喉片。

配穴方二 颊车、翳风、合谷、涌泉。治法:用揉压、掐压、指压
法。以双手拇指指腹揉压双侧颊车、翳风穴各 3～5 分钟,再掐压
合谷(双),一压一松,反复进行 20～30 下,然后强压双侧涌泉 1 分
钟,再揉抚 2 分钟,如此重复做 6～10 次。每日或隔日治疗 1 次。
5 次为 1 个疗程。主治:咽喉肿痛。附记:多年使用,屡用良效。

配穴方三 角孙、太溪。治法:用指压法。指压双侧(病在一
侧,则取患侧)角孙,强压太溪穴,手法先轻后重,然后于角孙穴进
行前后弹拨法,最后自上而下施顺筋手法,边旋转按压,边让病人
做吞咽动作,当咽痛消失或明显减轻时,再施弹拨和顺筋手法,一
般 2～5 分钟即可止痛。而太溪穴可与角孙穴依法施术交叉进行,
以达"上病下取"之效。每日 1 次,中病即止。主治:急性咽喉炎、
咽炎、喉炎、扁桃体炎等症。附记:在临床治疗中,常收良效,比单
一内治,效果更好。一般轻症,单用本法,效果亦佳。

配穴方四 主穴:颊车、肺俞、颈椎$_{4～7}$及其两侧。配穴:尺
泽、商阳、少商。治法:用揉压、推压、叩击法。用双手拇指指腹揉
压双侧颊车和肺俞穴,急性以压为主,慢性以揉为主,每穴 3～5 分
钟,然后自上而下推压颈椎$_{4～7}$及其两侧 3 行数遍,实证用泻法,虚
证用补法。急性或证重者,可用三棱针点刺配穴,每穴各放血少
许。每日或隔日治疗 1 次,5 次为 1 个疗程。主治:咽喉炎。附
记:一般 1～2 个疗程即可见效或痊愈。又取合谷、鱼际,各掐压
20～30 下,每日 2～3 次,或取耳垂扁桃体掐压 50～100 下,至耳
部发热。每日 1～2 次。效果亦佳。

配穴方五 颈椎$_{4～7}$至胸椎$_{1～5}$及其两侧,肘至腕之大肠经、
肺经经脉之线路段,足踝部之肾经线上。治法:用叩击法。依上述
顺序,以中、示指并拢,自上而下来回叩击,刺激量适中,频率为
80～120 次/分钟,每次操作约 15 分钟。每日或隔日 1 次,10 次为
1 个疗程。主治:慢性喉痹(包括咽喉炎、喉炎、咽炎等)。附记:一

般1～3个疗程即可见效或痊愈。

喉　喑

喉喑,古称"声嘶""音哑""失音""暴喑"等名,是临床常见多发病,亦可继发于其他疾病。

【病因】　多因外感六淫,郁闭肺窍,或七情内伤,气机失畅;或五脏失调,饮食不节;或用声不当,耗气伤阴;或气火痰瘀,结聚不散所致。或由宿疾累及亦可致病。病在声带,为肺所主,正如清·叶天士所言:"金和则鸣,金实则无声,金破碎已无声。"

【症状】　声音嘶哑,或完全性失音。

【疗法】

配穴方一　天容。治法:用指压法。患者仰卧于治疗台上,术者站在患者头部一方,以示指尖对准天容穴,向患者对侧耳郭方向按压,用力要均匀,由轻到重,示指可以略做旋转动作,每次按压半分钟至1分钟。如无效,则稍停片刻,再重复进行1～2次。根据病情需要,可按压单侧,亦可双侧同时进行。主治:癔症性失音。附记:临床屡用,效果颇佳。

配穴方二　分2组穴。一组为支沟、头维;二组为哑门、璇玑。治法:用揉压配针刺法。一组穴用针刺,约10分钟捻针1次。二组穴用示指揉压。半小时后语言恢复而愈。主治:暴喑。素有头晕,因跌倒而突然不语,伴头痛、心悸、烦躁不宁等症。附记:屡用效佳。

配穴方三　天容、天窗(均取双侧)。治法:用揉压法。以双手示指,一手按于天容,一手按于天窗,同时向对侧耳郭方向按压,由轻到重,并不时旋转揉压动作,每次按压1分钟左右。如未效,稍停片刻,再如法按压另一侧穴位,可重复进行1～2次。主治:喉喑。附记:屡用效佳,一般1～2次即愈。

配穴方四　天突、肺俞、风池。治法:用揉压、指压法。以双手拇指强压双侧肺俞、风池穴各3～5分钟,再以示指揉压天突1～

1.5分钟,由轻到重,指力均匀有力。如未效,稍停片刻,再重复治疗1～2次。主治:喉喑。附记:临床屡用,多获良效。

配穴方五 廉泉、哑门。治法:用揉压法。以双手示指各按1穴,各向对侧上方按压,并不时做旋转揉压动作。由轻到重,用力均匀。每次按压1～1.5分钟,如无效可停片刻,再重复做1～2次。主治:失音。附记:多年使用,常获奇效。

梅 核 气

梅核气,又名"喉梗阻",是临床常见多发病,与西医学的"咽神经官能症""过敏性或慢性咽炎""食管痉挛"等病相似。

【病因】 多因肝气不舒、痰气交结、壅滞咽喉所致。

【症状】 自觉咽喉间有异物梗阻,状如梅核,咽之不下,咯之不出,咽喉不红、不肿,咽痒,饮食尚可顺利下咽。

【疗法】

配穴方一 天突、膻中、急脉、章门。治法:用振颤、揉压法。以双手示指揉压天突、膻中穴各3～5分钟,再以振颤法按压急脉、章门穴各5分钟,由轻到重,指力均匀,并嘱患者配合深呼吸法以助之。每日1次,10次为1个疗程。主治:梅核气。附记:久治多效。

配穴方二 颈椎$_{1\sim7}$及其两侧、水突(双)。治法:用推压、揉压法。以双手拇指指腹在颈椎$_{1\sim7}$及其两侧3行,自上而下推压各5～10遍,再揉压水突穴3～5分钟,并嘱患者配合呼吸,吸气时或推、或压、或揉,呼气时则放松。每日或隔日1次,10次为1个疗程。主治:咽神经官能症。附记:屡用有效,久治效佳。

声 门 痉 挛

声门痉挛,古称"急痈"。本病多发生于未满3岁之小儿,每在小儿出生期或断乳期中发生。男孩较多。

【病因】 大都为胸腺肥大病之继发病。中医学认为是肝风内动所致。

【症状】　突然发作,呼吸突然停止,颜面苍白或青色,眼球转动,躯干做强直性痉挛,四肢抽搐,不省人事。为时仅数秒钟,至多2分钟,即恢复常态。将临间歇时,喉中发生笛声二三次而醒。

【疗法】

配穴方一　分2组穴:一组为人中、少商、中冲、隐白、合谷;二组为胸椎(大杼至脾俞)两侧、下腿外侧(足三里至丰隆一段)。治法:发作时取第一组穴,用掐压法,必要时再用三棱针点刺少商、中冲、隐白各放血少许;平时取第二组穴,用推压、叩击法。每日1次。主治:声门痉挛。附记:验之临床,均有一定效果。

配穴方二　人迎、水突、风池(均取双侧)。治法:用一指禅推法。患者仰卧,肩背部垫枕,使颈部伸展,头略仰,用一指禅推和揉法推、揉双侧人迎、水突穴,自上而下往返推揉10～15分钟。随即让患者正坐,医者以一指禅推法,双手推双侧风池穴3～5分钟,最后拿风池和上下往返揉双侧胸锁乳突肌2～3分钟。每日1次,6次为1个疗程。主治:歌喉声门闭合不全。附记:用本法治疗16例。结果:近期治愈者6例;显效3例;好转4例;无效3例。

口　　疮

口疮,又称“口疳”,是指口腔黏膜上发生表浅如豆大的数个溃疡,故又称“口腔溃疡”。西医学称为口腔炎,是临床常见多发病。

【病因】　一般分虚证和实证两类。实证多因过食辛辣厚味或嗜饮醇酒,以致心脾积热,复感风、火、燥邪,热郁化火,循经上行,客于口腔而发;或因口腔不洁,或损伤,毒邪乘机侵袭,使口腔黏膜腐败而致病。虚证多因素体阴虚,加上病后或劳累过度,亏耗真阴,伤及心肾,虚火上炎于口腔而发病;或由急性失治转化而成,或阳虚,津液停滞,寒湿阻滞口腔而致。

【症状】　唇、颊、齿龈、舌面等处黏膜出现黄豆大或豌豆大小、圆形或椭圆形的黄白色溃疡点,中央凹陷,周边潮红,兼有发热、口渴、口臭，或便秘。此属实证。虚证则此愈彼起，缠绵不愈，口不渴饮，不发热。

【疗法】

配穴方一 健心、劳宫、合谷、足三里、内庭、肾俞、太溪、天枢、关元等穴。治法：用推压、揉压法。

实证：患者取坐位，医者坐其对面，用一手掌托住患者一侧腕背部，另一手多指自下而上均匀有力地推压健心穴3～5分钟，而后用一手掌托住患者同侧手背，另一手拇指揉压劳宫穴1～2分钟，再揉压合谷穴半分钟。以上3穴，另侧操作相同。再按压足三里、内庭穴各半分钟。每日1次。

虚证：健心、劳宫二穴操作同实证。患者俯卧位，医者立于左侧，用双手大鱼际及掌根旋转揉压肾俞穴（双）1分钟，再用拇指分别按揉两侧太溪穴各半分钟。若心烦加按（压）健心穴1分钟，失眠多梦加治疗神经衰弱手法。每日1次。主治：口疮。附记：用此法治疗115例。实证疗程一般2～3次，虚证5～8次。结果：痊愈107例；显效8例。

配穴方二 玉枕穴（取患侧）。治法：用指压、揉压法。以拇指指腹先压后揉，刚柔相济，指力渐加，用力均匀，每次3～5分钟。实证用泻法，指力稍重，时间稍长；虚证用补法，指力稍轻，时间稍短。若属中气不足或阳虚者，压后再加温灸。每日1次。主治：口疮。附记：一般5～10次可愈。

配穴方三 承浆、颊车、少商。治法：用掐压、揉压法。以拇指揉压患侧承浆、颊车穴各5分钟，掐压少商穴1.5～3分钟。实证点穴后，再以三棱针点刺少商穴（双），各放血少许。每日1次。主治：口腔溃疡。附记：屡用效佳。可同时配用锡类散吹患部。

牙　痛

牙痛，是临床常见多发病。无论是牙龈、牙周和牙质的疾病都可以引起牙痛，是牙病的一个共同症状。

【病因】　风火、胃火、肝火、虚火、虫蛀或过敏等因均可导致牙痛的发生。

【症状】　牙痛剧烈，牙龈红肿，多属实火；微痛微肿，多属虚火；有龋齿的，多属虫牙痛；遇冷、热、酸、甜等物而痛的，多属过敏性牙痛。病有急性和慢性之分，证有寒热虚实之辨，治当详察。

【疗法】

配穴方一　肩井穴。治法：用指压法。施术者站在患者牙痛同侧的背后，找到疼痛同侧穴位后，用右手拇指按压之，逐渐加力，以病人能忍受为度。按压约 30 秒钟，即放松压力，再压再放松，直到牙痛缓解和消失为止。主治：牙痛。附记：用之临床，效果颇佳。

配穴方二　主穴：三间。配穴：合谷、颊车；伴头痛配头维。治法：用指压法。在治疗前须先确定取穴的部位，然后进行指压。指压手法为补、泻两种手法。当吸气时指压，呼气则放手是为泻，反之为补；重压为泻，轻压为补；指压后快速放手为泻，缓慢放手为补。每次指压时间，一般为 15～20 秒钟即可。一般立可见效。若效果不佳，可进行第 2 次。若指压后有酸、麻、胀、困等感觉为佳兆，若无上述感觉，说明穴位不准，应寻找准确的穴位，再如法施之。主治：牙痛，兼治张口受限。附记：用本法治疗牙痛 50 例。其中智齿冠周炎 10 例；急性牙龈炎 10 例；急性牙周膜炎 6 例；急性尖周炎 6 例；牙周脓肿 4 例；拔牙创口疼痛 14 例。经指压后，立即止痛者 20 例，显效 30 例。又用本法松解张口受限 21 例。其中智齿冠周炎 5 例；拔牙后张口受限 10 例；颞下颌关节炎及牙尖周炎各 2 例；嚼颊间隙蜂窝织炎及下颌骨骨髓炎各 1 例。指压后，增加张口度在 0.2～0.5 厘米者 7 例，增加 0.6～1 厘米者 12 例，增加 1厘米及 2.4 厘米者各 1 例。

配穴方三　合谷、内庭。上牙痛配下关，下牙痛配颊车，虚火牙痛配太溪。治法：用指尖掐压法。一般均取健侧穴，依次掐压，每穴 0.5 分钟。不应，再重复做 1～2 次。主治：牙痛（齿龈肿痛）。附记：多年使用，疗效满意。

配穴方四 合谷或颊车(均取健侧)。治法:用掐压法。以二指相夹掐压合谷穴 2～5 分钟,其痛必止。掐颊车,效果亦佳。主治:实证牙痛。附记:屡用效佳。

七、健 美 强 身

(一)美容

容貌,为人之外貌,尤为人们所关切。若颜面出现雀斑、色斑等症,就会影响容貌美;而出现皱纹又是衰老的象征,所以美容尤为重要。

痤 疮

痤疮,中医学称"粉刺"或"肺风",俗称"青春蕾",是毛囊及皮脂腺的慢性炎症。本病好发于颜面、前胸、肩背等处。多见于青春期,以女性为多。

【病因】 多因肺经风热,或脾胃积热,血热郁滞肌肤所致。也可因化妆品刺激而引起。

【症状】 局部皮肤表面出现疙瘩,形如粟米,分散与毛囊一致的小丘疹,或黑头丘疹。挤之有米粒样的白色粉汁。此愈彼起,反复发作。一般在 28-30 岁可自然消失。

【疗法】
配穴方一 肺俞、耳轮处(均为双侧)。治法:用揉压、指压法。以双手拇指强压双侧肺俞穴 3～5 分钟,再揉压(以拇、示二指相夹)双耳轮处 3 分钟,然后在耳轮处取明显血管 1 根以三棱针点刺一下,放血少许。隔 3 日 1 次,日压肺俞穴 1 次,中病即止。主治:痤疮(粉刺)。附记:屡用效佳,一般 1～3 次即愈。

配穴方二 胸椎$_{1～12}$各旁开 0.5～3 寸处。治法:用叩击、推压法。先在胸椎旁开 0.5 寸和 3 寸处 4 行自上而下,以双手拇指指腹来回推压数遍,然后在此范围区内以指(三指或四指并拢)叩击 10 分钟,频率为每分钟 100～120 次。每日 1 次,5 次为 1 个疗程。主治:粉刺。附记:临床屡用,均有较好的疗效。

配穴方三　大椎、肺俞、脾俞、膈俞、大肠俞。治法:用指压法。先以双手拇指从两侧向中心挤压大椎穴,再强压双侧肺俞至大肠俞穴,均一压一放,用泻法,每穴 3～5 分钟。每日 1 次,5 次为 1 个疗程。主治:肺风粉刺。附记:颜面粉刺虽非大病,但有碍美观,用此法治疗,只要依法耐心施术,日不间断,均有良效。若配用冰脑药袋方外擦患部,则效果尤佳。方用防风 6 克,冰片 1.5 克,樟脑 6 克,天花粉 5 克,水银 1.5 克,大风子、胡桃仁各 9 克。将上药捣烂如泥,用两层消毒纱布缝制的药袋盛之,扎口。每日用药袋涂搽患部数次,至愈为度。

配穴方四　大椎、合谷、曲池、足三里、三阴交、丰隆。治法:用按、捏、揉法。先用拇指指腹置于大椎穴上,用中等力量扣按 2～3分钟,每隔 20 秒钟放松数秒钟,以局部有酸胀感为宜。又用拇指指腹置于合谷穴上,示指、中指置于该穴内侧面,三指用较重力量捏按,每隔 20 秒钟放松数秒钟,反复捏按 2～3 分钟,以局部有明显酸胀感为宜。再用拇指指腹置于曲池穴上,其余四指置于该穴内侧面(即少海穴及附近处),拇指用较重力量扣按,每隔 20 秒钟放松数秒钟,反复扣按 3～5 分钟,以局部有明显酸胀感为止;又置于足三里穴上,其余四指置于该穴内侧面,拇指用较重力量扣按,每隔 20 秒钟放松数秒钟,反复扣按 2～3 分钟,以局部有明显酸胀感为宜;又置于三阴交穴上,其余四指置于该穴外侧面(即悬钟穴及其上下处),拇指用较重力量扣按,每隔 20 秒钟放松数秒钟,反复扣按 2～3 分钟,以局部有酸胀感为宜。然后用拇指指腹揉按丰隆穴,用力中等,每隔 20 秒钟放松数秒钟,反复揉按 3～5 分钟,以局部有胀重感为宜。每日治疗 1 次,10 次为 1 个疗程。主治:痤疮。附记:临床屡用,反复验证,确有较好疗效。若配用药物煎水擦洗患部效果尤佳。

黄 褐 斑

黄褐斑,是一种色素代谢异常的疾病,多见于女性青年,儿童和男性亦有之。尤以妊娠期女性(妊娠斑)为多。

【病因】 多因邪毒壅滞肌肤,经脉失养,或饮食不洁,虫积内生,以致虫毒气滞,郁于颜面肌肤所致。

【症状】 颜面凸起部位出现形状、大小不一的黄褐色斑,颜色深浅不一,多呈对称性,无自觉症状。

【疗法】

配穴方一 大椎与两侧肺俞形成的三角区、阿是穴(患部)。治法:用指压、叩击法。先强压大椎和双侧肺俞穴,每穴3分钟,再在三角区和阿是穴处以手指(三指或四指并拢)逐次叩击各20～30下,约10分钟。每日1次,5次为1个疗程。主治:黄褐斑。附记:屡用效佳。

配穴方二 肺俞、肾俞、肝俞、气海。治法:用指压、揉压法。以双手拇指指腹按压双侧肺俞、肾俞和肝俞穴,逐渐加力,得气后再持续2～3分钟,再揉压气海穴5分钟,用泻法。然后在气海穴用艾条悬灸10～15分钟,每日1次。主治:黄褐斑。附记:临床屡用,效果甚佳。

配穴方三 取耳穴:耳前(热穴)、耳后(疖肿穴)、皮质下、内分泌、脾、胃、大肠(均取两耳)。治法:用点穴法。用左手抵住耳壳,右手持小圆头针强力点压,每穴点10～15下,再依法点另一耳穴。每日1次,至愈为度。主治:黄褐斑。附记:验之临床,均有良效。

雀 斑

雀斑,好发于眉毛之上、上唇、鼻上、眼下等容易晒着之处,以中年女性为多,男性亦有之。

【病因】 多因化妆品刺激所致,也有人认为是妊娠、肝脏病、卵巢或子宫异常、内分泌失调所引起。

【症状】　雀斑、黑点、状如麻雀屎，故名。

【疗法】

配穴方一　肺俞、肾俞(均取双侧)。治法：用指压法。指压时一面吐气，一面强压 6 秒钟，如此重复各做 20 次(两穴共 80 次)，每日 5 次。如此不间断治疗，则肌肤定然变得光滑美丽。主治：雀斑。附记：屡用效佳。

配穴方二　阿是穴(患部)。治法：用点揉法。按雀斑多少及大小，逐个以示指端点揉斑点中心，逐渐加力，每点 1 分钟。点毕后再涂以官粉二香散或时珍玉容散(二药见《百病中医熏洗熨擦疗法》)。每日治疗一次。主治：雀斑。附记：二法并治，效果甚佳，耐心治疗，久之自退。点穴作用于局部，可疏通经络，促进血流量增加，气血畅通，斑点自可吸收消退，加之药物作用于病灶处，又可起到芳香通络，解毒消斑之功。

色　　　斑

色斑，是一种局部皮肤色泽变异的慢性皮肤病。本病好发于颜面部，尤以女性为多。

【病因】　多因邪毒壅滞，虫毒气滞，郁遏颜面皮肤，导致肤色变异所致；或因用化妆品刺激而起；或遗传性日光过敏所致。

【症状】　肤色变异。前面所介绍的黄褐斑、雀斑、粉刺外均属此类疾病。下面再介绍数种。

【疗法】

配穴方一　取耳穴：肝、肾、肺、内分泌、皮质下、交感、神门、面颊。体质弱者配脾、胃。治法：用点穴法。以一手抵于耳外作垫衬，另一手持小圆头针强力点压，每穴点压 10～15 下。一耳穴点毕后，再依同法点压另一耳。每日 1 次，10 次为 1 个疗程。主治：蝴蝶斑。附记：若点压后刺血，效果更佳。

配穴方二　肺俞、肾俞。治法：用指压法。具体操作手法详见"雀斑配穴方一"。主治：荞麦皮样病。附记：坚持治疗，效果甚佳。

配穴方三 阿是穴(患部)。治法:用揉压法。术者(或自疗)双手搓热后,以手掌面按住脸部揉压、摩擦,反复多次,以患部发热为度,然后涂搽增白膏。每日早晚各 1 次。主治:面色变黄或黑。附记:二法并用,效果甚佳,可起到增白、美容之作用。增白膏为笔者自拟经验方,屡用效佳。增白膏组成为天花粉、白及、白芷、白附子、滑石粉各 15 克,白丁香(即雀粪)、硼砂、冰片各 5 克。共研细末、储瓶备用,勿泄气。每取 20 克,以鸡蛋清调和成稠糊状(若皮肤粗糙用护肤甘油适量,调和成稠糊状)。每取适量以搽雪花膏方法涂搽患部,每日 2 次。单用亦效,并用效佳。

颜 面 皱 纹

　　肌肤光滑红润是青春期的健康象征。若颜面出现皱纹,则是过早衰老的表现,而且影响美观。

　　【病因】 多因精神受刺激,心情不畅,而致气血运行障碍,血不濡肤所致;或因长时间处于强风、烈日之下作业;或嗜食零食,睡眠不足,生活起居无规律;或使用劣质化妆品刺激;或饮食不节,所食食物使血液污染,变成酸性血液;或运动量不足,静止时间过长过久等因素,均可导致皱纹的产生。

　　【症状】 颜面皱纹,尤以外眼角处为多。

　　【疗法】

　　配穴方一 阿是穴(患部)、人迎。治法:用指压、摩擦法。要消除粗糙的皮肤,使脸部光滑,一定要使血液循环畅通。首先采用摩擦,使脸部产生活力,摩擦后将手掌由额头→耳朵→眼睛→耳朵、鼻→耳朵的顺序移动,如此连续 30 次。并非用手掌直接搓脸,而是将手掌擦后(首先双手用力搓,增加静电)置于离面部 0.5 厘米按摩。其次是指压人迎穴,一面吐气一面压 6 秒钟,如此重复做30 次。每日 1 次。主治:小皱纹。附记:通过指压按摩之后,脸部血液循环顺畅,皱纹消失,皮肤自然会带有光泽。同时要戒烟或少吸烟,注意保养也很重要。注意保养,加上穴道指压,可使皮肤皱纹去掉。

配穴方二 肺俞、肝俞、脾俞、心俞、瞳子髎、阿是穴（面部）。治法：用指压、揉压、摩抚法。首先以双手拇指指腹按压双侧肺俞、心俞、脾俞、肝俞穴，由轻到重，均匀用力，每穴 3～5 分钟，再揉压双侧瞳子髎穴，轻轻用力，反顺旋动，各 5 分钟，然后双手搓热，抚摩脸部，可按：从印堂→额→耳朵，再由鼻子向耳朵，顺序反复抚摩 30 次。但每次都要将手掌搓热后方可施术。然后涂搽面膏。每日治疗 1 次。主治：颜面皱纹。附记：临床二法并用，效果甚佳。面膏方药见《百病中医熏洗熨擦疗法》。

配穴方三 主穴：攒竹、阳白、鱼腰、睛明、丝竹空、瞳子髎、太阳、印堂、四白、神庭、下关、颊车、迎香、承浆、翳风。配穴：上关、头维、百会、人中、风池、合谷、足三里、三阴交、太冲。治法：用推、抹、按、压、揉、击、摩法。

1. **上推前额** 用双手拇指指腹按压在印堂穴处，然后两手交替向上推至前额入发际处 20～30 次。推的力量不要过大，要防止擦破皮肤，可先涂一些护肤霜；也可边推边揉至发际。

2. **分抹前额** 用双手示指、中指指腹从前额正中线向两侧同时分抹到侧头部 10～30 次。用力不要过大，要做到轻快滑利。

3. **按压前额** 用双手大鱼际在前额部按压，从一侧按压到另一侧，来回 3～5 遍。按压前额时一定要顺序按压，每一个按压点要停留 2～3 秒钟。

4. **揉压前额** 一手的示指和中指叉开，另一手的中指指腹按在其中，并揉该处 3～5 次。叉开的手指要压紧皮肤，另一手在易产生皱纹处揉压，力量不要过大，轻轻带动皮肤即可。

5. **轻叩前额** 用示指、中指、环指指腹叩拍前额 30～50 次。叩拍的力量稍小，频率均匀，要连续不断。

6. **揉按攒竹** 用中指指腹揉按攒竹穴 10～20 次。用力适中。

7. **揉按外眦** 双手示指指腹按在丝竹空穴处，中指按在瞳子髎穴处,同时揉按 10~20 次,然后再向外上方牵拉按压 10~20次。两指力量要均匀。

8. 揉按太阳 用双手示指、中指指腹按太阳穴 10~20 次,然后再向外上方牵拉 3~5 次。揉按用力可稍大。

9. 揉摩眼周 用双手示指、中指指腹沿上、下眼眶揉摩 3~5遍。力量要轻,不可触及眼球。

10. 推抹眼眶 双手示指微屈,以示指桡侧缘从内向外推抹上下眼眶 10~20 次。推抹时,手指要紧贴眼眶,不可上下移动或压在眼球上。

11. 揉压眼周 一手的示指和中指叉开,放在眼周,另一手的中指指腹按在其中,并揉压该处 3~5 次。绕眼 1~2 圈。叉开的手指要压紧皮肤,另一手在易产生皱纹处揉压,力量不要过大,轻轻带动皮肤即可。

12. 指摩面颊 用示指、中指、环指指腹轻摩面颊 20~30 次。三指并拢,手法要轻柔,连续不断。

13. 揉推侧鼻 用双手中指指腹从目内眦沿鼻侧推揉至鼻翼旁迎香穴 5~10 次。可在迎香穴处按压数次。

14. 揉按口周 用示指、中指指腹沿口周按揉 3~5 圈。紧靠唇边,按压为主。

15. 推抹下颌 用双手示、中指指腹从下颌正中向两侧分推抹动 10~20 次。速度要慢,带动皮肤即可。

16. 弹叩面颊 用双手四指(示、中、环、小指)指腹叩击面颊部 20~30 次。叩击要连续不断,力量适宜。

每日治疗 1 次,切勿间断,必日见其功。主治:颜面皱纹。附记:屡用有效,若配合药物涂抹,效果更好。

(二)美发

一头乌黑光泽的头发是人们美丽的象征。若头发干枯、发白或脱落,不仅是人体衰老的表现,而且也影响人体的美,因此应当保养头发、爱护头发。

脱　　发

脱发,又称斑秃。一般分局脱和全脱两种。

【病因】　多因血热内蕴,热极生风,风动则发脱;或气血亏损,肝肾不足,风邪乘虚外侵,发失所养,或气滞血瘀,血不养发所致。

【症状】　头顶部或局部或大部分头发突然或逐渐脱落成片,甚则全脱。痒如虫行,头肤光亮,或脱白屑,或肤湿润如油等。

【疗法】

配穴方一　百会、天柱(双)、中极。治法:用揉压法。每穴每次按摩 6 秒钟,连续重复做 10 遍。每日 3 次。按压中极穴时用双手的拇指,其他两穴用双手的示指,如此连续治疗 2～3 个月就可使头发再生。主治:圆形脱发。附记:此法可使皮肤血液流畅,促进新陈代谢,故而用之有效。同时要保持精神愉快、避免烦恼。

配穴方二　脱发区及周围、颈椎及其两侧、风池、神门、肺俞、足三里、肝俞。治法:用指压、推压、叩击法。先以双手拇指按压双侧风池、肺俞、肝俞和神门、足三里穴,每穴 3～5 分钟,再自上而下推压颈椎 3 行 10～15 遍,或用手掌叩击,然后以手指(二指或四指并拢)叩击脱发区及周围数遍各 15～20 下,指力由轻到重。实证用泻法,虚证用补法。施术完毕后,再涂抹生发酊或香发散。每日 1 次,10 次为 1 个疗程。主治:脱发。附记:临床屡用,疗效尚属满意。上述两方均详见《百病中医熏洗熨擦疗法》。

白　　发

黑发变白,是人体衰老的表现,即使年轻早白,也给人一种老化的感觉,必须倍加重视。

【病因】　多因精神受到刺激,精神紧张忧虑;或饮食不节,营养失调,或肝肾不足,气血瘀阻,发失血养;或因染发、烫发等美发用品而损伤发质所致。

【症状】 头发间白或局部或满头白发。

【疗法】

配穴方一 分2组穴:一组为太冲、太溪;二组为神门、太白。治法:用掐压法。每取一组穴交替使用。用双手拇指指端轻轻掐压双侧有关穴位,一掐一松每穴20下。每日2次。20次为1个疗程。主治:白发。附记:若配合香发散涂发,效果尤佳。治疗本病要有耐心,非短期所能见效,必须坚持治疗2个月以上,白发即可逐渐变黑。

配穴方二 涌泉(双)。治法:每次按摩双脚涌泉穴数分钟,15次为1个疗程,每天做2个疗程。这种指压法并非立即见效,必须坚持治疗。主治:白发。附记:屡用有效。

(三)健美

人们不仅想拥有容貌美、头发美,而且想拥有身材美。如能达到此3条,才是理想的美、完善的美。然而时有不尽如人意的身材,不是肥胖,就是过分苗条,或身材不匀、局部畸形等。如此,即使貌美、发美,也严重影响美的效应。因而也不属"美丽"的范畴。因此,应当积极治疗,注重养生,保持身材美。

肥 胖 症

肥胖症,古称"肉人""肥人",是指人体脂肪积聚过多,形态臃肿,超过标准体重20%者的一种疾病。目前,本病较为常见,且有上升之势。

【病因】 多因嗜食肥甘厚味,胃肠积热;或饮食不节,喜夜食或精神过度紧张,干扰较大;或肝郁脾虚;或气(阳)虚或用药不当等因所致。故古谓肥人多湿、多痰、多气虚。病在脾胃,与肝肾有关。气虚为病之本,痰湿为病之标。

【症状】 形态臃肿,体重明显超标。皮下脂肪厚,分布均匀,两颊、肩、胸乳部、腹壁皮下脂肪积聚显著。伴有行动迟缓,体力下降,动辄汗流浃背,气喘吁吁,易疲劳,易打盹,记忆力减退,且失健美。一般分轻、中、重度 3 期。严重者易伴发冠心病、高血压等病。本病一般分单纯性肥胖和继发性肥胖两类。

【疗法】

配穴方一　分 3 组穴。一组为腹部:中脘、天枢、气海;二组为四肢:上肢取极泉、曲池、手三里、内关、外关,下肢取环跳、殷门、风市、委中、足三里;三组为腰骶部:命门、肾俞、大肠俞、秩边。治法:第一组穴用揉、振、点法,患者取仰卧位,按上述手法进行操作;第二组穴用上法加搂法,先揉、搂,然后揉、点上述有关穴位;第三组穴用推、揉、点法在上述穴位上进行操作。两手同时操作,指力由轻到重,用力均匀,每穴 3~5 分钟。每日 1 次,10 次为 1 个疗程。主治:肥胖症。附记:本法有补虚,降浊化痰,活血化瘀之作用,故用之多效。但须坚持治疗,其效始著。

配穴方二　分 3 组穴。一组为中脘至中极、肓俞至大赫、天枢至归来 5 条腹直线;二组为脊中至腰俞、脾俞至白环俞、胃仓至秩边 5 条腰骶直线;三组为曲泽至内关(双)、足三里、丰隆、三阴交。治法:用推压、叩击、指压、振颤、揉压、点穴法。第一组穴自上到下,以双手拇指指腹推压,结合叩、振、揉、点等综合手法进行操作 5~10 分钟;第二组穴用先推后叩,交叉进行;并结合振、揉、搂等手法,约 10 分钟;第三组穴上肢用推压、揉按等手法进行操作,最后在下肢双侧足三里、丰隆、三阴交穴,先强压,再揉压,然后点振,反复进行,约 10 分钟。每次操作 30 分钟左右。指力由轻到重,用力均匀,灵活施术。每日 1 次,10 次为 1 个疗程。以泻法为主,补法为辅;第 3、4 个疗程以平补平泻法;第 4 个疗程后以补法为主,泻法为辅。主治:肥胖病。附记:多年使用,若能坚持治疗,确有较好的疗效。既可减肥,又可强身健体。如配合药物内外治疗,则效果更佳,且可缩短疗程。

配穴方三　腰椎第 3、4 椎根处。治法:用叩击法。在治疗部位用力以拳捶打,使食欲减至最低限度。捶打要领是将气由口、鼻"哈、哈、哈"急吐,在吐气的同时捶打穴位,捶打过后立即吸气。捶打速度每 0.5 秒钟一下,重复 20 下,每日 1 次。主治:肥胖。附记:同时要节饮食,勤活动,才有减肥的可能。

配穴方四 分 2 组穴。一组为脾俞、中脘、关元、足三里;二组为胃俞、肾俞、气海、曲池。治法:用指压、揉压法。每次取一组穴,交替使用。以双手拇指同时操作。每穴先强压 1.5～2 分钟,然后揉压 3 分钟。每日 1 次,10 次为 1 个疗程。同时配合减肥散敷脐。主治:单纯性肥胖症。附记:多年使用,效果甚佳。坚持清淡饮食,忌肥甘厚味,忌吃夜餐;适当参加室外活动,起居正常。减肥散方见《刺血疗法治百病》。

大腿脂肪堆积

大腿粗,是指大腿内侧脂肪积聚过多的一种现象,不仅影响身材美,而且给行走带来不便。

【病因】 其因与肥胖症一致。与原先时常运动,而突然长时间不运动有关。

【症状】 大腿脂肪堆积过多。

【疗法】

配穴方一 足外踝下凹陷处、第 3 腰椎。治法:用指压法。指压足外踝下凹陷时,一面缓缓吐气,一面强压 6 秒钟,如此左右交换,重复做 10 次。然后再指压第 3 腰椎,依上法重复做 10 次。如果将手摩擦过后再按,会提高效果。每日 1 次。主治:大腿脂肪积聚过多。附记:如此坚持治疗,同时注意行走时挺胸,臀部夹紧,内侧大腿用力,快步行走。

配穴方二 双气海俞横线处、昆仑、照海、丰隆。治法:用指压、揉压法。以双手拇指指腹从第 3 腰椎各向气海俞穴依次来回强压 10～15 下,再揉压双侧昆仑、照海穴,强压丰隆穴,每穴 3～5 分钟。每日 1 次,10 次为 1 疗程。主治:大腿粗。附记:加强运动,坚持治疗,常获良效。

腹 大 腰 粗

腹大腰粗,俗名"柏油桶"。这说明是不标准身材,严重影响腰身美。

【病因】　与肥胖症之因相似,加之呼吸方法不正确,多采用胸式呼吸法,也就是说忽视了腹式呼吸法,使脂肪过多地集结于腰部所致;或因运动量不足,腰部不动,尤其腹部不活动的人,腰部很容易肥胖。

【症状】　腹大腰粗。腰围超标(标准的比例为胸围 83、腰围 62、臀围 87),差度缩小,腰部粗壮。

【疗法】

配穴方一　第 1～4 腰椎、志室(双)。治法:用指压法。首先将脚横跨一步与肩同宽,用拇指抵住第 1～4 腰椎,依次每椎指压 10 下。可以防止腰部脂肪的产生。其次是指压志室穴,重复做 10 下,可除去现有脂肪。每日 1 次。主治:腹部赘肉(腰粗)。附记:要有合适的腰身,一定要除去腹部赘肉,才能显出腰身之美。用此法指压,既可除去脂肪,又可防止脂肪产生,故而用之有效。若配合适度运动,则效果更佳。

配穴方二　悬枢至腰阳关、三焦俞、肾俞、气海俞、大肠俞和志室(双)、气海。治法:用指压、揉压法。先用拇指在悬枢至腰阳关,每穴推压 10 下,再从上到下推压两侧椎棘突部各 10 遍,再强压双侧三焦俞、肾俞、气海俞、大肠俞和志室,每穴 1.5～3 分钟,然后揉压气海穴 5 分钟,同时嘱患者配合做深呼吸和腰部活动。每日 1 次,10 次为 1 个疗程。主治:腹大腰粗。附记:坚持锻炼(特别是腰部活动)和点穴治疗,粗腰定会变细。

手 指 粗 硬

女性美,不仅要容貌美、身材美,而且手指要柔软纤细,若手指粗硬,有损整体美感。

【病因】 多因职业或手指活动少所致。

【症状】 手指粗壮不匀,形如"鼓指",活动不灵便。

【疗法】

配穴方 手指关节横纹处。治法:用指压法。首先必须养成按摩指头、活动指关节的习惯。指压时,将五指伸直,用另一手的拇指和示指,在一根根指纹中心强压,再把指头弄弯。即一面吐气一面强压 6 秒钟,如此连续 30 下(由拇指到小指)。两手交替进行。坚持每日施术 1 次。主治:手指粗硬。附记:坚持指压,可使手指纤细。

健　　胸

丰满而富有弹性的胸部是女性美的基础,令人羡慕。如果女性胸部形如男性,就不可能有女性的特有美,对整体美也大受影响。

【疗法】

配穴方 大巨(双)、膻中。治法:用指压法。指压要诀是:一面缓缓吐气,一面用力按 6 秒钟,如此重复 6 下。每日 1 次。主要功能:健胸。附记:在胸部乳房鼓起处,一面用手轻按,一面做圆形按摩也很有效,并尽量在淋浴时配合穴道指压法同时进行,效果会更好。

消　　瘦

肥胖不美,消瘦也不美,而且都是一种病理反应。本来身材苗条,是身材美的象征,但过分消瘦,俗话说:"皮包骨头",即此之谓也。因此这些人都想丰满一些。

【病因】 多因脾胃功能减退,消化吸收不良所致;或因肝肾功能障碍,精神忧虑,脾胃得不到肝之疏泄,肾之温煦,因而也影响脾胃之消化功能的正常运行。

【症状】　过分苗条,形体消瘦。

【疗法】

配穴方一　分 2 组穴。一组为脾俞、肾俞、意舍;二组为胃俞、肝俞、胃仓。治法:用指压、振颤法。每次取 1 组穴,交替使用。以双手拇指强压上述有关穴位,并时加振颤、旋转。每穴 3～5 分钟。每日 1 次,10 次为 1 个疗程。主治:消瘦。附记:要注意饮食调节,增加营养,保持心情舒畅,多参加室外活动,再配合点穴疗法坚持治疗,可收到较好的效果。

配穴方二　脾俞、胃俞、百会、身柱。治法:用指压法。一面缓缓吐气,一面强压 6 秒钟,如此重复指压脾俞、胃俞穴各 30 下,百会、身柱穴各 10 下。双手同时操作,每日 1 次。主治:过分苗条。附记:指压前 2 穴可使内脏功能活泼,胃液分泌旺,提高消化能力,百会穴可消除精神压力,身柱穴可扩大胸部,因而用之有效。但必须是用餐 30 分钟之后再指压。同时保持乐观、多洗温水澡,有利于巩固和提高疗效。

乳 房 健 美

乳房是女子身体曲线中引人注目的部位,是青春女子成熟与否的标志。对乳房进行按摩,不仅可以促进乳房发育充分,塑造优美的身体曲线,而且能增加乳房抗病能力,预防乳房疾病的发生。

【疗法】

配穴方　大椎、至阳、命门、腰阳关、心俞、督俞、肝俞、脾俞、膻中、足三里、三阴交、乳房。治法:用按、揉、摩、推法。先按揉大椎、至阳、命门、腰阳关、心俞、督俞、肝俞、脾俞、双侧乳头、膻中、足三里、三阴交穴各 30 秒。又手叠掌摩命门穴 1～2 分钟,自下向上掌推督脉 8～10 遍。手掌由下向上推搓乳房 10～20 次,力量适宜,手掌不宜超过乳头水平。再围绕乳头行掌揉 20～30 圈,手掌运行到乳房上方时不可向下用力过重。手置于乳头上,施慢速振法(每分钟 30～60 次)1 分钟。然后揪捏乳头 10 次,对于乳头凹陷者尤为重要。由乳头向周围指推 1 分钟。每日治疗 1 次,1 个月为 1 个疗程。主治:乳房健美。附记:坚持治疗,可使乳房更加挺美。

(四)强身防病

古谓"有病早治,未病先防",说明强身防病的重要性。为此,特介绍数种强身防病良法。

【疗法】

配穴方一 所取穴位和部位,列于下列各手法中。治法:下面介绍的 20 个动作和手法,可以根据不同情况选择应用或全部应用。

(1)叩齿:口唇轻闭,有节律地叩击上下齿 30～40 次。

(2)净口:口唇轻闭,用舌在齿唇之间用力卷抹,左右各转 30 次。

(3)搓手:两手掌相对用力搓动,由慢而快搓动 30～40 次,搓热为止。

(4)摩脸:搓热手掌后摩脸,先左脸经额至右脸摩 2～8 次,再向相反方向摩 7～8 次。

(5)揉眼:用两手示、中、环(即无名指)三指指节,沿两眼眶旋转揉动,先由内向外转,再由外向内转各 7～8 穴。

(6)揉太阳:用两手中指指端,按两侧太阳穴旋转揉动,先顺时针转,后逆时针转各 7～8 次。

(7)抹额:用两手中指指端,从眉间抹向两侧,并逐渐转到发际,共抹 7～8 次。

(8)推头:用双手大小鱼际处按住头部两侧,由前发际推到后发际,推 30～40 次。

(9)掐百会、风府、大椎:用两手中指指端顺序掐揉,每穴约 1 分钟。以掐压为主,揉转为辅。

(10)振耳:两手四指摸到后枕部,掌心按紧耳道,然后做快速有节律的鼓动,30～40 次。

(11)指叩耳后:两手四指摸到后枕部,掌心按紧耳道,然后示、中两指在枕部叩动,自觉有"咯"的声响,约20次。

(12)拍胸:两手与指张开,用指面拍打胸部(在拍打时要结合吸气)7~8次。

(13)擦胁:用两手小鱼际擦动两侧胁部,动作要快,用力要均匀,各擦20~40次。

(14)揉腹:用左手按脐部,右手按左手背上,用力顺时针转深揉腹部30~40次。

(15)揉腰:两手握拳,以拳眼抵两侧腰部,上下揉动,动作要快速有劲,做30~40次。

(16)捶脊骶:两手握拳,用拳眼处捶打背脊两侧,上自尽可能高的部位开始,下达骶尾处,上下来回3~4遍。

(17)搓大腿:盘腿坐位,用两手掌搓动大腿,左右各搓30~40次。速度、力量要适中。

(18)捏小腿:盘腿坐位,用手指捏动小腿部腓肠肌,由小腿下达跟腱,先左后右,各捏数遍。

(19)擦涌泉:用手掌尺侧擦涌泉穴(足心处),快速用力,30~40次,先左后右,至脚心发热为止。

(20)呼吸:站位,两腿分开如肩宽,两手由腹部由上抬至喉头。同时抬头伸腰吸气,然后两手再由喉头引下到腹部,同时低头弯腰,呼气。呼气时发出"哈""呵""唏""嘘"四音,重复两遍。

附:眼保健推拿法

①揉上眶角:以左右拇指面,分别按左右眉头下面的上眶角(天应穴)外。其他四指屈成弓状,支持在前额上。用两拇指轻揉天应穴,用力不宜过大。

②挤按鼻根:以左手或右手的拇、示指,跨接在鼻根两侧(睛明穴)。先向下按,然后向上挤,一按一挤,重复进行。

③按揉面颊:以左右示指面,分别按压左右面颊中央,相当于四白穴。左右拇指分别托在左右下颌骨凹陷处,其他3指握成拳状,以示指持续揉按面颊中央。

④刮眼眶:左右示指屈成弓状,以第2指节的内侧面紧贴上眼眶,拇指分

别按压两侧太阳穴上,其余3指握成拳状。操作时,以按眼眶和示指第2指节内侧面自上而下地环刮眼眶一圈。同时拇指按、揉太阳穴。重复进行20次。

以上动作,每天早、晚各做1次。每个动作重复20下。也可在视物过久后(如连续看书)做1遍。主治:预防疾病和强壮身体。同时也可用于治疗疾病与巩固疗效。附记:以上动作手法,可按病变部位取用一种或数种手法,如五官科疾病取头部,下肢疾病取腰腿部等。也可用作强身防病锻炼。

配穴方二 分3组穴。一组为迎香、睛明、攒竹、瞳子髎、耳门等穴;二组为肾俞穴(双);三组为涌泉穴(双)。治法:用推、压、揉、擦法,按分组施术。

第一组穴用浴面法(又称搓手擦脸)。操作方法:先擦热两掌,随即将手面下部、两手中指分贴于鼻外两侧迎香穴处,往上推揉至额发际,经过睛明、攒竹、瞳子髎等穴位,然后分开两手向两侧至额角后而下,示指经"耳门"穴返回起点。如此轻推揉之,推揉30余次,擦至脸部有发热感为度。

第二组穴用舒腰法(又称揉肾俞穴):中医学认为,腰为肾之府,肾为"先天之本"。故前人特别注意腰部的保健方法。舒腰的手法操作:两掌覆于肾俞穴位,上下推擦80余次。初擦容易疲劳,可量力而为,逐渐增加次数。

第三组穴用擦足法(又称足掌互擦):此法坐卧均可。以两足掌互擦涌泉穴100余次。初擦的次数可从少到多,擦时以两手扶住膝部,可减少擦足时的疲劳。涌泉穴属足少阴肾经,此经起于足心,止于胸上部。两足互擦涌泉,可以使步履稳健、灵活,还可引肾经虚火及上身浊气下降。主治:第一组穴能预防感冒,提神醒脑,改善面部血液循环,润泽皮肤,亦治失眠和鼻炎。第二组穴治腰痛、肾虚、夜多小便以及妇女痛经等症;第三组穴不仅可治上述疾病,且对风湿病也有驱风的作用。合用则能健身祛病。附记:此法有调和气血、畅通经络,促进血液循环的作用。既能治疗疾病,又可保持健康,是一种以预防为主的防病治病锻炼法,男女老幼皆可应用。它的特点是不花钱,又易学,坚持每天做 1～2 次,特别是每晚睡前用之,确有好处,而且奏效甚捷。

配穴方三　百会、印堂、鼻根至鼻尖脚(迎香穴)、中脘、关元、足三里、涌泉、膏肓、肾俞、大椎、肺俞。治法:用推压、揉压法。先以拇指指腹轻而有力揉压百会穴(按顺时针和逆时针旋转)30～40 次。再以双手拇指从揉压印堂穴始双手各向额部→外眼角→太阳穴,又从鼻根(夹推)至迎香穴各向颊车→外眼角→太阳穴,如此重复进行 30～40 次。然后以双手拇指揉挤中脘和关元穴各 3～5 分钟,后揉压大椎和双侧肺俞、膏肓、肾俞、足三里穴,每穴 5 分钟左右(足三里可稍长)。最后双足互擦涌泉穴各 100 下,用指揉压亦可。每天早、晚各 1 次。主治:强身防病和病后调理。附记:此法有健脑强身,防病治病之功,若能持之以恒,确能见效。

(五)心脑保健

人在社会,随时会遇到这样或那样的问题,常常令人不知所措,惊慌恐惧,要注重心脑保健,增强承受力和自信心。下面介绍的几则点穴方法,用之很有效验。

【疗法】

配穴方一　丘墟、昆仑、足三里。治法:用指压、叩击法。一面缓缓吐气,一面强压穴位 6 秒钟,如此重复,丘墟、昆仑穴各做 10 遍。再是掌击足三里穴,方法是先深吸一口气,用手掌击的同时,将气吐尽,如此重复 10 遍。每日 1 次。主治:脑功能迟钝。附记:本证多因脚部有瘀血,或因运动不足,脚部肌肉硬化所致。指压脚部穴位,能促进新陈代谢和血液循环,可恢复头脑清晰、思维敏捷。

配穴方二　百会、申脉。治法:用指压、叩击法。一面缓缓吐气,一面用手掌慢慢劈打穴位,每次各打 10 下,每天打 3 次。主治:遇事心烦,没有耐性。附记:坚持治疗能增进耐性,集中精力做事。

配穴方三 厥阴俞、关元、厥阴。治法:用指压法。一面缓缓吐气,一面按压穴位 6 秒钟,如此重复施术,厥阴穴按压 10 下,关元穴 6 下。指压厥阴俞穴时应挺起胸部,效果更佳。指压关元穴时,要姿势端正,丹田用力,则效果更佳。每日 1 次。主治:缺乏自信而胆怯。附记:没有自信心者难胜重任,指压上穴,能改变性格,增强自信,克服胆怯(怯弱)之弊。

配穴方四 丘墟、神门。治法:用指压叩击法。丘墟穴用叩击法,一面吐气,一面用手掌劈打 1 下,如此重复 30 下。其次是指压神门穴,一面缓缓吐气,一面按压 6 秒钟,如此重复 10 下。每日 1 次。主治:精神打击。附记:遭受精神打击是多方面的,若一旦遭受精神打击,就会使人持续性精神不安,时有陷入危险状态。只要有始有终进行点穴治疗,则能除去头脑的疲劳,促进脑部清晰,恢复精神常态的效果。

配穴方五 太阳、印堂、头维、百会、风池、命门、足三里。治法:用按、揉、点法。先用拇指指腹揉按太阳、印堂、头维、百会穴各 1～2 分钟,用力较轻,以局部有轻微酸感为止。又用拇指、示指指腹分别同时轻轻揉按双侧风池穴 1～2 分钟。以局部有轻微酸胀感为止。然后用拇指、示指来回轻轻循按项部 1～2 分钟,以局部有微热感即可。再用拇指指腹用中等力量扣按命门穴,每隔半分钟放松 1 次,反复扣按 2～3 分钟,以局部有酸胀感为止。然后用中指指腹用重力点冲按压足三里穴 1～2 分钟,每分钟 200 次,以局部有明显酸胀感为佳。每日治疗 1 次,10 次为 1 个疗程。主治:大脑疲劳。附记:大脑疲劳是因脑负荷重,超过正常承受能力所致,多在经过较长时间的紧张思考、学习和工作之后发生,出现头晕脑涨、反应迟钝、记忆能力下降、频繁出错等症状。若能在大脑疲劳未形成之前进行治疗,则效果更佳。切忌用抽烟、喝浓茶、喝咖啡、饮烈酒等方法来强行提神。

配穴方六 内关、风池、印堂、太阳、百会。治法:用揉、按法。先用拇指指腹轻轻按揉内关穴 2～3 分钟,以患者情绪渐趋放松为止。再用拇指、示指指腹分别同时轻按双侧风池穴,每隔半分钟放松 1 次,反复扣按 1～3 分钟,以局部有轻微酸胀为宜。然后用拇指指腹轻轻按揉印堂、太阳、百会穴各 1～2 分钟,直至患者情绪渐趋放松为止。每日治疗 1 次,10 次为 1 个疗程。主治:情绪紧张。附记:人们在某些不适应的场合,如考试、同上司谈话、出门远行、手术及与自己命运有重大关联的事件时易产生紧张,而出现心慌、气急、面赤、出汗、手足无措、便意频频、措辞失当等而影响才能的正常发挥和人际交往,有碍身心健康。用此法调治有放松紧张情绪之功。同时遇到情绪紧张时,可先将双目闭上,意念集中于小腹部丹田处,做 8～10 次深呼吸有暂时改善情绪紧张之作用。

配穴方七　劳宫、内关、太冲、心俞、肝俞。治法:用按、捏、揉法。先用拇指指端用中等力量捏按劳宫、太冲穴,每隔半分钟放松 1 次,反复捏按各 1～2 分钟,以局部有酸胀感为止。又用中指指腹轻轻揉按内关穴 3～5 分钟,直至怒气渐渐消退为止。再用拇指指腹轻按心俞、肝俞穴,每隔半分钟放松 1 次,反复扣按各 2～3 分钟,直至怒气消退情绪渐渐平静为止。每日治疗 1 次,10 次为 1 个疗程。主治:易怒。附记:发怒是机体对外界刺激的一种生理反应。但不论事情大小,不分场合,不加节制的发怒是非理性的,可视为病态。坚持用本法调治,可克制发怒,提高忍耐克制能力,豁达超脱,不为琐事所扰。同时要戒除烟酒,少喝浓茶、咖啡,忌食辛辣,有利于情志安逸,避免过分激动。

配穴方八　取太冲、风池、内关、太溪、百会、涌泉。治法:用点、切、按、揉、捏、压法。先用拇指指尖用力切按太冲穴 2 分钟,以局部出现较强酸胀感为止。再用中指或示指指腹轻轻揉按风池穴 2～3 分钟,以局部出现微有胀感为止。用拇指指尖较重切按内关穴,持续用力 20 秒钟后,放松数秒钟再切按,直至局部出现明显酸胀感为止。用拇指指腹置于太溪穴上,示指或中指指腹置于该穴背面,拇指、示指或拇指、中指对捏,用力可稍重,对捏半分钟后,放松数秒钟再捏按,反复多次,直至局部出现酸胀感为止。用拇指或示指指腹轻轻揉按百会穴 3～5 分钟,以局部出现热感或胀感为宜。用拇指指端置于涌泉穴处,其余四指置于足背,拇指用力按压 20～30 秒钟,放松数秒钟再按,反复按压多次,局部可出现明显胀感。每日或隔日 1 次,1 个月为 1 个疗程。主治:焦虑症。附记:屡用有效,久用效佳。同时进行心理疏导。